Lyme-Borreliose

Peter Herzer

Lyme-Borreliose

Epidemiologie, Ätiologie,
Diagnostik, Klinik und Therapie

Zweite, überarbeitete und
aktualisierte Auflage

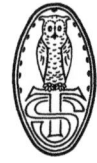

Steinkopff Verlag Darmstadt

Privatdozent Dr. med. P. Herzer
Oberarzt der Medizinischen Poliklinik der
Universität München
Pettenkoferstraße 8 a
8000 München 2

CIP-Titelaufnahme der Deutschen Bibliothek

Herzer, Peter:
Lyme-Borreliose : Epidemiologie, Ätiologie, Diagnostik,
Klinik und Therapie / Peter Herzer. – 2., überarb. u.
aktualisierte Aufl. – Darmstadt : Steinkopff, 1990
   ISBN-13:978-3-7985-0850-7   e-ISBN-13:978-3-642-85403-3
   DOI: 10.1007/978-3-642-85403-3

Dieses Werk ist urheberrechtlich geschützt. Die dadurch begründeten Rechte, insbesondere die der Übersetzung, des Nachdrucks, des Vortrages, der Entnahme von Abbildungen und Tabellen, der Funksendung, der Mikroverfilmung oder der Vervielfältigung auf anderen Wegen und der Speicherung in Datenverarbeitungsanlagen, bleiben, auch bei nur auszugsweiser Verwertung, vorbehalten. Eine Vervielfältigung dieses Werkes oder von Teilen dieses Werkes ist auch im Einzelfall nur in den Grenzen der gesetzlichen Bestimmungen des Urheberrechtsgesetzes der Bundesrepublik Deutschland vom 9. September 1965 in der Fassung vom 24. Juni 1985 zulässig. Sie ist grundsätzlich vergütungspflichtig. Zuwiderhandlungen unterliegen den Strafbestimmungen des Urheberrechtsgesetzes.

Copyright © 1990 by Dr. Dietrich Steinkopff Verlag, GmbH & Co. KG, Darmstadt
Softcover reprint of the hardcover 2nd edition 1990

Verlagsredaktion: Sabine Müller – Herstellung: Heinz J. Schäfer

Die Wiedergabe von Gebrauchsnamen, Handelsnamen, Warenbezeichnungen usw. in dieser Veröffentlichung berechtigt auch ohne besondere Kennzeichnung nicht zu der Annahme, daß solche Namen im Sinne der Warenzeichen- und Markenschutzgesetzgebung als frei zu betrachten wären und daher von jedermann benutzt werden dürften.

Gesamtherstellung: Druckhaus Beltz, Hemsbach
Gedruckt auf säurefreiem Papier

Vorwort zur ersten Auflage

Als ich 1983 anläßlich der 89. Tagung der Deutschen Gesellschaft für Innere Medizin erstmals über die Lyme-Arthritis berichtete, haftete diesem Thema noch die Aura der Rarität an. Der Titel „Lyme-Arthritis – eine zu selten bedachte Diagnose?" sprach allerdings trotz des vorsichtigen Fragezeichens schon die Überzeugung aus, daß mit dieser „neuen" Krankheitsentität viele bislang unbefriedigend zu klassifizierende Arthritiden erklärbar sein würden. Mit der Aufklärung der Ätiopatogenese der Erkrankung ergaben sich dann neue Möglichkeiten der weiteren Charakterisierung und Diagnostik sowohl der Lyme-Arthritis als auch der verschiedenen assoziierten Organmanifestationen. Gerade in einer Poliklinik war die Möglichkeit gegeben, das gesamte Krankheitsbild, das inzwischen als Lyme-Borreliose bezeichnet wird, in den unterschiedlichen Ausprägungen zu beobachten und zu untersuchen. Die Vielfalt der klinischen Symptomatik, die es hier zu sehen und zu erlernen gab, zeigt auch die große allgemeinmedizinische Bedeutung des Krankheitsbildes.

Aus der Sicht des Rheumatologen ist die Lyme-Arthritis eine weitere rheumatologische Erkrankung mit zahlreichen interdiziplinären Aspekten, die dieses Fachgebiet trotz des recht eintönigen Leitsymptoms „Rheuma" so faszinierend machen. Die Geschichte der Lyme-Arthritis hat uns auch gezeigt, daß die Anamnese selbst heutzutage noch der Wegweiser zur Erkennung einer neuen Krankheitsentität sein kann. Diese neu erkannte Krankheit sollte auch daran erinnern, daß die uns vorgegebenen rheumatologischen Diagnosen nur sehr grobe Raster sind, die es stets zu überprüfen und zu differenzieren gilt. Nur allzu oft sind Arthritiden entweder nicht oder nur mit großem Unbehagen einer definierten Diagnose zuzuordnen, wie es früher auch mit all den Lyme-Arthritiden geschehen sein muß.

Ich hoffe, daß dieses Buch seinem Leser auch etwas von der Spannung und Faszination vermittelt, die wir selbst angesichts all dieser neuen Entwicklungen erlebten.

An dieser Stelle möchte ich die Gelegenheit ergreifen, all denen Dank zu sagen, die mich in meiner klinischen und wissenschaftlichen Tätigkeit unterstützt haben und ohne die dieses Buch nicht möglich gewesen wäre.

In erster Linie gilt mein Dank Herrn Professor Dr. N. Zöllner, Direktor der Medizinischen Poliklinik der Universität München, der mich stets gefördert und mich durch sein Interesse an meiner Arbeit auch motiviert hat. Gerade seine moralische Unterstützung war mir die die wichtigste Hilfe. Hervorheben möchte ich auch, daß mir das Engagement von Professor Zöllner für die poliklinische Medizin, deren wichtige Aufgaben für Forschung und Lehre im Vorfeld der stationären klinischen Medizin oft verkannt werden, zum Vorbild geworden ist.

Herrn Professor Dr. F. Deinhardt, Direktor des Max von Pettenkofer-Instituts der Universität, bin ich dankbar dafür, daß er mir in großzügiger Weise die

Durchführung experimenteller Arbeiten an seinem Institut ermöglichte. Hierbei haben mich Herr Professor Dr. G. Schierz, Frau Dr. V. Preac-Mursic und Frau Dr. B. Wilske mit Rat und Tat unterstützt. Insbesondere gilt mein Dank Frau Dr. V. Preac-Mursic für die kulturellen Untersuchungen und Frau Dr. B. Wilske für die proteinchemische Analyse der Borrrelien sowie die immunfluoreszenzserologischen Untersuchungen. Bei der Bewältigung praktischer Probleme waren mir die engagierten technischen Assistentinnen des Instituts Frau K. von Busch, Frau W. Guye, Frau G. Liegl und Frau M. Holmburger in dankenswerter Weise behilflich.

Herrn Professor Dr. E. Albert und Herrn Dr. S. Scholz (Labor für Immungenetik der Kinderpoliklinik der Universität) danke ich für Ihr Interesse an den immungenetischen Fragestellungen und die Durchführung der HLA-Typisierungen.

Herrn Dr. J. de Koning (Labor für Volksgesundheit, EN Leeuwarden, Holland) verdanke ich die Abbildung zu der von ihm durchgeführten histologischen Untersuchung.

Frau Dr. K. Hundegger danke ich für die große Geduld beim Probelesen, für Kritik und Anregungen sowie vor allem für die oft erforderliche Aufmunterung.

Mein Dank gilt darüber hinaus auch Frau S. Müller und Herrn B. Lewerich vom Steinkopff-Verlag für ihr freundliches Engagement für dieses Buch.

München, im September 1988   Peter Herzer

Geleitwort zur ersten Auflage

Es ist wie mit dem Ei des Kolumbus: Nachher haben es alle gewußt. Aber es war Peter Herzer, der seit 1983 die Lyme-Arthritis auch diesseits des Atlantiks als „neue" rheumatologische Krankheit beschrieben hat. Nun legt er eine Monographie über die inzwischen als Lyme-Borreliose bezeichnete Krankheit mehrerer Organsysteme vor.

Die Geschichte der Lyme-Borreliose ist ein Lehrstück, das im ersten Akt zeigt, wie verschiedene Manifestationen einer Krankheit den Organspezialisten längst bekannt sein können, ohne daß die Zusammenhänge erkannt werden. Erst die Beschäftigung mit der Lyme-Arthritis machte die Zusammenschau möglich: Vom Standpunkt des Internisten aus erhielten die dermatologischen und die neurologischen Befunde ihrer gemeinsamen Aspekte, und neue seltenere Komplikationen, wie z. B. die Beteiligung des Herzens, konnten dem klinischen Bild hinzugefügt werden. Den Schlußstrich unter die unglaublich rasche Entwicklung setzte dann die Entdeckung der pathogenetisch verantwortlichen Borrelie durch W. Burgdorfer. Die bakteriologischen und serologischen Voraussetzungen für eine vorläufig abschließende Behandlung des Gebietes waren gegeben, nahezu alle klinischen Schlußfolgerungen wurden durch die Bakteriologie und Serologie bestätigt.

Man wünscht diesem Buch eine weite Verbreitung. Der erste Teil ist ein musterhaft geschriebenes Kapitel der jüngsten Medizingeschichte. Es zeigt nicht nur die Geschichte der Lyme-Borreliose, sondern es zeigt auch wie klinische Forschung in Zusammenarbeit von Klinikern und klinisch-theoretischen Fächern funktionieren kann, funktionieren muß. Im zweiten Teil folgt eine kritisch geschriebene Nosologie, eine Nosologie, die auch unabhängig von der Einleitung gut zu lesen ist. Zuletzt gibt das Buch eine Übersicht über die Wege, welche die weitere Forschung beschreiten sollte. Eine interessante Lektüre für alle, die gern nachdenken.

München, im Dezember 1988   N. Zöllner

Vorwort zur zweiten Auflage

Aus dem rasant zunehmenden Interesse an der Lyme-Borreliose ergab sich bereits ein Jahr nach der ersten die Notwendigkeit einer 2. Auflage. Die Erkrankung ist weit häufiger als zunächst angenommen. Inzwischen ist die Literatur zu diesem Krankheitsbild kaum mehr zu überschauen. Bei der Aktualisierung dieser Monographie konnten daher nur Schwerpunkte berücksichtigt werden, wobei vor allem auf klinisch relevante Fragen Wert gelegt wurde. Die prinzipiellen Erkenntnisse aus den Untersuchungen im Teil 2 der Monographie bedurften keiner Ergänzung, auch wenn die eigenen Erfahrungen sich inzwischen auf weit mehr Patienten erstrecken.

Mit der zunehmenden Publizität der Lyme-Borreliose zeigte sich aber auch, daß die Diagnose oft überstrapaziert wird. Dabei ist die Unsicherheit bei der Bewertung von serologischen Befunden die wesentliche Fallgrube.

Ich hoffe, daß diese Monographie nicht nur zur Kenntnis dieses wichtigen Krankheitsbildes, sondern auch zur kritischen Auseinandersetzung mit den hierbei noch offenen Problemen beiträgt.

München, im März 1990   Peter Herzer

Abkürzungsverzeichnis

ACA	Acrodermatitis chronica atrophicans
B	Borrelia
BSG	Blutkörperchensenkungsgeschwindigkeit
E	Einheiten
ECM	Erythema chronicum migrans
ELISA	Enzymimmunoassay (Enzyme-linked immunosorbent assay)
FTA-Abs-Test	Fluoreszenz-Treponema-pallidum-Antikörper-Absorptionstest
Ig	Immunglobulin
I	Ixodes
IFT	Indirekter Immunfluoreszenztest
IFT-Abs	Indirekter Immunfluoreszenztest nach Absorption der Seren mit Treponema phagedenis
K	Kilodalton
LABC	Lymphadenosis benigna cutis
LSA	Lichen sclerosus et atrophicus
LDH	Lactat-Dehydrogenase
PAGE	Polyacrylamidgel-Elektrophorese
r	Korrelationskoeffizient
SDS	n-Dodecylsulfat-Natriumsalz
SGOT	Serum-Glutamat-Oxalacetat-Transaminase
SGPT	Serum-Glutamat-Pyruvat-Transaminase
TPHA-Test	Treponema-pallidum-Hämagglutinationstest
Tr	Treponema
x_G	Geometrisches Mittel

Inhaltsverzeichnis

Vorwort zur ersten Auflage V
Geleitwort zur ersten Auflage VII
Vorwort zur zweiten Auflage VIII

1	**Medizinhistorische Entwicklung und Überblick**	1
1.1	Entstehung des Krankheitsbegriffes der Lyme-Borreliose . . .	1
1.2	Von der Epidemiologie zur Ätiologie	2
1.3	Klinische Stadien der Lyme-Borreliose	9
1.3.1	Unspezifische Allgemeinsymptome	11
1.3.2	Hautmanifestationen	12
	Erythema chronicum migrans	13
	Lymphadenosis benigna cutis (Borrelien-Lymphozytom) . . .	16
	Acrodermatitis chronica atrophicans	17
1.3.3	Kardiale Manifestationen	20
1.3.4	Augenmanifestationen	21
1.3.5	Neurologische Manifestationen	22
1.3.6	Myositis	25
1.3.7	Gelenkmanifestationen	26
	Lyme-Arthritis	26
	Gelenkmanifestationen bei der Acrodermatitis chronica atrophicans	29
1.4	Laborbefunde	31
1.4.1	Unspezifische Laborbefunde	31
1.4.2	Serodiagnostik	32
1.5	Therapie	34
1.5.1	Aktuelle Therapieempfehlungen	38
1.5.2	Prophylaktische Therapie?	39
2	**Untersuchungen zur Ätiologie, Serodiagnostik, Klinik, Therapie und Immungenetik**	41
2.1	Ätiologie	43
2.1.1	Isolierung von Borrelien	43
2.1.2	Proteinchemische Analyse isolierter Borrelien	45

2.2	Serologie	45
2.2.1	Serodiagnostik der Lyme-Arthritis: Sensitivität und Spezifität	47
	IgM-Antikörper gegen B. burgdorferi	48
	IgG-Antikörper gegen B. burgdorferi	50
2.2.2	Serologische Untersuchungen bei Patienten mit undifferenzierter Arthritis ohne typische Anamnese einer Lyme-Borreliose	55
	IgM-Antikörper gegen B. burgdorferi	56
	IgG-Antikörper gegen B. burgdorferi	58
2.2.3	Serologische Untersuchungen von Gelenkpunktaten	62
2.2.4	Serologische Befunde bei Patienten mit Erythema chronicum migrans	64
2.2.5	Serologische Befunde bei Patienten mit Acrodermatitis chronica atrophicans	65
2.2.6	Serologische Befunde bei Patienten mit wahrscheinlichem Bannwarth-Syndrom	66
2.2.7	Vergleichende immunfluoreszenzserologische Untersuchungen mit zwei B. burgdorferi-Stämmen	67
2.3	Klinik	68
2.3.1	Klinik der „klassischen" Lyme-Arthritis	68
	Demographische und anamnestische Daten	68
	Gelenkmanifestationen: Befallsmuster und Verlauf	73
	Laborbefunde	78
	Röntgenbefunde	80
	Kasuistik	81
2.3.2	Klinik der serologisch diagnostizierten Lyme-Arthritis und differentialdiagnostische Problemstellungen	83
	Demographische und anamnestische Daten	83
	Gelenkmanifestationen: Befallsmuster und Verlauf	84
	Laborbefunde	86
	Röntgenbefunde	87
	Differentialdiagnostische Problemstellungen	88
2.3.3	Erythema chronicum migrans	90
2.3.4	Acrodermatitis chronica atrophicans	92
2.3.5	Bannwarth-Syndrom	95
2.3.6	Zusammenfassung aller klinischen Manifestationen	97
2.4	Epidemiologie: Infektions- bzw. Wohnorte der Patienten	99
2.5	Therapie	99
2.5.1	Therapie der Lyme-Arthritis	99
	Orale antibiotische Therapie	99
	Parenterale antibiotische Therapie	100
	Nichtsteroidale Antirheumatika, Kortikosteroide und Chloroquin	102
	Synovektomien	102
2.5.2	Antibiotische Therapie des ECM	103

2.5.3	Antibiotische Therapie der ACA	103
2.6	Serologische Verlaufskontrollen	104
2.6.1	Lyme-Arthritis	104
	Spontanverläufe	105
	Verläufe nach antibiotischer Therapie	106
2.6.2	Acrodermatitis chronica atrophicans	108
2.7	Lyme-Borreliose und Schwangerschaft	108
2.8	HLA-Typisierungen	110
2.9	Zusammenfassung	113

3 Kritische Betrachtungen ... 122

3.1	Epidemiologie	122
3.1.1	Lyme-Arthritis in Europa – eine bislang zu selten bedachte Diagnose	122
3.1.2	Inzidenz und Verbreitung der Lyme-Borreliose in Europa	125
3.1.3	Vektoren der Infektion	126
3.1.4	Saisonale Verteilung der Krankheitsfälle	128
3.2	Erregerisolate und Ätiopathogenese	128
3.2.1	Bakteriologische Diagnostik der Lyme-Borreliose	128
3.2.2	Proteinchemische und antigenetische Heterogenität von B. burgdorferi	129
3.2.3	Epidemiologische und pathogenetische Relevanz der Heterogenität von B. burgdorferi	130
3.2.4	Antigendrift	131
3.2.5	Humorale Immunantwort	131
3.2.6	Zelluläre Immunantwort	132
3.3	Serodiagnostik	133
3.3.1	Literatur zur Serodiagnostik der Lyme-Arthritis	133
3.3.2	Sensitivität und Spezifität der Serodiagnostik der Lyme-Arthritis	134
3.3.3	Kreuzreaktionen mit Tr. pallidum	135
3.3.4	Falsch positive IgM-Antikörper	136
3.3.5	Subklinische Infektionen und Durchseuchungstiter	136
3.3.6	Spezifität der mit Tr. phagedenis absorbierbaren Antikörper?	138
3.3.7	Vergleich IFT und ELISA	139
3.3.8	Grenzwertige Antikörpertiter	139
3.3.9	Spezifische IgM-Antikörper bei der Lyme-Arthritis	140
3.3.10	Serologische Untersuchung von Gelenkpunktaten	141
3.3.11	Serologische Befunde bei Patienten mit ECM, ACA und Bannwarth-Syndrom	142
3.3.12	Wahl des Antigens	142

3.3.13	Serologische Verlaufskontrollen	143
3.4	Klinik und Differentialdiagnostik der Lyme-Arthritis	144
3.4.1	Anamnese	146
3.4.2	Latenzzeit bis zum Beginn der Arthritis	148
3.4.3	Charakterisierung rheumatischer Krankheitserscheinungen	148
3.4.4	Arthralgien	150
3.4.5	Lyme-Arthritis	150
3.4.6	Differentialdiagnostik	155
3.4.7	Die Lyme-Arthritis im Spektrum infektbedingter Arthritiden	157
3.5	Allgemeinmedizinische Aspekte dermatologischer und neurologischer Manifestationen der Lyme-Borreliose	157
3.5.1	Erythema chronicum migrans	158
3.5.2	Neurologische Manifestationen (Bannwarth-Syndrom)	158
3.5.3	Acrodermatitis chronica atrophicans	159
3.6	Therapie der Lyme-Arthritis	160
3.6.1	Parenterale Penicillintherapie	160
3.6.2	Orale Penicillintherapie	161
3.6.3	Andere Antibiotika – oder ist die Lyme-Arthritis prinzipiell eine „infektiöse" Arthritis?	161
3.6.4	Jarisch-Herxheimer-Reaktionen?	162
3.6.5	Chloroquin, Sulfasalazin und Synovektomien	162
3.7	Schwangerschaft und Lyme-Borreliose	162
3.8	HLA-Antigene	164
Literatur		167
Sachverzeichnis		185

1 Medizinhistorische Entwicklung und Überblick

1.1 Entstehung des Krankheitsbegriffes der Lyme-Borreliose

Der Name Lyme steht für eine kleine Gemeinde an der Atlantikküste des amerikanischen Bundesstaates Connecticut. Im Oktober 1975 informiert eine Einwohnerin von Old Lyme das State Health Department darüber, daß 12 Kinder in der 5000 Einwohner zählenden Gemeinde an einer Gelenkerkrankung litten, die als juvenile rheumatoide Arthritis diagnostiziert worden war. Fast gleichzeitig wandte sich eine andere Einwohnerin von Old Lyme ebenfalls an das State Health Department und zusätzlich an die rheumatologische Abteilung der Yale University School of Medicine in New Haven, da sie selbst, zwei ihrer Kinder, ihr Ehemann und einige Nachbarn an einer Arthritis litten. Die Berichte dieser zwei Einwohnerinnen von Old Lyme veranlaßten Steere et al. 1976 (371) zu klinischen und epidemiologischen Untersuchungen, die zunächst zur Beschreibung einer bisher nicht bekannten Form einer endemischen Arthritis, der Lyme-Arthritis, führten.

Die Beobachtungen von Hauteffloreszenzen, neurologischen und kardialen Krankheitserscheinungen, die bei einem Teil der Patienten der Lyme-Arthritis vorausgegangen waren, erweiterte dann das klinische Spektrum der später als Lyme-Krankheit bezeichneten klinischen Entität (310, 372, 373).

Bei der Erstbeschreibung der Lyme-Arthritis waren lediglich als „macular or papular rash" charakterisierte Hauterscheinungen erwähnt worden (371). Weitere Nachforschungen (372, 373) ergaben aber dann, daß bei 13 von 51 Patienten der Arthritis eine ringförmige Hautläsion vorausgegangen war und daß es sich bei diesem Exanthem um das bereits von 1909 von dem schwedischen Dermatologen Afzelius erwähnte Erythema migrans (13), das später als Erythema chronicum migrans (ECM) bezeichnet worden war (235), handelte. Neuerdings wurde vorgeschlagen, im allgemeinen wieder die Bezeichnung Erythema migrans und nur bei einer Dauer von mehr als 4 Wochen die Bezeichnung ECM zu verwenden (420).

Auch die neurologischen Symptome der Lyme-Krankheit fanden weitgehend ein Pendant in einem in Europa schon lange bekannten Krankheitsbild, dessen Erstbeschreibung 1922 auf die Franzosen Garin und Bujadoux (126) und vor allem auf den Münchner Neurologen Bannwarth 1941 (42) zurückgeht. Die Nomenklatur dieses Krankheitsbildes wird sehr unterschiedlich gehandhabt: So werden u. a. die Bezeichnungen Radikulomyelomeningitis (332), Meningopolyneuritis Garin-Bujadoux-Bannwarth (185), lymphozytäre Meningoradikulitis und Bannwarth-Syndrom (263, 288, 328) verwendet. Da keine dieser Bezeichnungen dem inzwischen erweiterten Spektrum der neurologischen Manifestationen gerecht wird, wäre auch allgemein von einer „Lyme-Neuroborreliose" zu sprechen.

Nach der Entdeckung des Erregers der Lyme-Krankheit 1982 in den USA (84), einer später als Borrelie klassifizierten und nach ihrem Entdecker Borrelia (B.) burgdorferi benannten Spirochäte (201), konnte in Europa durch serologische Untersuchungen (7, 421) und Erregerisolierungen (26, 301) gezeigt werden, daß auch die Acrodermatitis chronica athrophicans (ACA) eine klinische Variante dieser Multisystemerkrankung ist. Erhöhte Antikörpertiter gegen B. burgdorferi fanden sich ferner bei der Lymphadenosis benigna cutis (LABC) (91, 421). Letztlich wurde über mögliche chronische Spätmanifestationen des Zentralnervensystems (9, 280), eine Augeninfektion (390) und eine Myositis (345) bei der Lyme-Borreliose berichtet.

Mit der Bezeichnung Erythema-chronicum-migrans-Meningitis wurde in Europa erstmals versucht, auch nomenklatorisch auf die Syntropie von ECM und neurologischen Krankheitssymptomen hinzuweisen (417). Später sollte dann mit dem Namen Erythema-chronicum-migrans-Krankheit (419) oder auch Erythema-migrans-Krankheit (420) eine Abgrenzung von der nordamerikanischen Lyme-Krankheit erfolgen. Folglich wurden auch Krankheitsnamen wie Erythema-migrans-Arthritis (272) und Erythema-migrans-Borreliose (10) kreiert. Diese nomenklatorischen Gegenüberstellungen wurden vor allem mit partiellen klinischen Unterschieden der analogen Krankheitsbilder in den USA und in Europa begründet.

Nachdem anläßlich des 2. Internationalen Symposiums über die Lyme-Krankheit und verwandte Erkrankungen (Wien, 17.–19. September 1985) der Wunsch nach einem einheitlichen Namen für den gesamten Krankheitskomplex anstelle einer verwirrenden nomenklatorischen Vielfalt geäußert wurde, wird seither zunehmend die Krankheitsbezeichnung Lyme-Borreliose verwendet (366, 369).

1.2 Von der Epidemiologie zur Ätiologie

Hinweis auf Arthropoden als Krankheitsüberträger

Die wichtigste epidemiologische Erkenntnis der ersten retrospektiven Untersuchung von Patienten mit einer Arthritis in Old Lyme und den beiden benachbarten Gemeinden Lyme und East Haddam war die jahreszeitliche Häufung des Krankheitsbeginns zwischen Juni und September. Ferner bestand bei einer Gesamtprävalenz von 4,3 Erkrankungsfällen pro 1000 Einwohner eine deutliche Häufung in waldreichen Gebieten. Patienten und Ärzte vermuteten, daß Insektenstiche die Erkrankung auslösten. Jedoch konnte sich nur ein Patient an einen Zeckenstich, von dem aus sich ein ECM gebildet hatte, erinnern. Dennoch sprachen die epidemiologischen Faktoren für eine durch Arthropoden übertragene Infektionskrankheit, wobei vor allem die Beobachtungen aus Europa über die Genese des ECM die Aufmerksamkeit auf Zecken als Vektoren lenkten (372). Eine prospektive epidemiologische Untersuchung ergab in den genannten Gemeinden auf der Ostseite des Connecticut Rivers eine Inzidenz von 2,8 Fällen pro 1000 Einwohner gegenüber 0,1 Fällen pro 1000 Einwohner auf der Westseite des Flusses. An einen Zeckenstich innerhalb von 3 Monaten vor Krankheitsbeginn konnten sich 19 von 43 (44%) Patienten erinnern. Die von einem Patienten asservierte Zecke wurde als Ixodes (I.) scapularis identifiziert (374). Parallel zu dieser Untersuchung konnten Zecken der Spezies I. scapularis auf der Ostseite des Flusses auf Mäusen 13mal häufiger und auf Wild 16mal häufiger gefunden werden als auf der Westseite des Flusses (416). Morphologische Unterschiede zwischen I. scapularis an der Nord- und an der Südatlantikküste der USA führten dann dazu, daß die im Norden vorkommenden Ixodes als eine neue Spezies, I. dammini, definiert wurden (362). Erste Beobachtungen der Lyme-Krankheit an der Westküste der USA ließen annehmen, daß außer I. dammini auch Zecken der Spezies I. pacificus Vektoren der Erkrankung sind (375).

Entdeckung des Erregers in Zecken

Bei der Suche nach Rickettsien der Rocky-Mountain-spotted-fever-Gruppe in Zecken auf Shelter Island (New York), einem für die Lyme-Krankheit endemischen Gebiet, fanden Burgdorfer et al. 1982 (84) in 77 von 126 (61%) gesammelten Zecken (I. dammini) Spirochäten, die in einem modifizierten Kelly-Medium kultiviert werden konnten. Im indirekten Immunfluoreszenztest (IFT) reagierten diese Spirochäten mit dem Serum von Patienten mit Lyme-Krankheit. Ferner entwickelten Kaninchen nach Stichen infektiöser I. dammini eine dem ECM ähnliche Hautläsion.

Burgdorfer et al. 1983 (85) sowie Barbour et al. 1983 (45) fanden dann auch Spirochäten in Zecken der Spezies I. ricinus, die in der Schweiz gesammelt worden waren. Diese Spirochäten unterschieden sich elektronenmikroskopisch nicht von den in den USA aus I. dammini isolierten Spirochäten. Seren von Patienten mit einem ECM aus den USA und der Schweiz reagierten im IFT in gleicher Weise mit beiden Spirochätenisolaten. Ferner zeigten die Spirochätenisolate aus den USA und der Schweiz in der n-Dodecylsulfat-Natriumsalz-Polyacrylamidgel-Elektrophorese (SDS-PAGE) nahezu identische Proteinmuster.

Lyme-Borreliose und Henle-Koch-Postulat der Erregerisolation

Die Annahme einer Spirochätenätiologie der Lyme-Krankheit wurde 1983 durch die Isolierung von Spirochäten aus Blut und Hautbiopsien von Patienten mit ECM sowie aus Liquor cerebrospinalis von Patienten mit neurologischen Krankheitssymptomen untermauert (59, 382).

Europäischen Untersuchern gelang es dann auch, Spirochäten aus I. ricinus (6, 8, 24, 25, 302, 400), Hautbiopsien von Patienten mit ECM (25, 274, 302, 365), Blut einer Patientin mit ECM (8) und Liquor cerebrospinalis von Patienten mit Bannwarth-Syndrom (299, 300) zu isolieren. Darüberhinaus erfolgte in Europa erstmals der kulturelle Erregernachweis aus Hautbiopsien von Patienten mit ACA (26, 301).

Im Gelenkpunktat von 2 Patienten mit Lyme-Arthritis wurden Spirochäten zunächst nur mikroskopisch nachgewiesen (307, 360). Schließlich gelang dann auch in einem Fall die Kultivierung von B. burgdorferi aus der Synovialflüssigkeit (341).

Bemerkenswert ist ferner die Isolierung von B. burgdorferi aus autoptisch gewonnenem Hirngewebe von 2 Patienten mit präseniler Demenz, ohne daß in diesen Fällen Hinweise auf eine frühere Manifestation einer Lyme-Borreliose vorlagen (242).

Vielfalt möglicher Vektoren und Wirtsspektrum

Letztlich fanden sich gleiche Spirochäten auch in I. pacificus (86), in anderen Zeckengattungen aus der Familie der Ixodidae (Schildzecken), wie z. B. Amblyomma americanum, Dermacentor variabilis, Dermacentor parumapertus, Dermacentor albipictus, Haemaphysalis leporispalustris und Rhipicephalus sanguineus (21, 248, 306, 351) sowie in Fliegen, Mücken und Flöhen (21, 249, 306).

Entsprechend der Vielfalt möglicher Vektoren konnte auch mittels serologischer Untersuchungen und zum Teil durch Erregerisolierungen gezeigt werden, daß zahlreiche wildlebende Tiere (Mäuse, Ratten, Eichhörnchen, Vögel, Wild, Waschbären) und Haustiere (Hunde, Pferde, Rinder, Katzen) mit dieser neu entdeckten Spirochäte infiziert sind (20–23, 74, 88, 89, 216, 236, 244, 247, 248, 256). Tiere stellen somit ein großes Erregerreservoir dar. Mit der Infektion assoziierte Krankheitssymptome sind in Form einer Arthritis beim Hund (216, 236, 247) und bei der Kuh (89) oder als Enzephalitis beim Pferd (88) bekannt geworden.

Zecken als temporäre hämatophage Ektoparasiten von Säugetieren, Vögeln, Reptilien und Menschen haben aufgrund des breiten Wirtsspektrums sicher die größte epidemiologische Bedeutung für die Krankheitsübertragung. Alle Zecken, aus denen bisher Spirochäten isoliert wurden, gehören zur Familie der Schildzecken (Ixodidae).

In Mitteleuropa ist I. ricinus („Holzbock") die häufigste Zeckenart, sie macht etwa 90% der gesamten Zeckenfauna aus. Als Dreiwirtszecke nimmt I. ricinus in sämtlichen Entwicklungsstadien von der Larve zur Nymphe und zur adulten Imago von jeweils einem anderen Wirt Blut auf. Der Saugakt (Abb. 1), der etwa 3 bis 6 Tage dauert, erfolgt nur in einem Temperaturbereich zwischen 23 und 27°C, womit die jahreszeitliche Häufung der Lyme-Borreliose in Mitteleuropa zwischen Frühjahr und Herbst erklärt ist. Da I. ricinus in hungerndem Zustand bis zu einem Jahr lebensfähig bleibt, kann der Entwicklungszyklus in Form einer progressiven Metamorphose (Abb. 2) bis zu 4 1/2 Jahre dauern (35).

Spirochäten können sowohl transstadial als auch transovariell weitergegeben werden (74, 85, 218, 250, 367). Somit können bereits Larvenstiche eine Infektion mit B. burgdorferi verursachen. Die Fähigkeit von Zecken zur vertikalen Übertragung des Erregers wird als Ausdruck einer in langen phylogenetischen Zeiträumen entstandenen intimen kommensalen Adaptation erachtet (219).

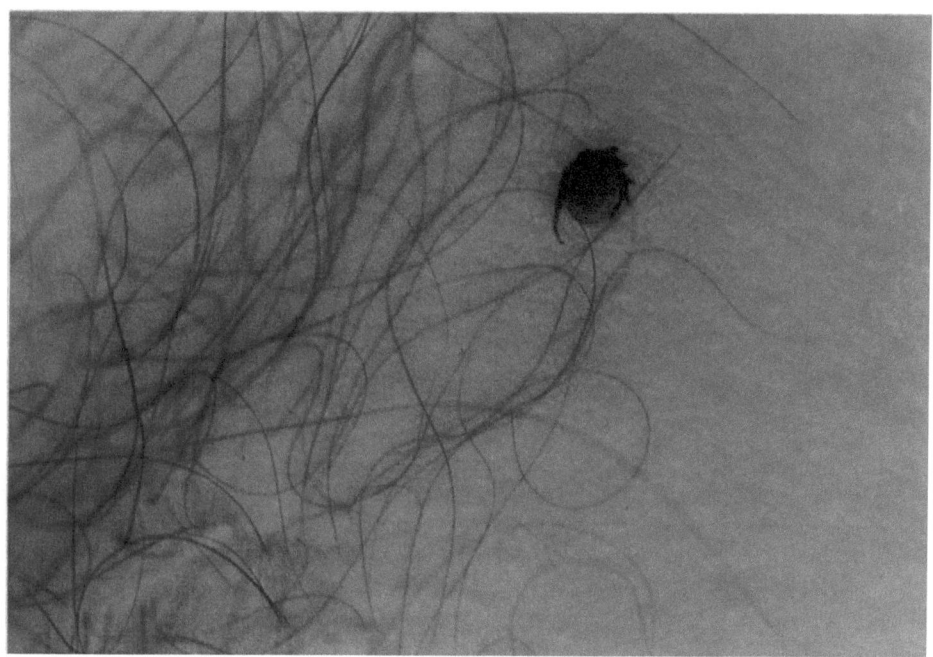

Abb. 1. Ixodes ricinus beim Saugakt (Achselhöhle)

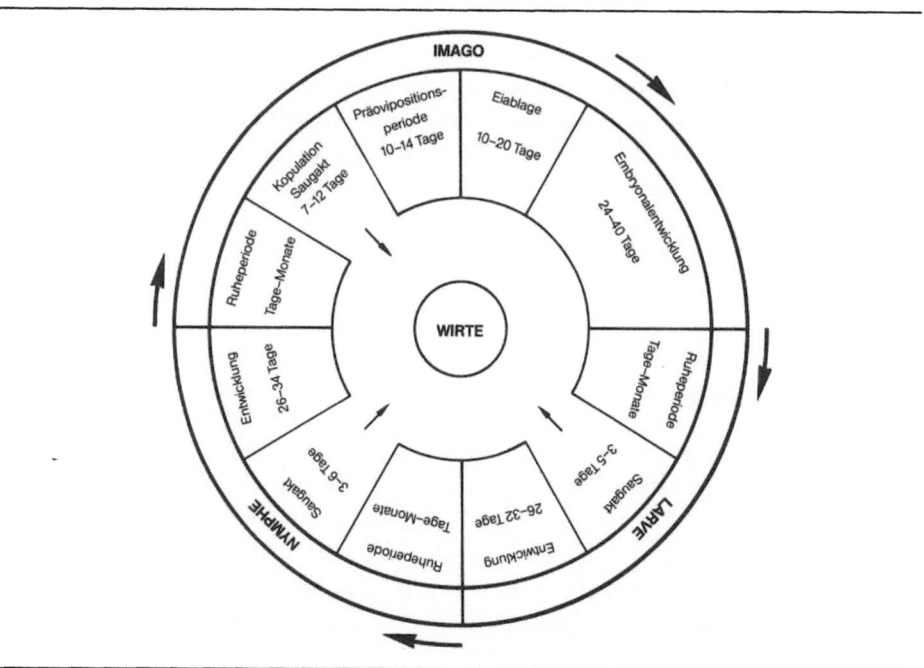

Abb. 2. Lebenszyklus von Ixodes ricinus (nach Schaltenbrand 334)

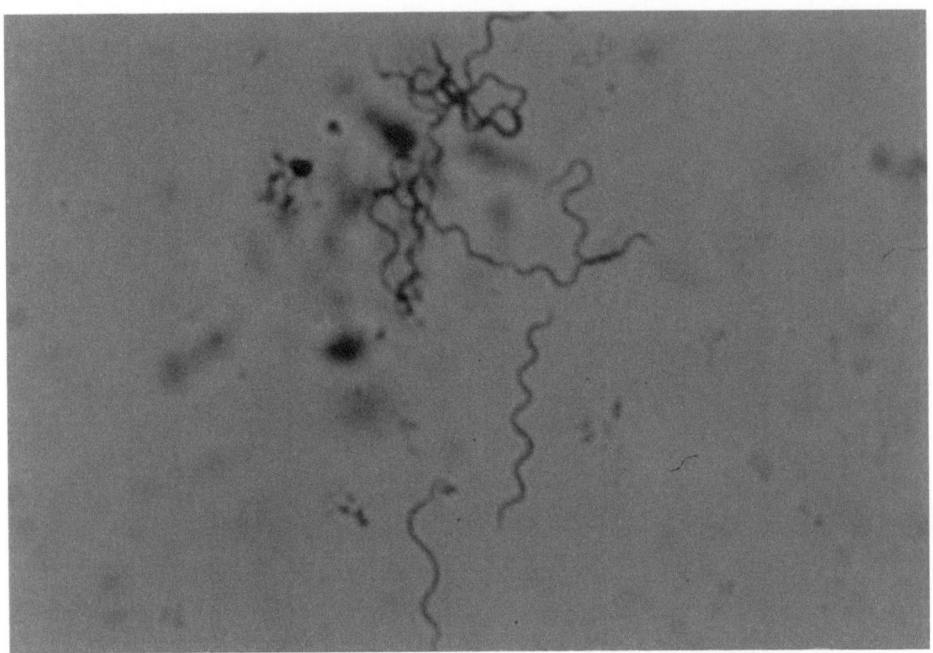
Abb. 3. Borrelia burgdorferi (Giemsafärbung)

Bei Untersuchungen zur Borreliendurchseuchung von Zecken (siehe auch Kap. 3.1.3) ergaben sich in Deutschland und der Schweiz Raten zwischen 5 und 34% (8, 12, 438). In Connecticut waren 10 bis 30% der Zecken infiziert (245, 252, 382), auf Shelter-Island, New York, ergaben sich sogar Raten von über 50% (74a).

Auch wenn der genaue Infektionsmodus bei einem Zeckenstich nicht bekannt ist, wird eine Übertragung durch Regurgitation des Darminhaltes oder über den Zeckenspeichel vermutet (61, 316). Infolge von Tierversuchen ist anzunehmen, daß die Wahrscheinlichkeit einer Infektion erst nach einer Zeckenadhäsion von 24h kontinuierlich zunimmt (296). Eine Minimalzeit, in der die Infektion erfolgen kann, ist aber nicht bekannt.

Borrelia burgdorferi

Aufgrund phänotypischer und genotypischer Charakteristika (188, 194, 200, 340) wurden die Spirochätenisolate von Zecken und Patienten als eine neue Borrelienspezies klassifiziert und nach ihrem Erstbeschreiber B. burgdorferi benannt (201). Das erste Isolat von Shelter Island wurde als Prototyp-Stamm B31 (ATCC 35210) bezeichnet (45, 201). B. burgdorferi ist gramnegativ und kann nach Giemsa oder Warthin-Starry angefärbt werden. Ungefärbt sind die Zellen im Phasenkontrast- oder Dunkelfeldmikroskop zu sehen. Es sind flexible, schraubenförmige Bakterien mit einer Gesamtlänge von 11 bis 25 µm, einer Wellenlänge von 2,1 bis 2,3 µm und einer Breite von 0,3 µm (Abb. 3). Im Gegensatz zu Treponemen und Leptospiren

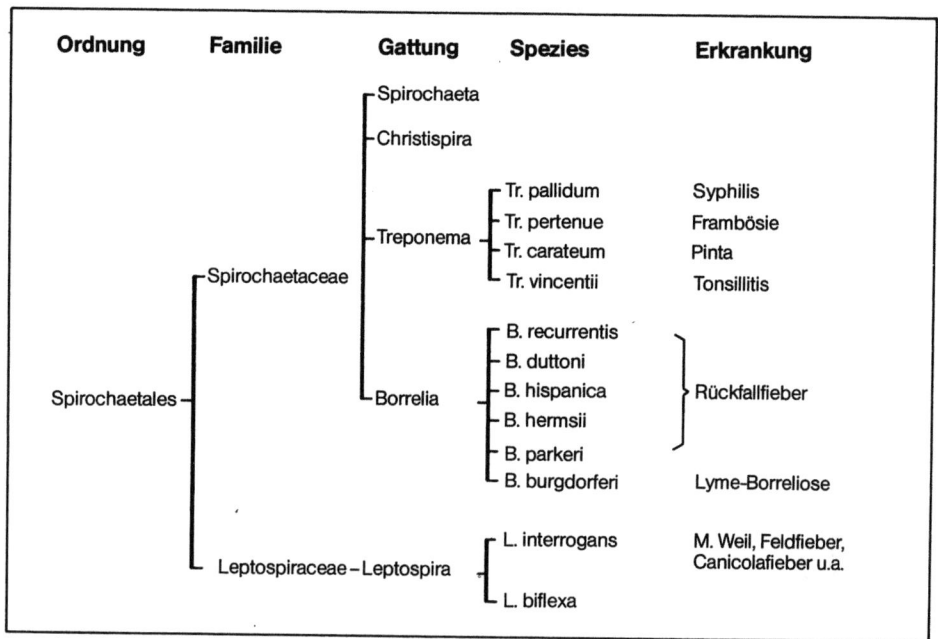

Abb. 4. Klassifikation der Spirochäten und wichtigste Spirochätosen des Menschen

haben sie keine zytoplasmatischen Tubuli. Ihre Fortbewegung erfolgt sowohl durch Rotation um die Längsachse als auch durch Abknickungen. An jedem Ende inserieren 7 bis 11 Flagellen, die das Zytoplasma umschlingen und sich in der Mitte der Zelle überlappen. Die Organismen sind mikroaerophil, ihre optimale Wachstumstemperatur liegt zwischen 34 und 37°C, und ihre Generationszeit beträgt bei 35°C 11–12h (188, 200). Die Kultivierung erfolgt in einem Barbour-Stoenner-Kelly-Medium (49), wobei ein Wachstum in Kolonien nach Zugabe von 1,3% Agarose erreicht werden kann (224).

B. burgdorferi beinhaltet mindestens 30 verschiedene Proteine (46, 103), wobei deren Funktion nur zum Teil bekannt ist (siehe auch Kapitel 3.2.2). Während bei einer Untersuchung ein bei humanpathogenen Spirochäten bislang nicht bekanntes Lipopolysaccharid mit Endotoxin-ähnlichen Eigenschaften aus B. burgdorferi extrahiert wurde (58), konnten andere Untersucher (409) kein solches Lipopolysaccharid nachweisen.

In bislang analysierten Isolaten von B. burgdorferi wurden zwischen 4 und 9 Plasmiden nachgewiesen (55, 56). Eines dieser Plasmide kodiert für die Oberflächenproteine OspA und OspB (191, 192). Die Bedeutung der übrigen Plasmide ist noch weitgehend ungeklärt. Wahrscheinlich determinieren sie z.B. auch Pathogenitätsfaktoren; so war nach 10 bis 15 Kulturpassagen ein Verlust der Infektiosität von B. burgdorferi mit einem Verlust von Plasmiden einhergegangen. (185, 353).

Innerhalb der bisher als B. burgdorferi klassifizierten Spirochätenstämme gibt es geringe ultrastrukturelle, proteinchemische und antigenetische Unterschiede,

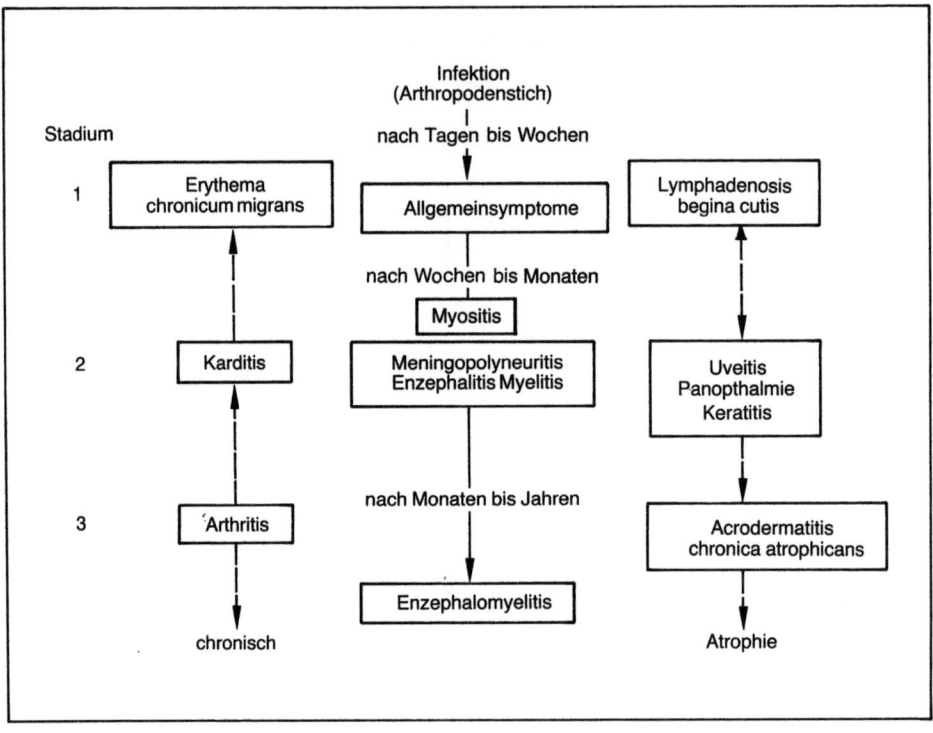

Abb. 5. Klinische Stadien der Lyme-Borreliose

wobei die antigenetische Variabilität europäischer Stämme gegenüber amerikanischen Stämmen ausgeprägter ist (8, 24, 25, 50, 51, 189, 364, 434, 436, 439). Auch die Plasmid-Profile variierten bei den analysierten Isolaten (55, 56), und schließlich sprachen Untersuchungen des Genoms verschiedener Isolate mit Restriktions-Endonukleasen und DNA-Hybridisierungen für eine genotypische Heterogenität innerhalb der Spezies B. burgdorferi (231).

Abbildung 4 zeigt die Taxonomie der Spirochäten, wobei nur die humanmedizinisch wichtigsten Spezies mit den entsprechenden Krankheitsbildern aufgeführt sind (93, 318). Verwiesen werden soll hier auch auf einen aktuellen Übersichtsartikel zur Biologie der Borrelien (54).

1.3 Klinische Stadien der Lyme-Borreliose

Aufgrund der unterschiedlich langen Latenzzeiten vom Zeitpunkt der Infektion bis zum Auftreten der möglichen Kranheitsmanifestationen kann die Lyme-Borreliose in 3 Stadien (Abb. 5) eingeteilt werden (386, 391).

ECM und Allgemeinsymptome (Stadium 1) treten gewöhnlich innerhalb von Tagen und vereinzelt auch noch wenige Wochen nach der Infektion auf. Auch die LABC wird als eine Frühmanifestation der Lyme-Borreliose betrachtet (425). Die Latenzzeit bis zum Beginn neurologischer, kardialer oder ophthalmologischer Manifestationen (Stadium 2) beträgt zwischen wenigen Wochen und Monaten (Stadium 2). Lyme-Arthritis, ACA und chronische Enzephalomyelitis (Stadium 3) können sich wahrscheinlich noch Jahre nach der Infektion manifestieren. Bei der Lyme-Arthritis wurde eine Latenzzeit von wenigen Wochen bis zu 2 Jahren beschrieben. Sowohl bei der ACA (30) als auch bei chronisch enzephalomyelitischer Symptomatik (280) wurden bisher Latenzen von maximal 8 Jahren berichtet.

Neuerdings wurde in Analogie zur Syphilis eine Modifikation dieser Stadieneinteilung vorgeschlagen, indem zunächst zwischen einem Frühstadium und einem Spätstadium unterschieden wird (33). Die Frühmanifestationen werden wiederum in Stadium 1 (solitäres ECM ohne Allgemeinerscheinungen) und Stadium 2 (disseminierte Infektion) unterteilt. Das Spätstadium (Stadium 3) ist durch die chronischen Manifestationen gekennzeichnet. In dieser modifizierten Stadieneinteilung ist die Lyme-Arthritis je nach deren Verlauf sowohl den frühen als auch den späten Krankheitserscheinungen zugeordnet.

Die einzelnen Krankheitsstadien bzw. Organmanifestationen sind zwar oft durch symptomfreie Intervalle voneinander getrennt, jedoch können die einzelnen Stadien auch fließend ineinander übergehen. Bei der Lyme-Karditis ist z. B. das ECM meist noch vorhanden (379).

Die verschiedenen Krankheitserscheinungen der Lyme-Borreliose treten bei einem Patienten nicht obligat auf, unterschiedliche Kombinationen von Organmanifestationen sind ebenso möglich wie das isolierte Auftreten einer einzigen Organbeteiligung. So war z. B. nur bei 26 von 53 Patienten (49%) mit lymphozytärer Meningopolyneuritis (Bannwarth-Syndrom) der neurologischen Symptomatik ein ECM vorausgegangen (342).

Anhand seroepidemiologischer Untersuchungen konnte gezeigt werden, daß die Infektion auch subklinisch oder klinisch inapparent verlaufen kann (147, 392, 433).

Schlesinger et al. 1985 (338) beschrieben erstmals eine konnatale Infektion mit B. burgdorferi. Auch aufgrund von Beobachtungen anderer Autoren (241, 257, 426) ist bei der Lyme-Borreliose mit potentiellen Schwangerschaftskomplikationen zu rechnen (siehe Kap. 3.7).

Weitere Krankheitsmanifestationen?

Aufgrund serologischer Befunde postulieren Aberer et al. 1985 (1) erstmals, daß die zirkumskripte Sklerodermie (Morphaea) eine weitere Hautmanifestation einer Borrelieninfektion sein kann; bei 5 von 10 Patienten hatten diese Autoren Antikörper gegen B. burgdorferi gefunden. Während Rufli et al. 1987 (326) ebenfalls von serologischen Hinweisen auf eine Borrelieninfektion bei 9 von 21 Patienten mit Morphaea berichteten, konnten andere Autoren entsprechende Befunde nicht bestätigen (150, 180, 267). Allerdings fanden Aberer et al. 1987 (2) dann histologisch mit der Immunperoxidasetechnik Spirochäten in 3 von 8 Hautbiopsien von Patienten mit Morphaea und konnten darüberhinaus aus einer Biopsie Spirochäten kultivieren. Dennoch stellt sich weiterhin die Frage, wie die diskrepanten serologischen Befunde bei den verschiedenen Autoren zu erklären sind. Außerdem würde der nur partielle Nachweis von Borrelienantikörpern für eine heterogene Ätiopathogenese der Morphaea sprechen. Ferner bleibt eine proteinchemische und immungenetische Charakterisierung der isolierten Spirochäten abzuwarten, da es sich hierbei auch um andere, nur mit B. burgdorferi kreuzreagierende Spirochäten handeln könnte.

Ferner fanden Aberer und Stanek 1987 (3) beim Lichen sclerosus et atrophicus (LSA) immunhistologisch Spirochäten in 6 von 13 Hautbiopsien. Antikörper gegen B. burgdorferi waren jedoch nur in 2 von 12 untersuchten Fällen nachgewiesen worden, so daß sich auch hier die Frage nach einer weiteren taxonomischen Charakterisierung des vermuteten Erregers stellt.

Im Zusammenhang mit der Diskussion einer möglichen Spirochätenätiologie der Morphaea und des LSA ist bemerkenswert, daß diese Dermatosen einerseits oft gemeinsam vorkommen und andererseits eine Unterscheidung schwierig sein kann. Darüberhinaus kommen ähnliche Hautläsionen wie bei der Morphaea und dem LSA bei der ACA vor, Morphaea und LSA sind daher die häufigsten Fehldiagnosen bei der ACA (32, 412).

Der Bericht, daß die eosinophile Fasziitis (Shulman-Syndrom), die u. a. als eine Variante einer Sklerodermie angesehen wird (165), möglicherweise durch eine Infektion mit B. burgdorferi verursacht wird (370), ist noch von fraglicher Relevanz. Einerseits sind Antikörperbefunde in einem Fall nicht als Beweis für eine entsprechende Ätiopathogenese anzusehen, und andererseits wurde in Frage gestellt, ob es sich in diesem Fall überhaupt um eine eosinophile Fasziitis gehandelt hat (121). Immerhin wurde kürzlich in einem weiteren Fall ein entsprechender Zusammenhang postuliert (354 a). Bemerkenswert sind auch die histologischen Befunde einer Fasziitis sowie Myositis und Pannikulitis bei einem Patienten mit ACA, ohne daß hierbei die Fasziitis notwendigerweise mit einem Shulman-Syndrom gleichzusetzen war (313).

Zuletzt wurde auch das Granuloma anulare mit der Lyme-Borreliose assoziiert, da auch bei dieser Hauterkrankung in einem hohen Prozentsatz Antikörper gegen B. burgdorferi nachgewiesen wurden (4).

Mit kritischer Zurückhaltung sind zunächst auch die berichteten Assoziationen einer Purpura Schönlein-Henoch (339) oder der Polymyalgia rheumatica (414) zur Kenntnis zu nehmen, zumal sich diese Postulate ebenfalls in erster Linie auf den Nachweis von IgG-Antikörper gegen B. burgdorferi stützten. Aus unserer

Erfahrung stellt sich häufig die schwierige Differentialdiagnostik einer Polymyalgia rheumatica und einer neurologischen Manifestation oder gar einer Myositis bei einer Lyme-Borreliose.

Viel Aufmerksamkeit fanden Spekulationen, daß die multiple Sklerose oder auch die amyotrophe Lateralsklerose Folge einer Infektion mit B. burgdorferi sind. In bezug darauf wurde jedoch schon sehr deutlich auf die äußerst wackligen Fundamente solcher Assoziationen hingewiesen (254, 268, 346).

In 2 Fällen wurde eine Hepatitis auf eine Lyme-Borreliose zurückgeführt (96, 132). Auch hierbei lag ansonsten keine typische klinische Symptomatik einer Lyme-Borreliose vor. Zweifelsohne gibt es Hinweise für eine passagere Mitbeteiligung der Leber mit Hepatomegalie und Transaminasenerhöhungen (siehe auch die Kapitel 1.3.1 und 1.4.1).

Auch bei einem Fall eines tödlich verlaufenen akuten Atemnotsyndroms (ARDS) kann nicht mit Sicherheit gesagt werden, ob B. burgdorferi eine entscheidende Triggerfunktion hatte (209).

Abgesehen von dem meist wenig berücksichtigten Aspekt, daß eine neuerdings auf Grund serologischer oder histologischer Befunde vermutete Spirochätenätiologie einer Erkrankung nicht notwendigerweise mit B. burgdorferi assoziiert werden darf, wäre auch bei einer postulierten neuen Manifestation einer Lyme-Borreliose eine Syntropie mit den verschiedenen klassischen Erscheinungsformen der Erkrankung zu erwarten. Bislang fehlen jedoch entsprechende überzeugende Argumente für ein noch prinzipiell zu erweiterndes Spektrum der Lyme-Borreliose, auch wenn sicher noch seltene Varianten der verschiedenen Organmanifestationen vorkommen mögen.

1.3.1 Unspezifische Allgemeinsymptome

Vor der Beschreibung der Lyme-Krankheit war im wesentlichen nur auf Fieber und Lymphadenopathien als systemische Begleiterscheinungen des ECM hingewiesen worden (162). Eine Vielzahl von Allgemeinsymptomen als frühe Krankheitszeichen der Lyme-Krankheit mit und ohne ECM wurde dann in den USA beobachtet (373, 384). Ähnliche Beschreibungen folgten dann auch in Europa, wo diese Allgemeinsymptome allerdings etwas seltener und weniger ausgeprägt vorzukommen scheinen (28, 420).

Fieber bis 40°C kann auftreten, gewöhnlich bestehen jedoch nur subfebrile Temperaturen. Dolente Lymphknotenvergrößerungen können regional oder generalisiert zu finden sein. Auch Splenomegalie und Hepatomegalie wurden als frühe Kranheitserscheinungen beobachtet. Oft kennzeichnen flüchtige meningeale Reizerscheinungen mit Kopfschmerzen, Nackensteifigkeit, Photophobie und Schmerzen bei Augenbewegungen das frühe Krankheitsbild. Symptome im Bereich des Bewegungsapparates (Arthralgien und vereinzelt Arthritiden, Myalgien und Lumbalgien) sind ebenfalls meist flüchtiger Natur. Auch tracheolaryngitische und bronchitische Symptome mit trockenem Husten können auftreten. Übelkeit, Erbrechen, Bauchschmerzen, Inappetenz und Diarrhoe sind mögliche Symptome des Gastrointestinaltraktes. An der Haut sind Wangenerytheme, urtikarielle Exantheme und periorbitale Ödeme unspezifische Erscheinungen im Frühstadium

Tabelle 1. Unspezifische Allgemeinsymptome und Befunde bei 314 Patienten mit ECM (nach 384)

Beschwerden	Patienten n	%	Befunde	Patienten n	%
Müdigkeit, Krankheitsgefühl	251	80	Lymphadenopathie, regional	128	41
Kopfschmerzen	200	64	Lymphadenopathie, generalisiert	63	20
Fieber	185	59	Meningismus	52	17
Nackensteifigkeit	151	48	Wangenerythem	41	13
Arthralgien	150	48	Rötung des Rachenringes	38	12
Myalgien	135	43	Konjunktivitis	35	11
Rückenschmerzen	81	26	Oberbauchdruckschmerz	24	8
Appetitlosigkeit	73	23	Arthritis	19	6
Halsschmerzen	53	17	Splenomegalie	18	6
Übelkeit	53	17	Hepatomegalie	16	5
Dysästhesien	35	11	Druckschmerz der Muskulatur	12	4
Erbrechen	32	10	Periorbitales Ödem	10	3
Bauchschmerzen	24	8	Flüchtiges Exanthem	8	3
Photophobie	19	6	Druckschmerz des Abdomens	6	2
Steifigkeit der Hände	16	5	Hodenschwellung	2	1
Schwindel	15	5			
Husten	15	5			
Thoraxschmerzen	12	4			
Ohrenschmerzen	12	4			
Diarrhoe	6	2			

der Erkrankung. Konjunktivitis, Ohrenschmerzen und Hodenschwellung werden nur vereinzelt beobachtet. Am häufigsten klagen Patienten über allgemeines Krankheitsgefühl und Müdigkeit (Tabelle 1).

Ein Charakteristikum der unspezifischen Frühsymptome wie auch vieler Spätmanifestationen der Lyme-Borreliose ist der intermittierende Verlauf und die oft schnell wechselnde Art der Beschwerden (384). Die Frühsymptome können leicht als grippaler Infekt fehlgedeutet werden. Die gezielte Befragung solcher Erscheinungen kann bei Spätmanifestationen der Lyme-Borreliose ohne vorausgegangenes ECM oder ohne erinnerlichen Zeckenstich möglicherweise Anhaltspunkte für den Infektionszeitpunkt geben.

1.3.2 Hautmanifestationen

Neben Wangenerythemen, urtikariellen Exanthemen und periorbitalen Ödemen als unspezifische Hautmanifestationen im Frühstadium der Erkrankung (384) wurden in einem Fall einer Lyme-Borreliose palmare und plantare papulosquamöse Exantheme beschrieben und auf die Ähnlichkeit dieser Exantheme mit Syphiliden hingewiesen (90). Nodöse Hautläsionen, die sich histologisch als septale Pannikulitis erwiesen, wurden in einem weiteren Fall nach Spontanremission eines ECM beobachtet (217). Verschiedene unspezifische Hautläsionen wurden auch dem Spätstadium der Lyme-Borreliose zugeordnet. Bemerkenswert waren vor allem klinische Bilder, die Anlaß zur Verwechslung mit einer Dermatomyositis sein könnten (113). Als etablierte spezifische Hautmanifestationen der Lyme-Borreliose gelten das ECM, die LABC und die ACA.

Erythema chronicum migrans

Geschichte. Anläßlich der Sitzung der Dermatologischen Gesellschaft in Stockholm 1909 erwähnte erstmals Afzelius „ein von Ixodes reduvius wahrscheinlich hervorgerufenes Erythema migrans bei einer älteren Frau" (13). Ein offenbar identisches Krankheitsbild wurde von Balban 1910 (39) als „Erythema annulare, entstanden durch Insektenstiche" beschrieben. Erste umfassendere Beschreibungen des ECM erfolgten durch Lipschütz 1914 (235) in Wien und wiederum durch Afzelius 1921 (14) in Stockholm. In den USA wurde erst 1970 von Scrimenti (354) über das Auftreten eines ECM berichtet.

Der solitäre Charakter der Hautläsion, das Wandern des Erythemringes und die lange Dauer der Affektion wurden von den Erstbeschreibern als Argumente für eine infektiöse Genese gewertet, wobei Afzelius 1921 (14) schon Zecken und Insekten als Überträger einer Infektionskrankheit diskutierte. Auf ein ECM infolge eines Moskito- bzw. Bremsenstiches machten Hård 1966 (153) und 1970 Sonck (361) aufmerksam.

Eine Spirochätenätiologie des ECM wurde schon von Lennhoff 1948 (233) angenommen, da er spirochätenähnliche Strukturen in Hautbiopsien von Patienten mit ECM gefunden hatte. Jedoch waren ähnliche Befunde von Lennhoff auch bei einer Vielzahl anderer ätiologisch unklarer Dermatosen beschrieben worden. Schirren 1954 (337) deutete Lennhoffs Befunde als Pseudospirochäten aus Erythrozyten, Gewebsfasern und Epidermisspiralen des Chondrioms. In einem Selbstversuch demonstrierten Binder et al. 1955 (71) erstmals die Übertragung des ECM von Mensch zu Mensch, jedoch „der Versuch der Züchtung des Erregers auf Bakterien-, Spirochäten- und Virusnährboden mißlang". Aufgrund serologischer Untersuchungen wurden u. a. auch Rickettsien als Erreger des ECM diskutiert (112, 418).

Die Spirochätenbefunde von Lennhoff waren der Anlaß für Hollström 1951 (181), das ECM mit spirochätiziden Medikamenten wie Neosalvarsan, Wismuth, Marphaside und Penicillin zu behandeln, wobei sich Penicillin als das wirksamste Therapeutikum erwies (182). Vor der Entdeckung des Erregers wurde auch über die erfolgreiche Behandlung des ECM mit Tetracyclin berichtet (361).

Klinik. Das ECM tritt an der Stelle des Zecken- oder Fliegenstichs auf. Von einer kleinen Papel breitet sich zentrifugal ein Erythem aus, das unter Abblassung des Zentrums die Gestalt eines kreisförmigen oder ovalen Ringerythems annimmt (Abb. 6a). Gelegentlich tritt im Zentrum eine livide Verfärbung auf (Abb. 6b). Das ECM stellt sich vereinzelt auch als homogenes Erythem mit flächiger Induration dar (Abb. 6c). Auch uncharakteristische lineare oder unscharf begrenzte Erytheme kommen vor (Abb. 6d, siehe auch Abb. 32). Der Durchmesser des ECM kann wenige cm betragen, aber auch den ganzen Körper umfassen („den Patienten via Haupt und Zehen verlassen" – 162). Bei zunehmender Größenausdehnung blaßt das Erythem oft so sehr ab, daß der pathognomonische Befund dann leicht übersehen werden kann. Unbehandelt persistiert das ECM über Tage bis

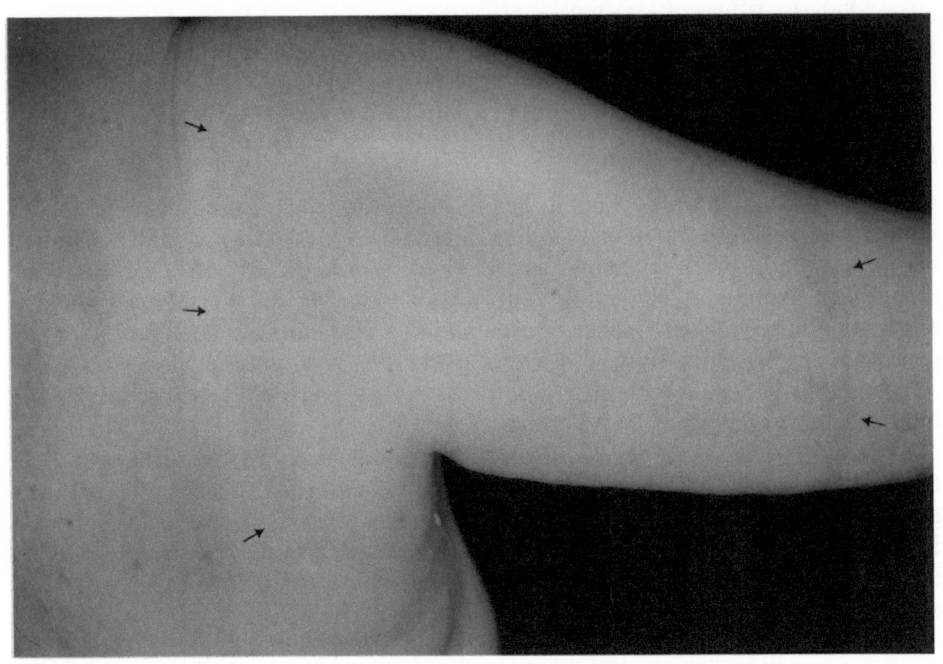

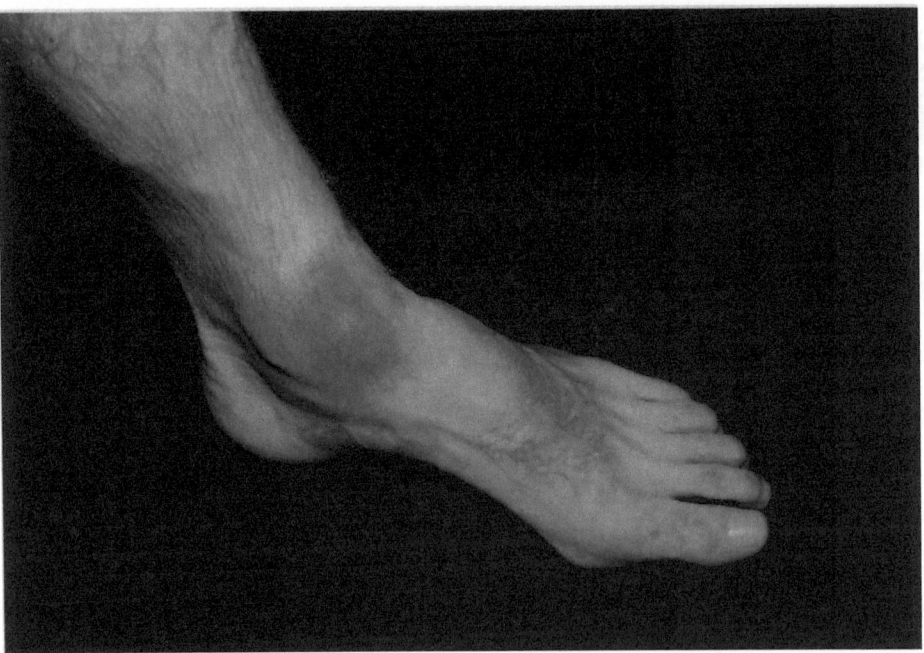

Abb. 6. Erythema chronicum migrans.
a. Ringerythem, b. Zentral livide Verfärbung

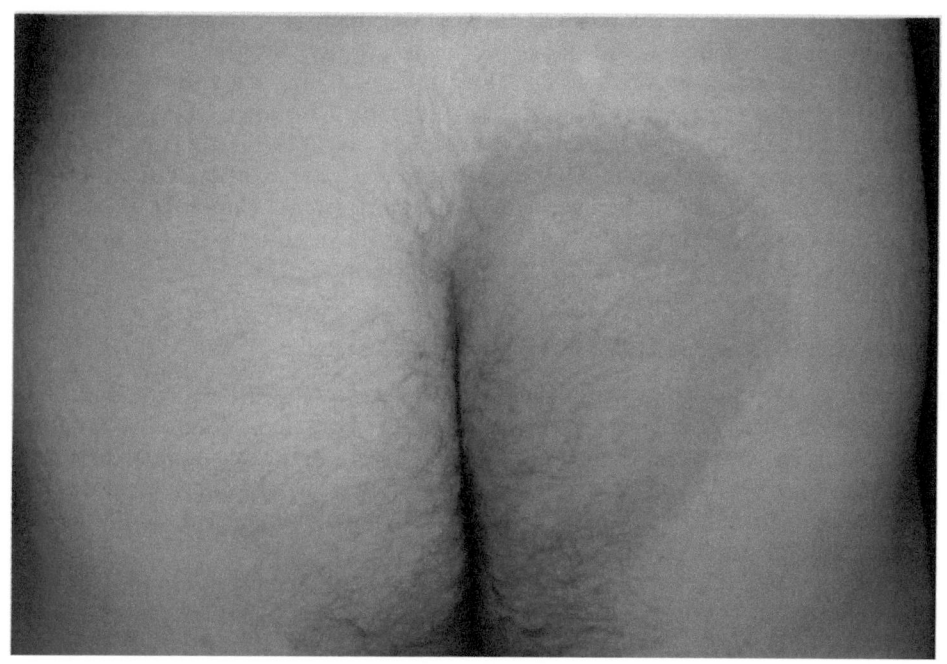

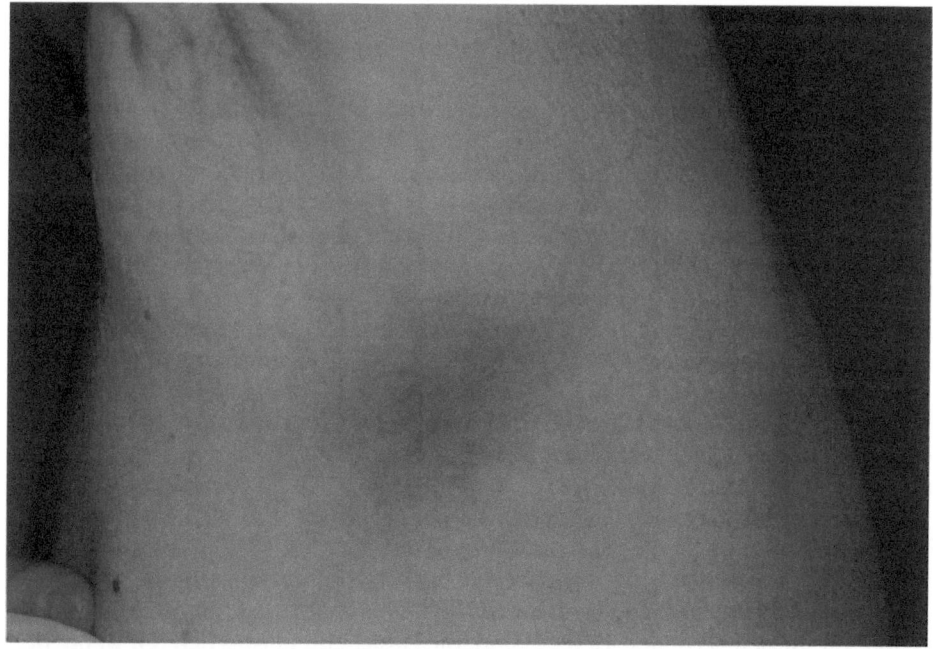

c. Homogenes Erythem, d. Atypische Form

viele Monate (meist zwischen 4 und 10 Wochen), heilt aber letztlich spontan ab. Rezidivierende Verläufe sind möglich, auch können multiple Ringerytheme entstehen, die wahrscheinlich Folge einer Spirochätämie sind. Im Bereich der Hautläsion wird von Patienten oft über Juckreiz, Brennen, Schmerzen und Dysästhesien geklagt. Vesikuläre und nekrotische Läsionen im Zentrum des ECM sind seltene Komplikationen. Das ECM kann an jeder Körperstelle auftreten, Prädilektionsstellen sind Oberschenkel, Leiste und Achsel (28, 384).

In seiner charakteristischen Form ist das ECM das wichtigste Leitsymptom des Frühstadiums der Lyme-Borreliose (siehe auch Kap. 2.3.3).

Lymphadenosis benigna cutis (Borrelien-Lymphozytom)

Geschichte. Die LABC wurde 1943 von Bäfverstedt (36) als eine gutartige Proliferation des dermalen lymphoretikulären Gewebes definiert. Analoge Erkrankungen waren bis dahin vor allem unter den Bezeichnungen Spiegler-Fendt-Sarkoid und Lymphozytom in der Literatur beschrieben worden. Die Bezeichnung Lymphozytom bzw. Borrelien-Lymphozytom wird heute wieder zunehmend verwandt (424).

Insekten- sowie Zeckenstiche wurden schon von Bäfverstedt 1943 (36), Jordan und Holtschmidt 1951 (205) und Paschoud 1954 (282) als auslösende Faktoren für die LABC diskutiert. Therapieerfolge mit Penicillin von Bianchi 1950 (69) und Übertragungen der LABC von Mensch zu Mensch durch Paschoud 1957 (283) ließen eine Infektätiologie der LABC vermuten. Auch bei der LABC hatte Lennhoff 1948 (233) aufgrund seiner histologischen Untersuchungen eine Spirochätenätiologie postuliert. Entsprechende mikroskopische Befunde bei der LABC wurden erst infolge der Entdeckung von B. burgdorferi von anderen Untersuchern bestätigt (122, 213).

Wiederholt wurde auf die Syntropie von LABC und ECM aufmerksam gemacht, so z.B. von Strandberg 1920 (405), Bäfverstedt 1943 (36) und Jordan und Holtschmidt 1951 (205). Die häufig im Zentrum des ECM zu findenden infiltrierten Knötchen wurden von Paschoud 1958 (284, 285) auch als „zentrales Lymphozytom" bezeichnet, und nach intrakutaner Injektion eines Gewebshomogenats aus LABC entwickelte sich bei einer Versuchsperson dieses Untersuchers ein ECM. Die LABC und das ECM wurden daher von Paschoud 1958 (286) „als zwei Erscheinungsformen ein und derselben chronischen Infektionskrankheit der Haut" aufgefaßt. Die Assoziation von LABC und ACA wurde von Gottron schon 1938 (135) und von Bäfverstedt 1943 (36) beschrieben. In einer Nachuntersuchung von Patienten mit LABC fand Bäfverstedt 1960 (37) einen Fall mit ACA 16 Jahre nach Remission der LABC. Ferner berichtete Paschoud 1954 (282) über eine Patientin mit LABC und Polyradikulitis.

Klinik. Klinisch kann sich die LABC in einer großknotigen und in einer miliaren Form manifestieren. Am häufigsten ist der solitär großknotige Typ, der als blaurote tumorartige Vorwölbung von weicher bis prallelastischer Konsistenz imponiert. Diese Knoten können einen Durchmesser von 2 bis 4 cm erreichen. Prädilektionsstellen für diesen Typ der LABC sind die weichen, elastischen Gewebe der Ohrläppchen, Perimamillarregion und Genitalregion. Häufig findet sich dabei eine regionale Lymphadenopathie. Bei der selten vorkommenden disseminiert miliaren

Form, die vor allem im Gesicht und gelegentlich auch am Stamm auftritt, finden sich nur wenige mm große, scharf begrenzte, braunrote Knötchen (19, 285).

Auch bei der LABC sind rezidivierende Verläufe möglich. Protrahierte Verläufe über Jahre kommen vor allem bei der disseminierten Form vor (37). Ohne antibiotische Therapie heilt die LABC nach Wochen und Monaten spontan ab. Daher waren berichtete Therapieerfolge mit Röntgenbestrahlungen und Penicillin schwierig zu werten (286).

Acrodermatitis chronica atrophicans

Geschichte. Die ACA ist das am längsten bekannte Krankheitsbild aus der Krankheitsentität der Lyme-Borreliose. Erste Beschreibungen dieser Hauterkrankung stammen von Buchwald 1883 (82) als „idiopathische Hautatrophie" und von Pick 1894 (295) als „Erythromelie". Den heute gebräuchlichen Namen ACA begründeten Herxheimer und Hartmann 1902 (164). Die ACA kommt vor allem in Mitteleuropa vor, in anderen Kontinenten, z. B. auch in Nordamerika, wurde die ACA nur selten beobachtet (105, 408).

Der erste Hinweis auf eine Infektätiologie der ACA war die erfolgreiche Penicillinbehandlung dieser ansonsten chronisch verlaufenden Dermatitis durch Svartz 1946 (407) und Thyresson 1949 (411). Götz beschrieb dann 1954 und 1955 (136, 137), daß die ACA durch Implantation befallener Haut von Mensch von Mensch übertragen werden kann, wobei in einem Fall zunächst ein „Erythemamigrans-artiger Randsaum" auftrat. Die häufige Zeckenstichanamnese bei Patienten mit ACA, die Syntropie von ACA mit ECM und LABC sowie die Übereinstimmung der geographischen Verbreitung der ACA und von Ixodes ricinus waren für Hauser 1955 (158) Argumente für die Annahme einer durch Zecken übertragenen Infektgenese der ACA. In einer Kasuistik wurde von Ludwig 1956 (238) eine Patientin beschrieben, bei der gleichzeitig am Oberarm ein ECM und an der Hand des gleichen Armes eine beginnende ACA bestanden; das ECM heilte spontan ab, und die ACA wurde dann mit Erythromycin zur Rückbildung gebracht. Die von Kahle 1942 (206) gefundenen positivien Pallidareaktionen bei Patienten mit ACA veranlaßten Grüneberg 1952 (140) und 1954 (141) zu der Annahme, daß es sich bei der ACA um eine Spirochätose handelt.

Erst unmittelbar vor der ersten Erregerisolation aus befallener Haut wurden spirochätenartige Strukturen bei der ACA histologisch bzw. elektronenmikroskopisch nachgewiesen (122, 398).

Klinik. Die ACA befällt meist die Streckseiten der Extremitäten, bevorzugte Lokalisationen sind Hand- und Fußrücken, Ellbogen und Knie. Die Hautveränderungen sind oft über Gelenken am ausgeprägtesten, weswegen Oppenheim 1931 (276) die Bezeichnung „Arthrodermatitis" vorschlug. Die ACA entwickelt sich meist asymmetrisch unilateral, bei langem Verlauf kann es auch zu einem symmetrisch bilateralen Befall kommen. Selten sind Stamm und Gesicht von der ACA betroffen. Die Erkrankung beginnt mit einer entzündlich ödematösen Schwellung und einer roten bis blauroten Verfärbung der Haut (Abb. 7a). Pathognomonische Befunde im Frühstadium sind häufig zu beobachtende streifenförmige Verfärbungen auf der Streckseite der Unterarme (Abb. 7b) und Unterschenkel (Ulnar- bzw. Tibiastreifen). Das entzündliche Stadium der ACA

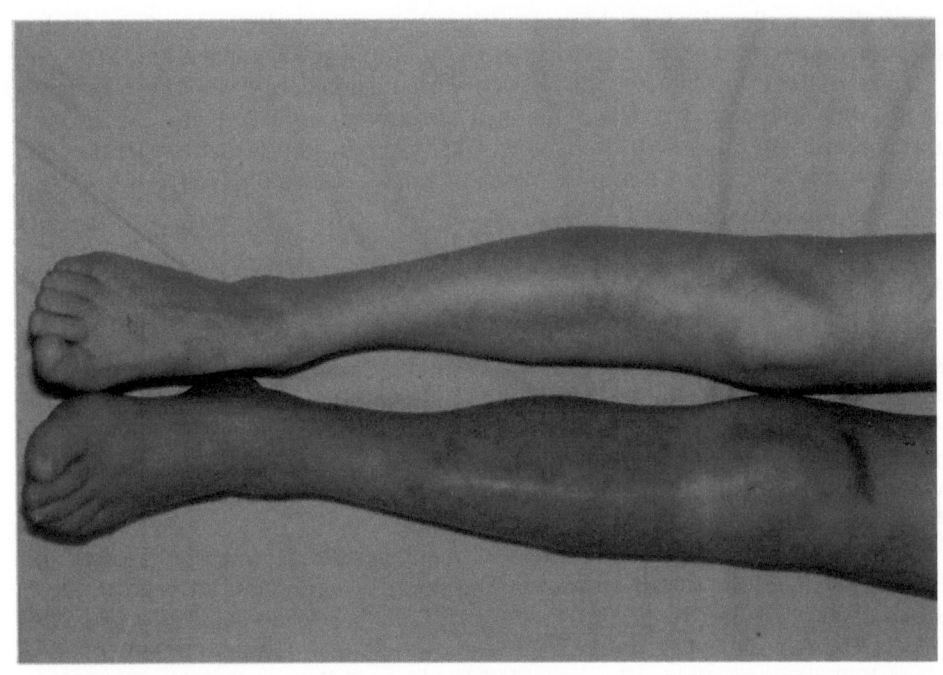

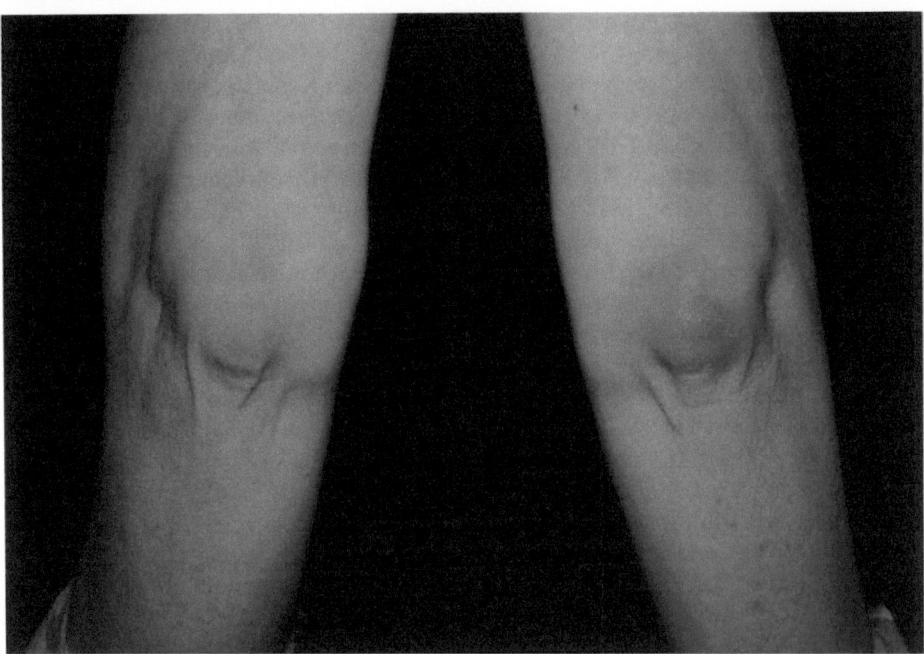

Abb. 7. Acrodermatitis chronica atrophicans.
a. Livide Verfärbung, b. Ulnarstreifen

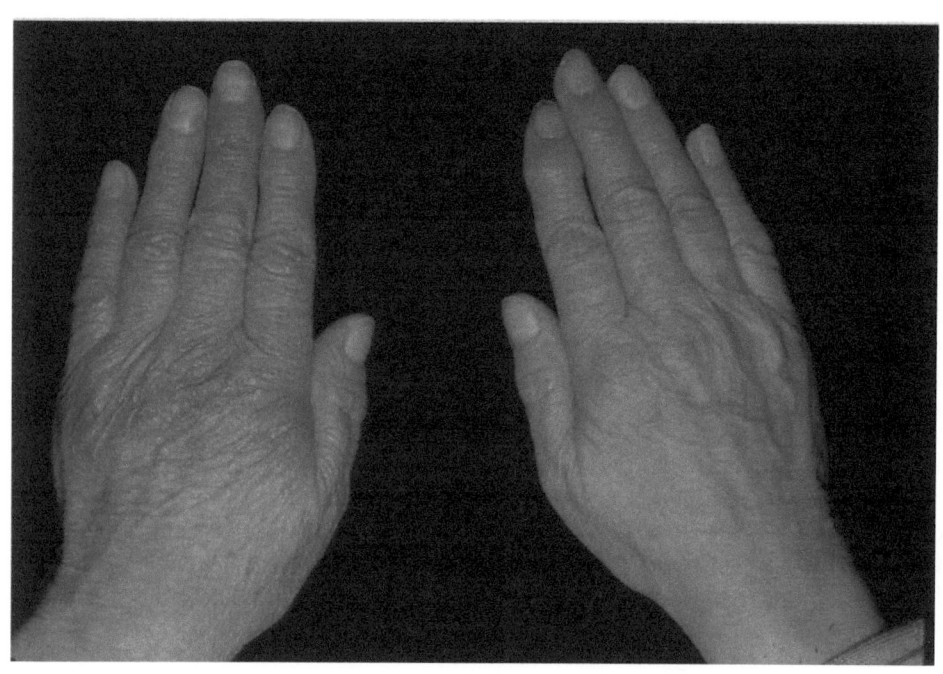

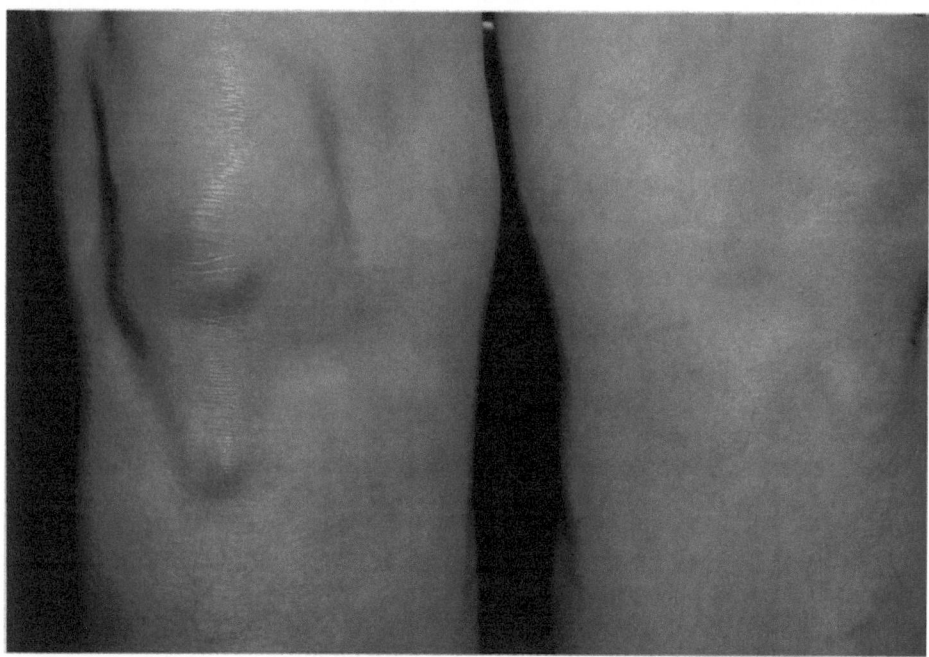

t. Zigarettenpapierhaut, d. Fibroide Knoten

kann über Jahre persistieren, bis es zur Hautatrophie kommt. Im atrophischen Stadium erscheint die Haut zigarettenpapierartig dünn und gefältet (Abb. 7c), durch den Befall von Talgdrüsen und Haarfollilen wird sie trocken und haarlos. Charakteristisch ist auch eine verstärkte Venenzeichnung im atrophischen Hautbereich, besonders an den unteren Extremitäten wölben sich Venen oft strangförmig vor. Teleangiektasien, Pigmentierungen und Depigmentierungen werden sichtbar und führen zum Bild der Poikilodermie (276).

Vereinzelt entstehen juxtaartikuläre, kutan bis subkutan gelegene derbe Knoten („fibroide Knoten", Abb. 7d), die histologisch Befunde aufweisen, wie sie auch bei der retroperitonealen Fibrose, Takayasu-Arteriitis oder eisenharten Struma Riedel zu sehen sind (156). Auch kommen flächenhafte Sklerosierungen der Haut vor, die zur Verwechslung mit einer zirkumskripten Sklerodermie oder einem Lichen sclerosus et atrophicus führen können (30, 32, 83, 134). Gelegentlich entstehen kutane oder subkutane Verkalkungen (83). Häufig finden sich regionäre Lymphknotenschwellungen (158, 159).

Im atrophischen Stadium der ACA kann es zu einer Polyneuropathie kommen, die zu Schmerzen, Parästhesien und Schwächegefühl führt. Bei der neurologischen Untersuchung sind Sensibilitätsstörungen, Paresen, Muskelatrophien sowie Reflexabweichungen nachzuweisen. Die Ausbreitung der Polyneuropathie korreliert weitgehend mit den von der ACA befallenen Arealen (183, 184, 222).

Sekundärerkrankungen in ACA-Herden wurden verschiedentlich beschrieben, z.B. Basaliome, Karzinome und maligne Lymphome. Andererseits können maligne Lymphome auch den klinischen Aspekt einer ACA aufweisen (78, 134).

Zur Klinik der ACA wird auch auf die Kasuistiken im Kapitel 2.3.4 hingewiesen.

1.3.3 Kardiale Manifestationen

In der ersten ausführlichen Beschreibung der Lyme-Karditis (379) wird u.a. über eine Patientin berichtet, deren Krankheitsbild bereits als unspezifische Karditis mit komplettem AV-Block publiziert worden war (208). Nachdem bei dieser Patientin später eine Arthritis auftrat, ergab eine nochmalige Erhebung der Anamnese, daß der Herzerkrankung ein ECM vorausgegangen war (379). Vor der Beschreibung des klinischen Spektrums der Lyme-Krankheit (373) war die Assoziation einer Karditis mit dem ECM oder der durch Zecken übertragenen Meningopolyneuritis nicht bekannt. Die Lyme-Karditis war somit wie die Lyme-Arthritis eine neu entdeckte Erkrankung.

Im Vergleich zu den anderen Organmanifestationen war die Herzbeteiligung bei 8% der Patienten mit Lyme-Borreliose selten (374, 379). Bei 19 von 20 Patienten ging der Lyme-Karditis ein ECM um 4 bis 83 Tage (Medianwert 21 Tage) voraus, in 15 Fällen war das ECM noch zu Beginn der kardialen Symptomatik vorhanden. Fieber (37,8 bis 39°C) bestand bei 10 Patienten. Bei 7 Patienten traten neurologische Krankheitssymptome auf. Über Gelenkschmerzen klagten 13 Patienten, zu Gelenkschwellungen kam es aber nur bei 4 Patienten.

Die klinischen Manifestationen der Lyme-Karditis sind Zeichen einer Myoperikarditis (379). Ein Patient mit Lyme-Borreliose verstarb an plötzlichem Herztod

(255). Bei der Autopsie und histologischen Untersuchung des Herzens zeigte sich eine Pankarditis mit diffusem Ödem sowie massiven lymphozytären und plasmazellulären Infiltraten im Myokard, Endokard und Perikard. Mit einer Silberfärbung konnten im Myokard Spirochäten nachgewiesen werden. Bei dem Patienten bestand gleichzeitig eine Infektion mit Babesia microti, bei der es jedoch nicht zu einer Herzbeteiligung kommt (325). In einem weiteren Fall einer Lyme-Karditis wurde eine Myokardbiopsie durchgeführt, wobei sich histologisch eine lymphozytäre Myokarditis ergab; auch bei dieser Untersuchung fand sich in der Silberfärbung eine spirochätenähnliche Struktur (315).

Der häufigste Befund bei der Lyme-Karditis ist eine Erregungsleitungsstörung wechselnden Grades, wobei ein Wechsel zwischen AV-Block 1. Grades und 3. Grades innerhalb von Minuten erfolgen kann. Weiterhin wurden elektrokardiographisch Erregungsrückbildungsstörungen, intraventrikuläre Leitungsstörungen, ventrikuläre Extrasystolie und Vorhofflimmern beobachtet. Bei 4 von 12 untersuchten Patienten konnte szintigraphisch eine verminderte linksventrikuläre Auswurffraktion nachgewiesen werden. Röntgenologisch fand sich in einem Fall eine Herzvergrößerung mit Zeichen der Einflußstauung, und in einem weiteren Fall wurde echokardiographisch ein Perikarderguß gesehen. Symptome wie Schwindel, Synkopen, Kurzatmigkeit, retrosternale Schmerzen und Palpitationen waren bei Patienten mit einem AV-Block 2. oder 3. Grades aufgetreten (379).

In vielen Fällen wurde eine temporäre Schrittmacherimplantation erforderlich (72, 114, 261, 275, 297, 315, 379, 415). Die Dauer der Lyme-Karditis beträgt gewöhnlich nur Tage bis wenige Wochen. Allerdings kam es z. B. in einem Fall über 5 Monate intermittierend zu AV-Blockierungen 1. und 2. Grades (379). Auch trat in einem anderen Fall noch 16 Monate nach Remission eines kompletten AV-Blockes infolge einer Lyme-Karditis bei Vorhofstimulation mit einer Frequenz von 120/min ein AV-Block 2. Grades vom Typ Wenckebach auf (261).

Auch in Europa wird inzwischen die Lyme-Karditis zunehmend häufiger beobachtet (40, 72, 100, 148, 186, 297, 317), so daß es sich hierbei ähnlich wie bei der Lyme-Arthritis wohl um eine bislang übersehene Entität handelt.

Bei Patienten mit Myokarditiden wird man in Zukunft auch ohne anamnestische Hinweise für andere Manifestationen einer Lyme-Borreliose an eine Lyme-Karditis denken müssen. Sollte sich die Diagnose dann aber nur auf den Nachweis von IgG-Antikörpern gegen B. burgdorferi stützen bzw. keine Serokonversion mehr zu verfolgen sein, so werden vor allem in Fällen mit einer nicht gerade typischen kardialen Manifestation (157) oft Zweifel an der Diagnose Lyme-Karditis bleiben.

1.3.4 Augenmanifestationen

Im Frühstadium der Infektion hatten 35 von 314 Patienten eine Konjunktivis (384). Auf mögliche schwerwiegende Augenmanifestationen bei der Lyme-Borreliose wiesen erstmals Steere at al. 1985 (390) anhand eines Fallberichtes hin. Die Erkrankung bei dieser Patientin begann mit Kopfschmerzen, Fieber, Übelkeit, Erbrechen und einem ECM. Nach Behandlung mit Cephazolin (6 g die intravenös über 7 Tage) klangen die Symptome bis auf das Fieber ab. Es wurde eine orale

Tetracyclintherapie (4 x 500 mg die über 7 Tage) angeschlossen, die Patientin war danach beschwerdefrei. Zwei Wochen später trat dann akut eine Iritis auf, die sich weder auf lokale noch systematische Kortikosteroidtherapie hin besserte. Nachdem es auch zu einer Glaskörperentzündung kam, wurde die Patientin intravenös mit Methicillin (12 g/die) und Gentamycin (80 mg alle 8 h) behandelt. Wegen dennoch zunehmender Verschlechterung der Symptomatik wurde eine Linsenextraktion und Glaskörpereröffnung durchgeführt und Gentamycin und Chloramphenicol instilliert. Es kam aber zu einer zunehmenden Phthise des Auges und zur Erblindung. In der eitrigen Glaskörperflüssigkeit konnten mit Hilfe einer Silberfärbung Spirochäten gefunden werden.

Bei der Beschreibung des Falles eines Kindes mit Lyme-Arthritis wurde eine durch die Spaltlampenuntersuchung festgestellte bilaterale Uveitis erwähnt, die nur wenige Tage persistierte (197). Wesentlich schwerwiegender war dagegen der Verlauf einer Chorioiditis bei einer Lyme-Borreliose, infolge deren es zu Netzhautablösungen kam (68). Als Spätkomplikation der Lyme-Borreliose ist auch eine Keratitis möglich (57, 67, 216a).

Eine retrobulbäre Neuritis und Optikusatrophie infolge eines ECM hatte Schaltenbrand bereits 1966 (333) beschrieben. Neuerdings wurden eine ischämische Optikusneuropathie (335), der typische Befund einer Stauungspapille (342) oder ein Papillenödem mit Retinablutungen, assoziiert mit einem Pseudotumor cerebri (305, 441), bei der Lyme-Borreliose berichtet. Schließlich sind aus ophthalmologischer Sicht Abduzens- oder Okulomotoriusparesen als Manifestationen einer Lyme-Borreliose zu bedenken (278, 342).

1.3.5 Neurologische Manifestationen

Geschichte. Die neurologischen Manifestationen der Lyme-Borreliose zeichnen sich durch eine Vielfalt klinischer Symptome und unterschiedlicher Verläufe aus. Dies erklärt auch, daß verschiedene Autoren die Erkrankung unabhängig voneinander mit unterschiedlichen Krankheitsnamen „neu" beschrieben haben. 1922 berichteten Garin und Bujadoux (126) über eine Patientin mit Meningitis sowie radikulären Schmerzen und peripherer Lähmung des rechten Armes. Die Erkrankung war nach einem Zeckenstich aufgetreten. Von der Stelle des Zeckenstiches hatte sich zunächst ein Erythem ausgebreitet, das aber nicht als ECM erkannt worden war. Bei dem Patienten fiel eine positive Wassermann-Reaktion auf, ohne daß klinische Hinweise auf eine Lues bestanden. Die Autoren interpretierten das Krankheitsbild als eine Zeckenparalyse („paralysie par les tiques").

Erstmals wies Hellerström 1930 (162) auf das gemeinsame Vorkommen von ECM und Meningitis hin. Bei dem von ihm beschriebenen Patienten war es nach Remission eines ECM zu einer lymphozytären Meningitis gekommen. Im weiteren Krankheitsverlauf litt der Patient unter periodisch wiederkehrenden Halluzinationen und psychischer Desorientierung, und etwa ein Jahr nach Krankheitsbeginn wurde eine Papillenatrophie am Augenhintergrund festgestellt. Weitere Berichte über die Aufeinanderfolge von ECM und Meningitis folgten zunächst vor allem in der skandinavischen dermatologischen Literatur (128, 162, 229).

Anhand einer größeren Zahl von Beobachtungen beschrieb der Münchner Neurologe Bannwarth 1941 (29) und 1944 (43) die „chronische lymphozytäre Meningitis mit dem klinischen Syndrom der Neuralgie bzw. Neuritis". Bannwarth stellte eine Beziehung zur damaligen Vorstellung einer rheumatisch-allergischen Ätiopathogenese her. Das vor Beginn der neurologischen Symptomatik in einigen Fällen beobachtete Erythem deutete er als ein Erysipel.

Schaltenbrand berichtete 1949 (331) über Patienten mit chronisch aseptischer Meningitis und wies dabei auf Parallelitäten zu dem von Bannwarth beschriebenen Syndrom hin. Ohne Bezug auf die früheren Arbeiten von Bannwarth zu nehmen, beschrieb dann Schaltenbrand 1962 (332) die „Radikulomyelomeningitis nach Zeckenbiß". Das gleiche Krankheitsbild nannte Schaltenbrand 1967 (334) „Meningoencephaloradiculomyelitis" und diskutierte als Ursache eine durch Arthropoden übertragene Virusinfektion. Auf die Syntropie dieser neurologischen Erkrankung mit einem ECM wurde in der deutschen neurologischen Literatur erstmals von Bammer und Schenk 1965 (41) sowie von Schaltenbrand 1966 (333) hingewiesen. Erbslöh und Kohlmeyer 1968 (119) charakterisierten die Erkrankung als eine Polyneuritis oder Schwerpunktpolyneuritis, bei der es gelegentlich zu radikulomyelitischen oder enzephalitischen Symptomen kommt und eine lymphozytäre Meningitis den Übertritt der als Ursache vermuteten Infektion vom peripheren zum zentralen Nervensystem markiert. In dem Bemühen, anhand eigener Beobachtungen und einer ausführlichen Diskussion der vorliegenden Literatur eine nosologische Einheit des von ihnen als „Meningopolyneuritis Garin-Bujadoux-Bannwarth" bezeichneten Krankheitsbildes herauszuarbeiten, bemerkten Hörstrup und Ackermann 1973 (185) vorausschauend, daß bei unbekannter Ätiologie der Erkrankung, eine „ausschließlich klinische Abgrenzung stets unsicher" sei.

Klinik. Bei der Beschreibung der neurologischen Manifestationen der Lyme-Krankheit in den USA (310) wurde zunächst die häufige Beobachtung von enzephalitischen Erscheinungen bei 13 von 18 Patienten (67%) als Unterschied zu der in Europa bekannten Meningopolyneuritis Garin-Bujadoux-Bannwarth herausgestellt, bei der eine begleitende Enzephalitis selten beschrieben worden war (119, 334). Weitere Beobachtungen an 38 Patienten zeigten dann aber, daß auch in den USA wie in Europa die Meningitis (89%), kraniale Neuritis (50%) und Radikuloneuritis (32%) die klassische Trias der neurologischen Symptomatik einer Lyme-Borreliose darstellen; eine Enzephalitis fand sich nur noch bei 29% der Patienten (278). Insgesamt waren in den USA bei 6 von 55 (11%) Patienten mit einem unbehandelt gebliebenen ECM neurologische Manifestationen aufgetreten (393).

Die charakteristischen Frühsymptome der neurologischen Manifestation sind als quälend oder brennend empfundene Schmerzen, Parästhesien und Hyperalgesien im Ausbreitungsgebiet eines peripheren Nerven oder in radikulärer Topik. Gewöhnlich beginnen die Schmerzen und sensiblen Reizerscheinungen am Ort des Zecken- oder Insektenstichs bzw. des ECM, sie können sich dann auch auf andere Körperregionen verlagern oder einen wandernden Charakter annehmen. In den meisten Fällen treten auch periphere sensible und/oder motorische Ausfallserscheinungen auf. Bei etwa 60% der Patienten kommt es zu einseitigen (Abb. 8) oder auch doppelseitigen Fazialisparesen. Aber auch andere Hirnnerven können

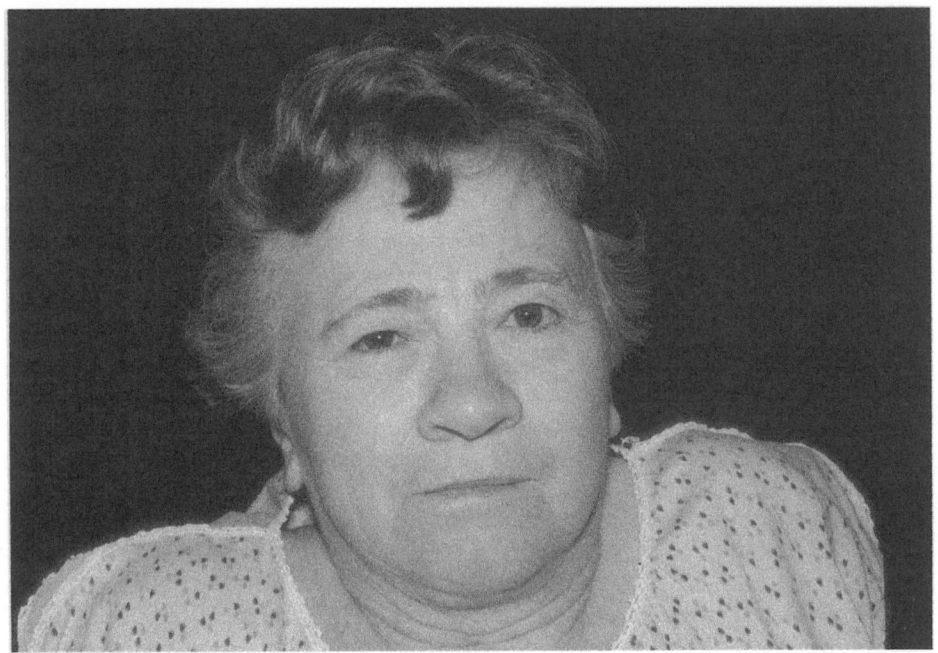

Abb. 8. Periphere Fazialisparese – häufige neurologische Manifestation der Lyme-Borreliose

betroffen sein. So ist z. B. auch bei einem Vestibularissyndrom (321) oder akutem Hörsturz (146), und Abduzens- und Okulomotoriusparesen (278, 342) oder bei einer Rekurrensparese (349) an eine Lyme-Borreliose zu denken.

Nicht selten treten bei einem Patienten sowohl Hirnnervenlähmungen als auch Extremitätenlähmungen auf. Meningeale Reizerscheinungen sind selten, obwohl die Untersuchung des Liquor cerebrospinalis eine lymphozytäre Pleozytose ergibt. Verhaltensauffälligkeiten, Merk- und Konzentrationsschwierigkeiten deuten auf eine enzephalitische Beteiligung der Erkrankung hin.

Die neurologischen Symptome können über viele Monate persistieren, bilden sich dann aber in der Mehrzahl der Fälle auch ohne Therapie vollständig zurück (185, 289, 290, 342). (Die Klinik der neurologischen Manifestationen wird im Kapitel 2.3.5 anhand von Kasuistiken veranschaulicht).

Abgesehen von diesen klassischen bzw. klinisch evidenten Verlaufsformen der neurologischen Frühmanifestationen werden auch zunehmend blande, eventuell chronisch persistierende Symptome einer peripheren oder zentralen Neuropathie berichtet (144). So klagen Patienten vor allem über intermittierende Parästhesien, ohne daß sich hierbei klinische Auffälligkeiten ergeben. Neurophysiologisch lassen sich aber dann Zeichen einer axonalen Neuropathie nachweisen. Erhebliche diagnostische Probleme ergeben sich vor allem bei Patienten, bei denen chronische Müdigkeit, intellektuelle Beeinträchtigungen und Gedächtnisschwund mit einer Lyme-Borreliose in Zusammenhang gebracht werden, zumal wenn sich ein normaler Liquorbefund ergibt. Immerhin zeigten sich in einigen solcher Fälle kernspintomographisch Befunde, die mit einer blanden Enzephalomyelitis vereinbar sind.

In einigen Fällen wurden chronisch progredient oder schubförmig verlaufende Enzephalomyelitiden mit tetra- und paraspastischen Paresen, fokalen Krampfanfällen, Hirnnervenausfällen, Aphasie, Ataxie, Chorea und Blasenentleerungsstörungen beobachtet (9, 62, 119, 149, 210, 212, 280, 332, 333, 403). In solchen Fällen kann das klinische Bild der Erkrankung leicht eine multiple Sklerose vortäuschen. (Bei der multiplen Sklerose wird schon lange eine Spirochätenätiologie diskutiert [127, 397], aufgrund serologischer Untersuchungen handelt es sich hierbei aber nicht um eine Infektion mit B. burgdorferi [268, 346]). Auch organische Psychosyndrome bis hin zu schweren Psychosen und Demenz wurden als Folge einer Enzephalomyelitis bei der Lyme-Borreliose beschrieben (94, 242, 280, 311, 312). Die enzephalomyelitischen Symptome können sich kontinuierlich nach zunächst meningopolyneuritischen Symptomen entwickeln, Monate und Jahre nach initialen Krankheitssymptomen auftreten oder auch die einzige Manifestation einer Lyme-Borreliose sein (9, 79, 212, 280, 332, 333). Computertomographisch sind gegebenenfalls hypodense Areale im Sinne von Demyelinisierungen nachzuweisen (311).

Letztlich wurden auch zerebrovaskuläre ischämische Insulte als Folge einer Arteriitis bei der Lyme-Borreliose diskutiert (413).

Von pathogenetischer Relevanz für die neurologischen Krankheitsmanifestationen ist der histologische Befund einer Suralisbiopsie bei einem Patienten mit Bannwarth-Syndrom, der eine Vaskulitis und Perivaskulitis der Vasa nervorum zeigte (92). In einer kürzlich erschienen Monographie über die „Neuropathien bei Lyme-Borreliose" (222) wurde hervorgehoben, daß das pathomorphologische Bild einer axonalen Degeneration mit Verlust markhaltiger Fasern bei „lymphoplasmazellulärer Vaskulitis" beim Bannwarth-Syndrom und der ACA-assoziierten Neuropathie auf zumindest ähnliche Pathomechanismen dieser klinisch unterschiedlichen Krankheitsmanifestationen schließen läßt.

1.3.6 Myositis

Eine Myositis wurde erstmals in Assoziation mit einem Bannwarth-Syndrom beschrieben (345). Weitere Fälle von Myositiden bei der Lyme-Borreliose zeigten, daß der Muskelbefall auch unabhängig von neurologischen Manifestationen sowohl im Frühstadium als auch im Spätstadium, z.B. in Assoziation mit einer ACA, vorhanden sein kann. (34, 313). Histopathologisch handelte es sich bei den bislang berichteten Fällen sowohl um fokal noduläre als auch um eher interstitielle Myositiden. Muskelschmerz und Muskelschwäche können somit Folge einer Lyme-Myositis sein, wobei die CK in solchen Fällen nicht unbedingt erhöht ist.

1.3.7 Gelenkmanifestationen

Arthralgien und Arthritiden sind bei der Lyme-Borreliose in allen Krankheitsstadien möglich. Typischerweise ist die Lyme-Arthritis jedoch eine Spätmanifestation der Erkrankung. Aufgrund verschiedener Beschreibungen in der Literatur müssen offensichtlich besondere Formen der Gelenk- und Knochenaffektionen (deformierende Arthropathie und ossifizierende Periostitis) in Assoziation mit der ACA von der eigentlichen Lyme-Arthritis abgegrenzt werden.

Lyme-Arthritis

Geschichte. In der Inauguraldissertation von Stadelmann 1934 (363) „Ein Beitrag zum Krankheitsbild des Erythema chronicum migrans Lipschütz" wurde ein Patient mit ECM erwähnt, der über „Schmerzen in der Muskulatur" sowie „hochgradige Gelenkschmerzen" klagte. Ein Hinweis auf „leichte Gelenkbeschwerden" in Assoziation mit einem ECM ist auch einer weiteren Kasuistik aus der Zeit vor der Beschreibung der Lyme-Arthritis zu entnehmen (417). Bei aller Unsicherheit der nosologischen Zuordnung der von Schaltenbrand 1949 (331) beschriebenen Fälle subakut und chronisch aseptischer Meningitiden ist auch hier bemerkenswert, daß bei 2 Patienten Gelenkschmerzen und bei einem Patienten vorübergehende Gelenkschwellungen berichtet wurden. Auch von Bannwarth 1941 (42) sowie von Erbslöh und Kohlmeyer 1968 (119) wurde je ein Patient mit neurologischen Symptomen und Gelenkschmerzen erwähnt. Trotz der zum Teil sehr langen Verlaufsbeobachtung der Patienten in der neurologischen Literatur wurde jedoch eine nachfolgende Arthritis nicht beschrieben. Erst die Beschreibung der Lyme-Arthritis verdeutlichte die Syntropie von ECM, Meningopolyneuritis und Arthritis.

Die klinische Beschreibung der Lyme-Arthritis erfolgte zunächst ausschließlich anhand von Patienten aus Old Lyme, Lyme und East Haddam, dreier unmittelbar benachbarter Gemeinden entlang der Ostseite des Connecticut Rivers mit einer Gesamtzahl von 12000 Einwohnern. Aufgrund der Mitteilung der beiden Einwohnerinnen aus Old Lyme über das häufige Vorkommen von Arthritiden in ihrer Nachbarschaft nahmen Steere et al. 1977 (372) mit Ärzten, Schulkrankenschwestern und Gesundheitsbehörden in diesen Gemeinden Kontakt auf und erfaßten so 51 Patienten, bei denen zwischen 1972 und 1976 eine juvenile rheumatoide Arthritis oder eine Arthritis ungeklärter Ätiologie diagnostiziert worden war. Die Anamnese bei diesen Patienten ergab, daß sie alle an einer attackenförmig verlaufenden Arthritis erkrankt waren und daß bei 13 der Patienten (25%) ein ECM der Arthritis vorausgegangen war. Beginnend im Sommer 1976 wurden dann 32 Patienten mit ECM oder einer neu aufgetretenen Lyme-Arthritis prospektiv beobachtet (373). Nach Ausweitung des Erfassungssystems auf 9 Gemeinden westlich des Connecticut River fanden sich weitere 43 Patienten mit ECM und/oder Lyme-Arthritis (374). Bei Patienten ohne ECM wurde die Diagnose Lyme-Arthritis auch bei intermittierend auftretenden Gelenkschwellungen gestellt. Die beiden letztgenannten prospektiven Untersuchungen zeigten dann auch die Assoziation von ECM und Lyme-Arthritis mit kardialen und neurologischen Krankheitserscheinungen. Die häufigste Manifestation der Lyme-Krankheit war das ECM bei 83% der Patienten. Bei 65% der Patienten wurde eine Lyme-Arthritis diagnostiziert, wobei auch Arthralgien in Assoziation mit einem ECM mitgerechnet wurden. Neurologische Manifestationen traten bei 12% und kardiale Manifestationen bei 7% der Fälle auf (Abb. 9).

In einer neueren Arbeit berichteten Steere et al. 1987 (393) von Nachbeobachtungen über einen mittleren Zeitraum von 6 Jahren bei 55 Patienten mit einem unbehandelt gebliebenen ECM. Bei 11 Patienten (22%) waren keine Spätmanifestationen der Lyme-Borreliose aufgetreten. In 10 Fällen (18%) kam es einen Tag bis 8 Wochen nach Krankheitsbeginn zu intermittierenden Arthralgien, die zwischen einem Monat und 6 Jahren anhielten. Vier Tage bis 2 Jahre (Mittelwert 6 Monate) nach Beginn des ECM hatten 28 Patienten (51%) entweder eine einmalige Episode einer Arthritis oder entwickelten intermittierende Arthritiden. Neurologische Krankheitsmanifestationen hatten 6 dieser Patienten (11%) und kardiale Manifestationen 2 Patienten (4%).

Klinik. Die Lyme-Arthritis wurde als eine akut beginnende und intermittierend verlaufende Mon- oder Oligarthritis beschrieben. Am häufigsten waren große Gelenke, insbesondere Kniegelenke betroffen (Abb. 10). Nur selten waren Finger- und Zehengelenke befallen, vereinzelt wurde ein polyartikulär symmetrisches Befallsmuster beobachtet. Die Dauer der einzelnen Gelenkattacken war gewöhnlich kurz (Medianwert 8 Tage), Arthritiden persistieren aber auch bis zu 3 Monate. Auch die Anzahl der Attacken (n = 1–10) und die Remissionsphasen (0,25–23 Monate) variierten im Einzelfall erheblich. In den symptomfreien Intervallen klagten einige Patienten über oft nur Stunden dauernde Arthralgien. Bei einer Auswertung der Anamnesen von 43 Patienten, die zwischen 1972 und 1975 an einer Lyme-Arthritis erkrankt waren, ergab sich, daß die Frequenz der Gelenksymptome mit zunehmender Krankheitsdauer abnimmt und letztlich eine Spontanremission eintritt (372, 373). Bei einer späteren Untersuchung wurden bis 12 Episoden einer Arthritis in einem Zeitraum von einem bis 8 Jahren beobachtet, wobei die Anzahl der Patienten mit Rezidiven pro Jahr um 10 bis 20% abnahm (393). In 6 von 28 Fällen (11%) war es zu chronischen Arthritiden gekommen (nur

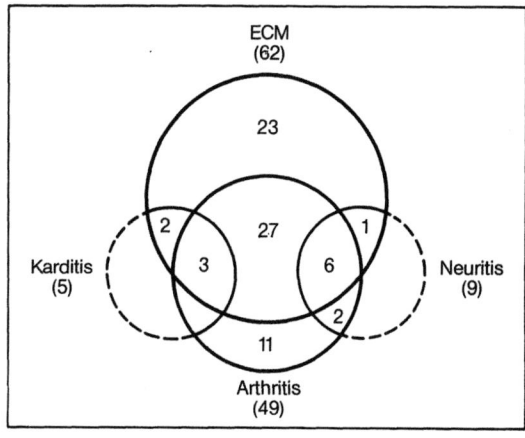

Abb. 9. Relative Häufigkeit von Manifestationen an Haut, Gelenken, Nervensystem und Herz bei 75 Patienten mit Lyme-Krankheit (nach 373 und 374)

2 davon mit radiologischen Befunden einer erosiven Arthritis), was mit der schon früher berichteten Häufigkeit von 10% der Patienten, bei denen der intermittierende Verlauf der Arthritis in einem chronischen Befall großer Gelenke übergeht (376), übereinstimmt.

Röntgenologisch fanden sich bei chronischen Verlaufsformen der Lyme-Arthritis die typischen Zeichen einer chronisch erosiven Arthritis mit periartikulärer Osteoporose, Gelenkspaltverschmälerung, Knochenerosionen und subartikulären Zysten. Aber auch Osteophyten und subartikuläre Sklerosen, eigentlich die klassischen Befunde einer degenerativen Gelenkerkrankung, sowie Kalzifikationen in Sehnen, Menisken und Gelenkknorpeln wurden beschrieben (228).

HLA-Assoziation. Steere et al. 1979 (376) beschrieben zunächst eine Assoziation der chronischen (länger als 1 Jahr persistierenden oder erosiven) Lyme-Arthritis mit dem Histokompatibilitätsantigen HLA-DR2 (7 von 10 Patienten positiv gegenüber einer Häufigkeit von 22% bei gesunden Kontrollpersonen, p<0,005). Nachfolgende Untersuchungen von Patienten, bei denen die Arthritis weniger als ein Jahr und länger als ein Monat dauerte, zeigten dann eine etwa gleich hohe Assoziation mit dem HLA-DR2 (5 von 8 Patienten positiv, p<0,025) (378). Bei einer größeren Zahl von Patienten stellten die gleichen Autoren dann aber eine signifikante Assoziation der chronischen Lyme-Arthritis mit HLA-DR3 und HLA-DR4 fest (394). Eine ausführliche Diskussion der vorliegenden Untersuchungen zu einer möglichen immungenetischen Disposition bei der Lyme-Borreliose erfolgt im Kapitel 3.8.

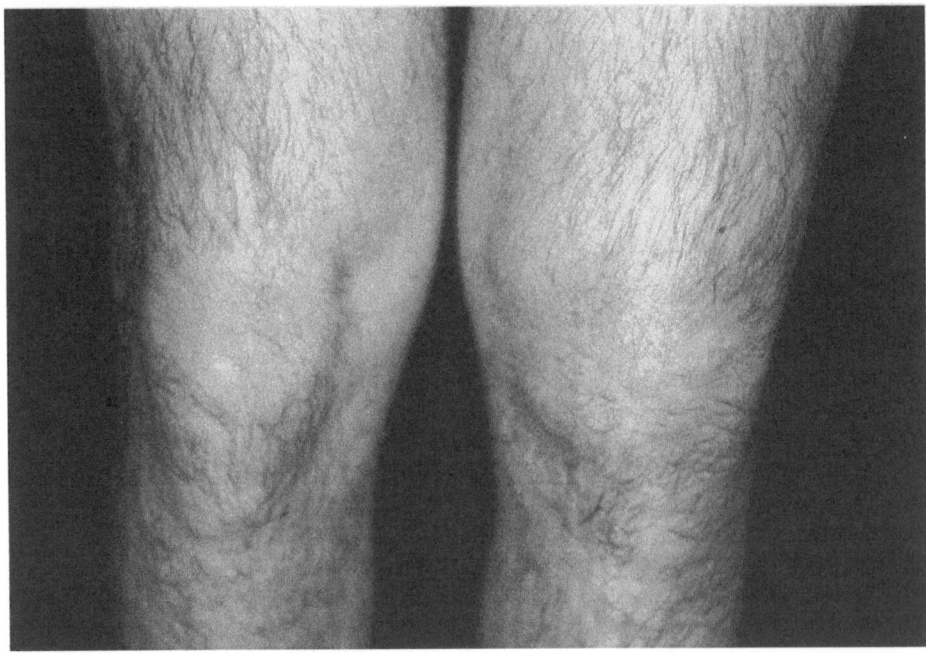

Abb. 10. Häufigstes Erscheinungsbild der Lyme-Arthritis: Kniegelenkbefall mit massiver Ergußbildung

Weitere Beschreibungen. Seit der Beschreibung der endemischen Arthritis in Lyme und Umgebung wurde diese neu erkannte rheumatologische Erkrankung auch in anderen Regionen der USA beobachtet. Die klinischen Befunde in diesen Publikationen weichen nicht ab von denen der Erstbeschreibung der Lyme-Arthritis (77, 98, 117, 197, 207, 262, 322, 347, 348). Steere et al. 1987 (393) haben zuletzt noch eine genauere Charakterisierung der Gelenkmanifestationen mit einer Differenzierung zwischen Arthralgien und Arthritiden vorgenommen, wobei sich dann weitgehend identische Krankheitsverläufe und Befallsmuster ergaben wie bei unseren Patienten (siehe Kap. 2).

Auch in Europa wurden inzwischen einzelne klassische Fälle von Lyme-Arthritis mit vorausgegangenem ECM beschrieben (5, 70, 95, 104, 116, 130, 131, 190, 193, 196, 239, 253). Bei Untersuchungen von Patienten mit ECM wurden vorwiegend Gelenkschmerzen und vereinzelt Gelenkschwellungen in 33% bzw. 22% der Fälle berichtet (420, 426); Angaben über die Gelenkmanifestationen beruhten hierbei fast ausschließlich auf Befragung der Patienten; das Befallsmuster von Gelenksymptomen wurde in diesen Arbeiten sehr widersprüchlich dargestellt. Arthralgien in Verbindung mit einem ECM wurden auch noch in einer weiteren Kasuistik geschildert (323). Auch wurde verschiedentlich die Diagnose Lyme-Arthritis nur aufgrund des Nachweises von Antikörpern gegen B. burgdorferi gestellt (329, 330, 401), wobei jedoch in diesen Arbeiten notwendige differentialdiagnostische Fragestellungen bzw. Überlegungen zur Spezifität der Serodiagnostik zum Teil unbeantwortet blieben.

Seit der Beschreibung der Lyme-Arthritis in den USA wurde wiederholt hervorgehoben, daß Gelenkaffektionen bei der Lyme-Borreliose in Europa seltener vorkommen als in den USA und daß chronisch erosive Verlaufsformen bisher nicht beobachtet worden sind (27, 133, 269, 343, 358, 364, 426, 440). Die hartnäckigen Vorurteile bezüglich der Inzidenz (siehe auch Kap. 3.1.1) und Klinik der Lyme-Arthritis in Europa beruhen aber größtenteils auf der unzulässigen Deutung seroepidemiologischer Daten oder der Unkenntnis diesbezüglich relevanter Publikationen (177).

Außer in den USA und in Europa wurde das Vorkommen der Lyme-Arthritis auch in Australien (399) und in China (17) beschrieben.

Eigene Beobachtungen zur Lyme-Arthritis wurden erstmals 1983 berichtet (166). Die in dieser und in weiteren eigenen Publikationen zur Lyme-Borreliose (167, 168, 170–175) beschriebenen Befunde sind im wesentlichen dem Kapitel 2 zu entnehmen.

Gelenkmanifestationen bei der Acrodermatitis chronica atrophicans

In der deutschsprachigen dermatologischen Literatur wurde wiederholt auf Knochen- und Gelenkaffektionen bei der ACA hingewiesen. Hauser 1955 (159) sah allerdings das Zusammentreffen der meist als Arthrosis deformans oder Arthritis deformans bezeichneten Gelenkveränderungen mit der ACA als zufällig an, während Gans und Landes 1952 (124) sogar den Begriff der „Akrodermatitis atrophicans arthropathica" prägten. Die Betrachtung der einzelnen Kasuistiken ergibt zum Teil sehr unterschiedliche rheumatologische Krankheitsbilder, wobei in der Mehrzahl der Fälle die klinischen Beschreibungen sehr vieldeutig sind.

Jessner 1922 (198) sowie Jessner und Loewenstamm 1924 (199) hatten erstmals Knochenatrophien bei 10 von 17 Patienten sowie als Arthritis deformans bezeichnete höckrige Konfigurationen und Verdickungen von Gelenken bei 9 von 66 Patienten als Folge einer ACA angesehen. Auch Hövelborn 1931 (187), Sweitzer und Laymon 1935 (408) sowie Gans und Landes 1952 (124) beschrieben deformierende Gelenkveränderungen in topographischer Zuordnung zu einer ACA, wobei Abbildungen von Händen in diesen Publikationen die typischen klinischen Befunde einer chronisch deformierenden Arthritis mit Ulnardeviation, Schwanenhals- und Knopflochdeformität von Fingern sowie Z-Deformität von Daumen zeigen. Bei den entsprechenden Röntgenbefunden standen offensichtlich Osteoporose, Luxation und Gelenkspaltverschmälerungen im Vordergrund, erosive Läsionen wurden nicht erwähnt. In einem dieser Fälle fanden sich auch Weichteilverkalkungen im Bereich der deformierten Finger (124). Bei einem weiteren von Müller 1969 (270) als Akrodermatitis atrophicans arthropatica beschriebenen Fall mit röntgenologisch sichtbaren Usuren, wie sie typischerweise bei einer chronischen Polyarthritis gefunden werden, bestand keine topographische Übereinstimmung von ACA und Gelenkerkrankung, so daß hierbei am ehesten ein zufälliges Zusammentreffen zweier Erkrankungen völlig unterschiedlicher Genese anzunehmen ist. Benjamowitsch und Maschkilleisson 1933 (63) haben bei 27 Patienten mit ACA außer einer deformierenden Zehengelenksarthritis bei einer Patientin auch Kortikalisverdickungen an der Tibiavorderkante bei 3 Patienten berichtet. Die Gelenk- und Knochenveränderungen in diesen Fällen waren jeweils im Bereich pseudosklerodermatischer Läsionen der ACA aufgetreten. Von Hopf und Klingmüller 1966 (183) wurde ferner in einem Gutachtensfall eine einseitige Coxarthrose als Folgeerkrankung der das Bein der gleichen Seite betreffenden ACA erachtet. In der rheumatologischen Literatur findet sich nur eine Publikation von Schilling 1970 (336), in der ein Zusammenhang zwischen einer Polyarthritis kleiner und mittlerer Gelenke und einer ACA vermutet wird. Letztlich ist noch die Fallbeschreibung von Gans 1933 (123) einer Patientin mit ACA, Sklerodermie und Arthritis beider Kniegelenke erwähnenswert.

Seit der Beschreibung der Lyme-Borreliose als Krankheitsentität wurde die Frage der Gelenkbeteiligung bei der ACA erneut von Hovmark et al. 1986 (190) aufgegriffen. Diese Autoren fanden bei 8 von 46 Patienten Subluxationen und Luxationen kleiner Gelenke, auch eine Arthritis großer Gelenke bei 5 Patienten wurde erwähnt. Röntgenologisch zeigten sich ferner bei 4 Patienten periostale Auflagerungen im Bereich der von der ACA betroffenen Extremitäten. Bemerkenswert ist noch die Anamnese eines Patienten, bei dem 2 Monate nach einem ECM eine Kniegelenksschwellung und wiederum einige Monate später eine ACA auftrat (422). Auch wurde neuerdings ein Fall einer ACA und gleichzeitiger Gonarthritis beschrieben (329).

1.4 Laborbefunde

1.4.1 Unspezifische Laborbefunde

Im Frühstadium der Lyme-Borreliose ist der häufigste pathologische Laborbefund eine erhöhte Blutkörperchensenkungsgeschwindigkeit (BSG). Während in den USA bei 53% der Patienten mit ECM erhöhte Werte von 21 bis 68 mm/h angegeben wurden (384), wurden in Europa nur bei 4% (27) bis 24% (400) der Fälle BSG-Werte von >20 mm/h berichtet. Auch erhöhte Immunglobulin-(Ig)M-Werte fanden sich häufiger bei Patienten mit ECM in den USA (33%) (384) als bei Patienten in Europa (13%) (27). Bestimmungen von Transaminasen bei einer größeren Zahl von Patienten mit ECM sind nur bei einer Untersuchung in den USA erwähnt worden (384); die Serum-Glutamat-Oxalacetat-Transaminase (SGOT) war in 19% der Fälle erhöht, wobei meist auch die Serum-Glutamat-Pyruvat-Transaminase (SGPT)- und Lactat-Dehydrogenase (LDH)-Werte über der Norm lagen. Auch Anämie (12% der Patienten), Leukozytose mit Linksverschiebung (8%) und Mikrohämaturie (6%) können im Stadium 1 der Erkrankung vorkommen (384).

Als prädiktive Parameter die Erkrankung erachteten Steere et al. 1979 (377) erhöhte IgM-Werte und Kryoglobuline im Serum. Patienten mit ECM, bei denen später neurologische Manifestationen oder Arthritiden auftraten, hatten höhere IgM-Werte als Patienten mit ECM ohne weitere Krankheitsmanifestationen. Kryoglobuline fanden sich im Serum von 78% der Patienten mit ECM, bei denen später eine Lyme-Arthritis auftrat. Dagegen waren Kryoglobuline nur bei 13% der Patienten, bei denen dem ECM keine weiteren Krankheitsmanifestationen folgten, nachzuweisen. Bei neurologischen Krankheitserscheinungen waren Kryoglobuline im Serum von 67% der Fälle und bei der Lyme-Arthritis nur noch in 45% der Fälle vorhanden. Im Gelenkpunktat fanden sich Kryoglobuline jedoch in allen 18 untersuchten Fällen.

Auch zirkulierende Immunkomplexe im Serum sind vor allem Befunde der Krankheitsstadien 1 und 2, wobei die Komplementspiegel im Serum jedoch nicht vermindert sind. Mit dem C1q-Bindungsassay wurden in den USA zirkulierende Immunkomplexe im Serum bei 84% der Patienten mit ECM und bei 90% mit neurologischen oder kardialen Manifestationen, aber nur bei 35% der Patienten mit Lyme-Arthritis nachgewiesen (154). Dagegen waren in allen 21 untersuchten Gelenkpunktaten von 12 Patienten mt Lyme-Arthritis zirkulierende Immunkomplexe vorhanden (155).

Bei entsprechenden Untersuchungen von Patienten mit ECM in Europa fanden sich in keinem Fall Kryoglobuline (28, 420) und nur bei 3 von 103 Patienten zirkulierende Immunkomplexe (27).

Insbesondere bei Patienten mit neurologischen Manifestationen und in Korrelation mit der IgM-Immunantwort gegen B. burgdorferi wurden verschiedentlich Cardiolipin-Antikörper nachgewiesen; Absorptionsstudien zeigten, daß es sich bei den Anticardiolopin-Antikörpern und den Antikörpern gegen B. burgdorferi um unterschiedliche Spezifitäten handelt. (243).

Bei 27 Patienten bei manifester Lyme-Arthritis fanden Steere et al. 1977 (373) BSG-Werte von 4 bis 62 mm/h, 20 der 27 Patienten hatten als erhöht erachtete Werte von >20 mm/h. Das rote und weiße Blutbild war bei 20 Patienten mit manifester Lyme-Arthritis regelrecht (372), allerdings wurde in einer späteren Fallbeschreibungen eine Leukozytose mit Linksverschiebung (10200 Leukozyten/mm^3 mit 14% Stabkernigen) erwähnt (373). Agglutinierende Rheumafaktoren (118, 372, 373) und Zellkernantikörper im Serum (118, 131) wurden lediglich in Einzelfällen nachgewiesen. Mit einer sensitiveren ELISA-Technik ließen sich dagegen bei 7 von 25 Patienten mit Lyme-Arthritis IgM-Rheumafaktoren nachweisen; IgM-Rheumafaktoren waren auch in früheren Stadien zu finden und korrelierten allgemein mit der Krankheitsaktivität, dem Gesamt-IgM und den spezifischen IgM-Antikörpern (223). Erhöhte IgM-Werte fanden sich bei 8 von 27 Patienten, in 12 von 47 Patienten waren die Komplementspiegel C3 und C4 unterhalb der Norm (372, 373). Synoviaanalysen ergaben Zellzahlen von 500 bis 110000/µl (Medianwert 25000/µl) mit einem Anteil von ca. 80% Granulozyten. Der Proteingehalt untersuchter Gelenkpunktate betrug zwischen 3 und 8 g/dl. In 4 von 9 untersuchten Gelenkpunktaten konnten Rheumafaktoren nachgewiesen werden (372, 373, 377, 388).

Bei der ACA sind als auffällige Laborbefunde BSG-Beschleunigung und Dysproteinämie, vorwiegend in Form einer Hypergammaglobulinämie, schon lange bekannt; diese Befunde wurden vor allem bei Patienten mit jahrelangem Krankheitsverlauf nachgewiesen (159, 406).

1.4.2 Serodiagnostik

Da die Erregerisolation eine sehr aufwendige Methode mit zum Teil nur geringer Trefferquote ist (298, 387), ist der Nachweis von Antikörpern gegen B. burgdorferi im indirekten Immunfluoreszenztest (IFT) oder Enzymimmunoassay (ELISA) die Methode der Wahl für die Routinediagnostik der Infektion. Spezifische IgM-Antikörper können schon wenige Tage nach Krankheitsbeginn nachgewiesen werden, die höchsten Titer finden sich gewöhnlich nach 3 bis 6 Wochen. Mit einer Verzögerung von wenigen Wochen kommt es zur Bildung spezifischer IgG-Antikörper, die im Stadium 3 der Erkrankung die höchsten Werte erreichen (382).

Sensitivität. Die Sensitivität der Serodiagnostik ist je nach Krankheitsstadium der Lyme-Borreliose verschieden. Mit einer Prävalenz spezifischer IgM-Antikörper fanden sich bei Patienten mit ECM in 25–90% positive serologische Befunde (8, 29, 327, 364, 382, 432). Möglicherweise ist die Sensitivität der Serodiagnostik des ECM bei der Verwendung isolierter Borrelienproteine als Testantigen (107) oder mit Hilfe eines „capture" IgM ELISA (64) zu verbessern. Außerdem erscheint die Western-Blot-Technik im Frühstadium der Infektion sensitiver zu sein (139).

Serologische Befunde bei der LABC sind nur anhand weniger Fälle beschrieben worden, wobei Antikörper der IgM- und/oder der IgG-Klasse gegen B. burgdorferi gefunden wurden (424).

Bei neurologischen und kardialen Manifestationen sind vorwiegend spezifische IgG-Antikörper nachweisbar. Die Sensitivität der Serodiagnostik in diesem 2. Stadium der Erkrankung wurde zwischen 51 und 98% beschrieben (8, 327, 364, 382, 402, 432). Durch Verwendung isolierten Flagellenantigens ergab sich bei einer Untersuchung eine signifikant höhere Sensitivität (und auch Spezifität) bei der Diagnostik des Bannwarth-Syndroms (151). Auch ist möglicherweise hier die Western-Blot-Technik sensitiver (142). Im Liquor cerebrospinalis können spezifische Antikörper früher als im Serum nachweisbar sein (402, 432). Durch vergleichende Messung der spezifischen Antikörper und des Gesamt-IgG oder Albumins im Serum und im Liquor (Liuor/Serum-Index) kann festgestellt werden, ob die im Liquor nachgewiesenen Antikörper gegen B. burgdorferi intrathekal gebildet wurden (9, 402, 432).

Untersuchungen bei der Lyme-Arthritis (327, 382) und der ACA (7, 29, 364, 432) ergaben in allen Fällen signifikante IgG-Antikörpertiter gegen B. burgdorferi. Zum Teil fanden sich bei der Lyme-Arthritis (102, 382) und bei der ACA (7, 29) auch spezifische IgM-Antikörper. Die Ergebnisse unserer Untersuchungen zur Serodiagnostik der Lyme-Arthritis (siehe Kap. 2.2 und 3.3) wurden auch an anderer Stelle in komprimierter Form publiziert (178).

Hohe Serumtiter spezifischer IgG-Antikörper sind auch bei den neurologischen Spätmanifestationen der Lyme-Borreliose vorhanden, bei denen vor allem der Nachweis autochthoner Antikörper gegen B. burgdorferi im Liquor die Diagnose sichert (9).

Vergleichende Untersuchungen der Sensitivität von ELISA und IFT in den Krankheitsstadien 1 und 2 ergaben eine hohe Korrelation der Ergebnisse beider Untersuchungsverfahren, wobei sich jedoch der ELISA als die etwas sensitivere Methode erwies (29, 102, 327, 402).

Eine frühe antibiotische Therapie vermag den Anstieg spezifischer Antikörper zu verhindern. Bei dennoch persistierenden oder neu auftretenden Krankheitssymptomen fanden Dattwyler et al. 1988 (109) eine Dissoziation der spezifischen B- und T-Zellantwort gegenüber B. burgdorferi, d. h. die peripheren T-Zellen dieser (seronegativen) Patienten zeigten bei Stimulation mit B. burgdorferi im Vergleich zu den Kontrollen eine höhere Proliferationsrate (109). Zoschke et al. 1989 (442) fanden dagegen bei gesunden Kontrollen ähnliche T-Zellproliferationen bei Stimulation mit B. burgdorferi wie bei Patienten mit chronischen Manifestationen einer Lyme-Borreliose.

Spezifität. Untersuchungen zur Spezifität der Serodiagnostik der Lyme-Borreliose ergaben, daß es serologische Kreuzreaktionen von B. burgdorferi mit anderen Bakterien der Ordnung der Spirochaetales gibt. Signifikante Kreuzreaktionen mit B. burgdorferi zeigten Seren von Patienten mit Syphilis, Pinta, Frambösie, Rückfallfieber und Leptospirose (102, 251, 327, 432). Umgekehrt reagierten die Seren von Patienten mit einer Lyme-Borreliose auch mit Tr. pallidum, Tr. phagedenis (apathogene Reiter-Spirochäte), B. duttoni und B. recurrentis, nicht dagegen mit Leptospiren (8, 274, 432). Nach Ausschluß der Seren von Patienten mit anderen Spirochätosen ergab sich eine Spezifität von 97% für den IFT und von 100% für den ELISA (327). Falsch positive IgM-Antikörper wurden auch bei der Untersuchung der Seren von Patienten mit infektiöser Mononukleose beobachtet (102, 382, 432).

Unterschiedliche Ansichten herrschen über die Notwendigkeit einer Spezifitätsabsicherung durch Absorption der Seren mit Tr. phagedenis in Analogie zum Fluoreszenz-Treponema-pallidum-Antikörper-Absorptionstest (FTA-Abs-Test) (111). Während europäische Autoren (25, 267, 432) durch Absorption der Seren mit Tr. phagedenis eine Verbesserung der Spezifität ohne Einbußen bezüglich der Sensitivität fanden, sahen amerikanische Autoren (102, 251) hierin keine Vorteile, da auch die Seren von Patienten mit Lyme-Borreliose einen deutlichen Titerabfall aufweisen.

Auf die Möglichkeit falsch positiver Ergebnisse von IgM-Antikörpern gegen B. burgdorferi durch vorhandene Rheumafaktoren, die in konventionellen Rheumafaktor-Tests nicht unbedingt nachweisbar sein müssen, oder falsch negativer IgM-Antikörpertests aufgrund kompetitiver Hemmung am Antigen durch IgG-Antikörper gleicher Erregerspezifität machten lediglich Wilske et al. 1984 (432) aufmerksam und führten daher den IgM-IFT nach IgG-Fällung oder mit chromatographisch gewonnener IgM-Serumfraktion durch.

Auch in bezug auf die Spezifität serologischer Nachweisverfahren kann möglicherweise die Verwendung isolierter Borrelienproteine einen Fortschritt darstellen (151, 252). Darüber hinaus wird mit der Western-Blot-Technik eine Überprüfung der Spezifität eines Befundes möglich sein (138, 139), obschon auch hiermit wohl nicht zwischen einem Durchseuchungsbefund (siehe Kap. 3.3.5) und einem diagnostisch relevanten Befund vor allem für die Spätmanifestationen der Erkrankung unterschieden werden kann.

Der gegenwärtige serodiagnostische Alltag ist äußerst unbefriedigend, zumal die neueren serologischen Techniken nicht allgemein zugängig sind und darüber hinaus eine Vielzahl unterschiedlicher kommerzieller IFT- oder ELISA-Kits angewandt werden. Die Resultate sind von Labor zu Labor oft sehr unterschiedlich (161). Aus dem status quo ergibt sich somit eine Lawine unnötiger Kosten durch Kontrollbestimmungen und inadäquate Behandlungen, von den möglichen Gefahren für den Patienten ganz abgesehen.

Es bleibt abzuwarten, ob sich nicht eine Reihe von Problemen bei der Serodiagnostik der Lyme-Borreliose durch die Anwendung der Polymerase-Kettenreaktion zum Aufspüren von Genstücken von B. burgdorferi (320) erübrigt.

1.5 Therapie

Hellerström beschrieb 1951 (163) einen Patienten mit ECM und Meningitis, bei dem nach parenteraler Penicillintherapie sowohl ECM als auch meningitische Symptome innerhalb weniger Tage rückläufig waren. Unter Berücksichtigung der von Lennhoff 1948 (233) postulierten Spirochätenätiologie des ECM folgerte Hellerström: „Taking into account the sum of all this evidence, the present writer feels inclined towards interpreting erythema migrans, with or without meningitis, as due to an infective agent (a spirochaete?) with allergizing (and immunizing?) behaviour, the organism being transmitted by ticks and, possibly, other insects."

ECM. Die Berichte europäischer Autoren über die erfolgreiche Penicillintherapie des ECM waren schon vor der Entdeckung des Krankheitserregers für Steere et al. 1980 (381) der Anlaß, die Wirksamkeit von Antibiotika bei der Lyme-Krankheit zu untersuchen. Dabei zeigte sich, daß das ECM und die assoziierten Allgemeinsymptome nach Penicillin- oder Tetracyclinbehandlung schneller abklangen als bei unbehandelten Patienten. In einer prospektiven Studie wurden dann Phenoxymethylpenicillin, Tetracyclin und Erythromycin (jeweils oral 4 x 250 mg/die über 10 Tage) bei der Behandlung des ECM verglichen (383). Unter Penicillin und Tetracyclin kam es schneller zu einer Remission des ECM als unter Erythromycin (mittlere Dauer des ECM nach Behandlungsbeginn 5,4 bzw. 5,7 Tage gegenüber 9,2 Tagen). Bei keinem der 39 mit Tetracyclin behandelten Patienten kam es zu schwerwiegenden Spätmanifestationen, während bei 3 von 40 mit Penicillin und bei 4 von 29 mit Erythromycin behandelten Patienten weitere Krankheitserscheinungen (Myokarditis, Meningoenzephalitis oder Arthritis) auftraten. Zu berücksichtigen ist jedoch, zumal sich fast alle heutigen Therapieempfehlungen auf diese Studie berufen, daß unabhängig von der Art der Therapie sich bei etwa der Hälfte aller Patienten als „minor manifestations" erachtete Spätmanifestationen entwickelten, wozu auch Fazialisparesen, flüchtige Arthritiden sowie supraventrikuläre Tachykardien gerechnet wurden. Dattwyler und Halperin 1987 (106) beschrieben dann auch 5 Fälle, in denen es trotz Behandlung des ECM mit Tetracyclin (z. T. sogar in einer Dosierung von 4 x 500 mg/d) zu neurologischen und rheumatologischen Spätmanifestationen kam. Åsbrink et al. 1986 (31) beobachteten hingegen bei keinem von 215 antibiotisch behandelten Patienten mit ECM das Auftreten späterer Krankheitsmanifestationen; die Mehrzahl ihrer Patienten war mit 2 g Phenoxymethylpenicillin pro die behandelt worden. In krassem Gegensatz dazu stehen wiederum die Erfahrungen von Weber et al. 1988 (429), die auch nach antibiotischer Therapie mit oralem Penicillin, Tetracyclin und Amoxicillin/Clavulansäure bei 33 von 121 Patienten (27%) Krankheitserscheinungen registrierten. Allerdings handelte es sich dabei in der Mehrzahl um vieldeutige Allgemeinsymptome. Auch Berger 1988 (66) beschrieb, daß die orale Therapie mit Penicillin oder Tetracyclin oft nicht ausreichend ist. In diesem Zusammenhang geben vor allem Erregerisolate aus der Haut nach antibiotischer Behandlung eines ECM (je ein Fall nach Penicillin V 3 Mega/die 12 Tage, Penicillin G 10 Mega/die 10 Tage und Doxycyclin 200 mg/die 10 Tage) zu denken (304).

Von verschiedenen Autoren sind bei antibiotischer Therapie des ECM Jarisch-Herxheimer-ähnliche Reaktionen beobachtet worden (383, 423), besonders häufig kamen diese bei der Behandlung mit Amoxicillin in Kombination mit Probenecid (66) oder Clavulansäure (429) vor.

LABC. Ein therapeutischer Effekt von Penicillin bei der LABC wurde in einigen Fällen beschrieben (69, 424), kontrollierte Studien hierzu liegen nicht vor.

Ophthalmie. Bei der Beschreibung des Falles einer Patientin mit Panophthalmie infolge einer Infektion mit B. burgdorferi wurde auch die Resistenz dieser Komplikation gegen Methicillin und Gentamycin verdeutlicht (390). Hervorgehoben werden muß vor allem noch einmal, daß in diesem Fall die Augeninfektion trotz vorausgegangener Behandlung mit Cephazolin und Tetracyclin aufgetreten war. Auch war es zu einer Keratitis selbst nach parenteraler antibiotischer Therapie mit Ceftriaxon und Penicillin G gekommen (216a). Die schnelle Besserung einer

Keratitis bei der Lyme-Borreliose durch die Anwendung topischer Kortikosteroide wurde als Zeichen eines eher immunologischen als infektiösen Pathomechanismus gedeutet (67).

Karditis. Therapiestudien mit Antibiotika bei der Lyme-Karditis wurden bisher nicht berichtet. Anhand von Einzelbeobachtungen, die allerdings mit Berücksichtigung des Spontanverlaufs schwer zu werten sind, war außer von Antibiotika auch ein günstiger Effekt von Kortikosteroiden und Aspirin auf den Verlauf der kardialen Manifestationen diskutiert worden. Bei Patienten, die wegen eines ECM mit Penicillin behandelt worden waren, war die Dauer der kardialen Symptomatik gleich lang wie bei nicht mit Penicillin behandelten Patienten (373, 379).

Neurologische Manifestationen. In Unkenntnis des Krankheitserregers wurden Patienten mit neurologischen Krankheitsmanifestationen zunächst mit Kortikosteroiden behandelt. Meningitische Symptome bilden sich unter dieser Therapie sehr schnell, oft innerhalb eines Tages, zurück (310). Bei der Behandlung von 12 Patienten mit Penicillin G (20 Mega/die 10 Tage) beobachteten Steere et al. 1983 (385) eine Besserung der radikulären Schmerzen, Kopfschmerzen und Nackensteife ab dem 2. Tag der Therapie bzw. eine weitgehende Remission innerhalb von 7 bis 10 Tagen. Im Vergleich zu einer früheren Gruppe von 15 Patienten, die mit Prednisolon behandelt worden waren, war die Dauer dieser Symptome signifikant kürzer. Die Rückbildung von Paresen dauerte jedoch bei beiden Gruppen durchschnittlich 7 bis 8 Wochen. Auch eine offene Studie von Sköldenberg et al. 1988 (359) sprach für die Wirksamkeit von Penicillin G bei der Behandlung der Lyme-Neuroborreliose; vor allem kam es bei keinem der 105 Patienten nach der Therapie mit Penicillin G zu späteren Krankheitsmanifestationen. Selbst bei Patienten mit Zeichen einer chronischen Enzephalomyelitis sind mit dieser Behandlung zumindest partielle Remissionen zu erreichen (9, 280, 359), allerdings war Penicillin G in diesem Stadium der Erkrankung auch in einigen Fällen ineffektiv (212).

Die Kasuistik einer rezidivierenden Meningoenzephalitis trotz parenteraler Penicillintherapie (zusammen mit Kortikosteroiden) ist ein Beispiel für noch offene Fragen der optimalen antibiotischen Therapie der neurologischen Komplikationen; in diesem Fall war es dann in zeitlichem Zusammenhang mit einer Therapie mit Chloramphenicol (1 g i.v. alle 6 Stunden) zu einer Remission gekommen (114). Ferner ist das Auftreten einer Arthritis trotz Amoxicillintherapie der neurologischen Manifestation einer Lyme-Borreliose zu bemerken (230). Und letztlich gelang die erste Kultivierung von B. burgdorferi aus der Synovialflüssigkeit bei einer Patientin, die noch wenige Monate vor Beginn der Arthritis wegen einer Fazialisparese zunächst über 12 Tage mit Amoxicillin/Clavulansäure (4 × 625 mg/die), dann 14 Tage mit Betamethason (2 mg/die) und schließlich 14 Tage mit Doxycyclin (200 mg/die) behandelt worden war.

Neuerdings wurde die Behandlung der neurologischen Manifestationen mit Cephalosporinen der 3. Generation propagiert. Dattwyler et al. 1988 (108) fanden in einem randomisierten Vergleich Ceftriaxon (2 × 2 g/die 14 Tage) effektiver als Penicillin G (20 Mega/die 10 Tage); später wurde von diesen Autoren festgestellt, daß die Behandlung mit Ceftriaxon auch mit 2 g/die ausreichend ist. Gegen diese Studie wurden aber wegen der heterogenen Patientengruppen und der unzureichend definierten Diagnosen Einwände erhoben (292). Bei einem Vergleich von

Penicillin G und Cefotaxim ergaben sich klinisch keine Unterschiede; lediglich die günstigeren Liquorspiegel im Bezug auf die minimale Hemmkonzentration 90 sprachen für eine Behandlung mit Cefotaxim (292).

Im Zusammenhang mit der Diskussion der Effektivität der Antibiotika bei der Behandlung der neurologischen Manifestationen der Lyme-Borreliose ist die Kultivierung von B. burgdorferi aus dem Liquor cerebrospinalis nach antibiotischer Therapie auch mit Penicillin G (20 Mega/die 10 Tage) und Ceftriaxon (2 g/die 10 Tage) bemerkenswert (304); zum Zeitpunkt der Kultivierung war der Liquorbefund in diesen Fällen regelrecht, und in einem Fall waren dann selbst keine Serumantikörper gegen B. burgdorferi nachzuweisen.

Gelegentlich wurden günstige Effekte von Kortikosteroiden auf die akute radikuläre Symptomatik beobachtet; von einer generellen Behandlung mit Kortikosteroiden zusätzlich zu Antibiotika wird aber abgeraten (293). Eine retrospektive Analyse von 114 Fällen mit einer Fazialisparese infolge einer Lyme-Borreliose ergab, daß die Dauer der Parese bei Patienten nach einer Behandlung mit Antibiotika und bei Patienten, die Antibiotika und Kortikosteroide erhalten hatten, nicht signifikant unterschiedlich war; darüber hinaus zeigte sich diesbezüglich auch kein Unterschied gegenüber unbehandelt (!) gebliebenen Patienten (97).

Arthritis. Vor der Entdeckung des Krankheitserregers wurde die Lyme-Arthritis mit Aspirin und intraartikulären Kortikosteroidinjektionen behandelt, wobei nur in einigen Fällen kurzzeitige antiphlogistische Effekte beobachtet wurden (373). In einem Fall wurde die Remission einer chronischen Lyme-Arthritis auf die Behandlung mit Hydroxychloroquin zurückgeführt (98). Bei einer placebokontrollierten Doppelblindstudie mit Benzathinpenicillin (2,4 Mega intramuskulär 1 x wöchentlich für 3 Wochen) kam es bei 7 von 20 mit Penicillin behandelten Patienten zur Remission der Arthritis, während bei allen 20 Patienten der Placebogruppe die Arthritis persistierte. Eine intravenöse Therapie mit 20 Mega Penicillin G pro die über 10 Tage führte bei 11 von 20 Patienten zu einer vollständigen Rückbildung der Arthritis (389).

Auch bei der Therapie der Lyme-Arthritis fanden Dattwyler et al. 1988 (108) Ceftriaxon effektiver als Penicillin G. Allerdings ist diese Studie ähnlich wie aus neurologischer Sicht wegen der rheumatologisch schlecht definierten Fälle angreifbar; zumindest erscheint die hohe Rate von Patienten mit gleichzeitig neurologischen und rheumatologischen Krankheitserscheinungen sehr ungewöhnlich. Inzwischen wurde die Überlegenheit von Ceftriaxon bei der Therapie der Lyme-Arthritis auch von anderen Autoren in Frage gestellt (237).

Eine ineffektive antibiotische Therapie der Lyme-Arthritis wurde in 2 Studien mit einer vorausgegangenen oder gleichzeitigen intraartikulären Steroidapplikation assoziiert (108, 389), während bei einer weiteren Therapiestudie kein solcher Zusammenhang festgestellt wurde (237).

Zur Therapie der Lyme-Arthritis wird auch auf die Kap. 2.5.1 und 3.6 verwiesen.

ACA. Die entzündlich-ödematösen Veränderungen der ACA können durch oral oder parenteral appliziertes Penicillin sowie durch Tetracyclin zur Rückbildung gebracht werden (27, 422). Einheitliche Therapieempfehlungen bezüglich der Dosierung und Dauer liegen jedoch nicht vor.

Resistenzbestimmungen. Resistenzprüfungen mit B. burgdorferi in vitro (202, 203, 302, 303) ergaben die beste Wirksamkeit mit Ceftriaxon, Cefotaxim und Erythromycin. Auch Tetracyclin, Amoxicillin, Oxacillin, Imipenem und Lincomycin erwiesen sich noch als gut wirksam. Dagegen zeigten Penicillin G und Gyrasehemmer nur eine mäßige Wirksamkeit, unwirksam erweisen sich Aminoglykoside und Co-Trimoxazol.

Bei Tierversuchen ergaben sich weitgehend übereinstimmende Resultate zur In-vitro-Wirksamkeit der verschiedenen Antibiotika, lediglich Erythromycin erwies sich hierbei als wenig effektiv (202, 303). Die Tierversuche wurden aber unabhängig von den jeweiligen Eliminationshalbwertzeiten der Antibiotika mit einer täglich einmaligen Gabe durchgeführt, womit die Aussagekraft dieser Untersuchungen natürlich erheblich eingeschränkt ist. So war vor allem Ceftriaxon a priori gegenüber Penicillin deutlich begünstigt.

1.5.1 Aktuelle Therapieempfehlungen

Auch wenn noch zahlreiche Fragen zur optimalen antibiotischen Therapie der Lyme-Borreliose nicht zu beantworten sind, ist die prinzipielle Indikation zur antibiotischen Therapie kaum in Frage gestellt. Aktuell sind verschiedene Therapieformen (395) gleichberechtigt zu empfehlen. Entsprechende Alternativen sind in der Tabelle 2 zusammengefaßt, ohne daß hier der Anspruch auf Vollständigkeit erhoben wird. Berichte über Therapieversager haben zu einem Trend zu höheren Dosen und längerer Therapiedauer geführt. Zu bedenken ist auch, daß die Handhabung der verschiedenen Therapieformen oft bei der Wahl den Ausschlag gibt. So ist z.B. eine parenterale Behandlung mit Penicillin G praktisch nur stationär möglich, während Ceftriaxon in einer täglichen Einmaldosis auch ambulant gegeben werden kann.

Orale antibiotische Therapie. Im allgemeinen werden die frühen unkomplizierten Krankheitserscheinungen bzw. das ECM zunächst oral behandelt. Die Behandlung sollte mindestens über 10–14 Tage erfolgen, bei Persistenz von Krankheitssymptomen wäre die Therapiedauer auszudehnen. Ferner wird die ACA gewöhnlich nur oral behandelt, wobei jedoch eine Behandlungsdauer von 4 Wochen empfohlen wird. Auch bei anderen Spätmanifestationen, bei denen keine akute Gefahr droht, könnte der Versuch einer oralen Therapie gemacht werden, z.B. bei der Lyme-Arthritis über 4 bis 6 Wochen.

Parenterale antibiotische Therapie. Die Notwendigkeit einer hochdosierten parenteralen Therapie über 14 bis 21 Tage wird allgemein bei den neurologischen und kardialen Manifestationen gesehen, zumal hier meist schnelles Handeln erforderlich ist. Dies könnte auch auf Augenkomplikationen zutreffen. Daneben wird gewöhnlich auch die Lyme-Arthritis parenteral behandelt; neben dem Versuch einer oralen Therapie ist bei der Lyme-Arthritis ebenso die Behandlung mit Benzathinpenicillin 2,4 Mega i.m. 3× im Abstand von jeweils 1 Woche zu vertreten. Die erforderliche oder noch sinnvolle Dauer einer antibiotischen Therapie bei den chronischen neurologischen Manifestationen ist unbekannt.

Tabelle 2. Therapieschemata bei der Lyme-Borreliose (zur notwendigen Dauer der Therapie siehe Text)

Orale Therapie (im Stadium 1 mindestens 10–14 Tage, bei der ACA und eventuell auch bei blanden Verlaufsformen anderer Spätmanifestationen ≥4 Wochen):

Doxycyclin 2 × 100 mg/die
Tetracyclin 4 × 250 mg/die
Amoxicillin 4 × 500 mg/die
Penicillin V 4 × 1 Mega/die
Erythromycin 4 × 500 mg/die

Parenterale Therapie (bei Karditis, Neuroborreliose, Arthritis und eventuell auch bei Augenaffektionen 14–21 Tage):

Ceftriaxon 2 g/die
Cefotaxim 3 × 2 g/die
Penicillin G 20 Mega in 4–6 Einzeldosen
(Benzathinpenicillin 2,4 Mega i.m. 3× im Abstand von 1 Woche)*

* Alternative zur i. v. Therapie z. B. bei Lyme-Arthritis

1.5.2 Prophylaktische Therapie?

Zunehmend häufig wird die Frage gestellt, ob eine prophylaktische antibiotische Therapie nach einem Zeckenstich sinnvoll ist. Bei einer durchschnittlichen Durchseuchung der Zecken in Mitteleuropa von etwa 15% (8, 13, 438) wäre immerhin bei jedem 6. bis 7. Zeckenstich ein Infektionsrisiko gegeben. Allerdings kommt es bei weitem nicht bei jedem Stich einer infizierten Zecke zu einer Übertragung von B. burgdorferi!

Nur eins von 41 Kindern (4%), die von einer infizierten Zecke gestochen worden waren, entwickelte ein ECM (287). Die Rate seropositiver Fälle in dieser Gruppe war mit 46,3% jedoch deutlich höher als bei Kindern, die von nicht infizierten Zecken gestochen worden waren (14,6%). Die ebenfalls hohe Rate seropositiver Fälle einer nicht Zecken exponierten Kontrollgruppe (9,8%) wirft allerdings die Frage nach der Spezifität der Serodiagnostik bei dieser Studie auf. Verlaufskontrollen zur Frage der Serokonversion und klinische Langzeitbeobachtungen wären hier von großem Interesse gewesen.

In einer placebokontrollierten Doppelblindstudie zur prophylaktischen Therapie mit Penicillin nach einem Zeckenstich (101) entwickelte eine von 29 Personen der Placebogruppe ein ECM. In der Penicillingruppe kam es in keinem der 27 Fälle innerhalb von 6 bis 12 Monaten zu klinischen Zeichen einer Lyme-Borreliose; in einem Fall war es im Verlauf der Therapie zu einem Arzneimittelexanthem gekommen. Serokonversionen waren weder in der Placebo- noch in der Penicillingruppe zu beobachten. Sechs von insgesamt 27 untersuchten Zecken waren mit B. burgdorferi infiziert; jewuils 3 Zecken stammten von Personen aus der Placebogruppe bzw. der Penicillingruppe. Anhand dieser kleinen Fallzahlen kann sicher nicht endgültig zum Sinn einer prophylaktischen antibiotischen Therapie nach einem Zeckenstich Stellung genommen werden. Immerhin wurde auch zu bedenken gegeben, daß das Risiko einer Infektion zumindest quantitativ dem Risiko einer unerwünschten Arzneimittelwirkung gleichkommen kann.

In diesem Zusammenhang ist auch noch einmal auf die Untersuchungen mit Hamstern zu verweisen (296), bei denen die Infektionsrate nach einem Zeckenkontakt innerhalb von 24 h 1 von 14 betrug; nach 48 h 5 von 14 und nach ≥ 72 h 13 von 14. Die Autoren schlossen aus ihren Untersuchungen, daß die sorgfältige Inspektion nach einem möglichen Zeckenkontakt und damit die frühe Entfernung einer Zecke die beste Vorsorgemaßnahme zur Verhinderung einer Lyme-Borreliose darstellt.

Die größte Sorge betrifft die Entstehung schwerwiegender und eventuell therapierefraktärer Spätkomplikationen, z. B. chronischer Arthritiden und chronischer Enzephalomyelitiden, nach klinisch zunächst inapparenten Infektionen. Demzufolge stellt sich auch die Frage, ob ein zufällig festgestellter serologischer Befund eine Indikation zur Behandlung darstellt, abgesehen von der Unsicherheit bezüglich der Art der Therapie unter solchen Gesichtspunkten. Auch wenn bislang eine sehr niedrige Erkrankungsprävalenz bei seropositiven Individuen vermutet werden kann (120, 392, 433), sind hierzu noch umfangreichere und vor allem längere Verlaufsbeobachtungen erforderlich.

Die Möglichkeit einer Immunisierung gegen B. burgdorferi ist noch nicht abzusehen.

2 Untersuchungen zur Ätiologie, Serodiagnostik, Klinik, Therapie und Immungenetik

Die dermatologischen und neurologischen Manifestationen der inzwischen als Lyme-Borreliose neu definierten Krankheitsentität waren in Europa schon seit Ende des letzten und seit Anfang dieses Jahrhunderts bekannt (13, 36, 82, 126). Darüber hinaus waren auch die Syntropie von ECM und lymphozytärer Meningitis (162) sowie die vielseitigen Verknüpfungen von ECM, LABC und ACA schon lange vor der Beschreibung der Lyme-Krankheit berichtet worden (135, 282, 286, 405). Eine Assoziation dieser dermatologischen und neurologischen Erkrankungen mit Arthritiden ist in Europa jedoch nicht bemerkt worden, obschon Kasuistiken über das ECM (363), die ACA (198) und die lymphozytäre Meningitis (42) Hinweise auf gleichzeitig bestehende Gelenksymptome zu entnehmen waren. Im Gegensatz dazu nahm die „Entdeckung" der Lyme-Krankheit in den USA ihren Ausgang von der klinischen und epidemiologischen Erforschung der endemischen Arthritis in Lyme und Umgebung (371, 372). Bis dahin waren in den USA lediglich die ACA und das ECM in wenigen Fällen beobachtet worden (105, 259, 354, 408). Nach der Beschreibung der Lyme-Krankheit in den USA stellte sich die Frage, ob Gelenkmanifestationen dieser Multisystemerkrankung in Europa seltener vorkommen und blander verlaufen, bzw. ob die amerikanische Lyme-Krankheit und die europäische „Erythema-migrans Krankheit" zwar verwandte, jedoch bezüglich der Häufigkeit und Schwere der verschiedenen klinischen Erscheinungen unterschiedliche Erkrankungen sind.

Die eigenen Untersuchungen gingen von der Frage aus, ob die Lyme-Arthritis in Deutschland eine seltene rheumatologische Erkrankung ist, oder ob aufgrund der oft langen Latenzzeit zwischen den einzelnen Krankheitsstadien die Assoziation einer Arthritis mit den dermatologischen und neurologischen Manifestationen der Lyme-Borreliose bisher lediglich übersehen worden ist. Zunächst sollte das Krankheitsbild von Patienten, bei denen bereits die Anamnese auf die Diagnose Lyme-Arthritis hinwies, beschrieben werden. Anhand der Seren dieser Patienten sowie der Seren von gesunden Kontrollpersonen und von Patienten mit anderen rheumatischen Erkrankungen waren die Sensitivität und Spezifität verschiedener serologischer Methoden zur Diagnostik der Lyme-Arthritis zu überprüfen. Diese Untersuchungen sollten die Voraussetzung dafür sein, der Frage nachzugehen, ob mit Hilfe dieser serologischen Methoden zum Nachweis von Antikörpern gegen B. burgdorferi auch die Diagnose Lyme-Arthritis ohne Hinweis auf andere Manifestationen einer Lyme-Borreliose gesichert werden kann bzw. ob die Lyme-Arthritis auch als einziges Symptom einer Infektion mit B. burgdorferi auftreten kann. Möglichkeiten und Grenzen der klinischen und serologischen Diagnostik der Lyme-Arthritis, deren klinisches Bild bisher nur anhand der ersten endemisch in

Lyme und Umgebung aufgetretenen Fälle definiert worden ist, sollten dann im Spektrum der rheumatologischen Differentialdiagnostik dargestellt werden. Die zentrale Zielsetzung der eigenen Untersuchungen war somit die exakte Beschreibung des klinischen Bildes der Lyme-Arthritis.

Zur Frage der Prognose der Lyme-Arthritis wurden klinische und serologische Verlaufskontrollen durchgeführt, wobei die Beobachtung von Spontanverläufen den Erfahrungen mit verschiedenen Antibiotikatherapien gegenübergestellt wurde.

Bei Patienten, die mit dermatologischen oder neurologischen Krankheitserscheinungen einer Lyme-Borreliose überwiesen worden waren, wurde bei der Anamnese, klinischen Untersuchung und bei Verlaufskontrollen insbesondere auf möglicherweise assoziierte Gelenksymptome geachtet. Die internistischen Aspekte dieser Krankheitsmanifestationen sollten anhand dieser Patienten dargestellt werden. Serologische Verlaufskontrollen nach erfolgter antibiotischer Therapie bei Patienten mit ACA, die wie die Lyme-Arthritis eine Spätmanifestation der Lyme-Borreliose ist, wurden den entsprechenden Untersuchungsbefunden von Patienten mit Lyme-Arthritis gegenübergestellt.

Mit dem Ziel einer Isolierung von Krankheitserregern wurden Gelenkpunktate und Synovialis von Patienten mit Lyme-Arthritis sowie Hautbiopsen von Patienten mit ECM und ACA untersucht. Da es denkbar war, daß genotypische Varianten der Erreger zu unterschiedlichen Krankheitsausprägungen führen könnten, sollten die Erregerisolate mit Hilfe einer proteinchemischen Charakterisierung untereinander und mit dem B. burgdorferi-Stamm B31 aus den USA verglichen werden. Vor allem bei der Lyme-Arthritis erfolgten diese kulturellen Untersuchungen auch aus diagnostischen Gesichtspunkten.

Aufgrund von Analogschlüssen zu anderen Spirochätosen war mit der Möglichkeit einer konnatalen Infektion bei der Lyme-Borreliose zu rechnen. Anhand eigener Beobachtungen sollte auf diese Problematik hingewiesen werden.

Untersuchungen von Histokompatibilitätsantigenen bei Patienten mit Lyme-Arthritis und ACA wurden mit der Fragestellung einer Assoziation dieser Spätmanifestationen der Lyme-Borreliose mit bestimmten HLA-Antigenen bzw. mit der Frage nach einer immungenetischen Disposition für die Pathogenese der Lyme-Arthritis und der ACA durchgeführt.

Die klinischen Untersuchungen erfolgten von 1984 bis 1986 an der Medizinischen Poliklinik der Universität München. Die bakteriologischen und serologischen Untersuchungen wurden in Zusammenarbeit mit dem Max-von-Pettenkofer-Institut, die HLA-Typisierungen im Labor für Immungenetik an der Kinderpoliklinik und die histologischen Untersuchungen im Pathologischen Institut der Universität München bzw. im Labor für Volksgesundheit in EN Leeuwarden (Holland) durchgeführt. Material und Methoden, die bereits anderweitig (174) ausführlich beschrieben wurden, werden nur soweit skizziert, wie dies zum Verständnis von Untersuchungsergebnissen erforderlich erscheint.

2.1 Ätiologie

Die Kultivierung von Borrelien erfolgte in einem von Preac-Mursic et al. 1986 (302) modifizierten BSK (Barbour-Stoenner-Kelly)-Medium (49). Die Kulturen wurden bei 33°C bebrütet und wöchentlich mikroskopisch (Dunkelfeldpräparat) kontrolliert. Von jeder Kultur wurde wöchentlich eine Subkultur angelegt.

Kulturell untersucht wurden Blut von einem Patienten mit ECM und 3 Patienten mit akuter Lyme-Arthritis, Hautbiopsien von einer Patientin mit ECM aus dem Zentrum der Hautläsion und von 5 Patienten mit ACA aus livide verfärbter Haut, Gelenkpunktate von 12 Patienten mit Lyme-Arthritis, Synovektomiematerial von einem Patienten mit chronisch erosiver Lyme-Arthritis (nach antibiotischer Therapie) sowie Abortmaterial von einer Patitin mit antibiotisch behandelter Lyme-Arthritis. Die Beobachtungsdauer der Kulturen betrug jeweils 40 Tage. Isolierte Borrelien wurden nach Giemsafärbung im Hellfeldmikroskop sowie in der indirekten Immunfluoreszenz dargestellt.

Die proteinchemische Analyse der isolierten Borrelienstämme erfolge im Vergleich zum Prototyp-Stamm B. burgdorferi B31 entsprechend den Angaben von Wilske et al. 1986 (435, 436) in der SDS-PAGE nach Laemmli und Favre 1973 (226).

2.1.1 Isolierung von Borrelien

In den Kulturen mit Synovia (n = 12), Synovialis (n = 1) und Abortmaterial (n = 1) von Patienten mit Lyme-Arthritis sowie den Blutkulturen von einer Patientin mit ECM und 3 Patienten mit Lyme-Arthritis konnten keine Erreger nachgewiesen werden. Dagegen fanden sich Spirochäten in den Kulturen aller entnommener Hautbiopsien der Patienten mit ECM und ACA (Tabelle 3). Morphologisch und immunfluoreszenzserologisch (Abb. 11) ließen die isolierten Borrelien keinen Unterschied gegenüber dem Prototyp-Stamm B. burgdorferi B31 erkennen.

Tabelle 3. Positive Erregerkulturen: Dauer vom Beginn der Kultur bis zum mikroskopischen Nachweis und serologische Befunde im IFT-Abs zum Zeitpunkt der Biopsieentnahme (nicht signifikant erhöhte Antikörpertiter in Kursivschrift)

Patient/ Diagnose	Positiv in Kultur / Woche		Antikörper gegen IgM-Titer	B. burgdorferi IgG-Titer
ECM 1	1	1	*<16*	*16**
ACA 1	2	8	*16*	1024
ACA 2	1	2	*<16*	512
ACA 3	1	4	*<16*	256
ACA 4	1	3	*<16*	2048
ACA 5	1	2	*32*	2048

* Titer im IFT ohne Absorption mit ≥256 positiv

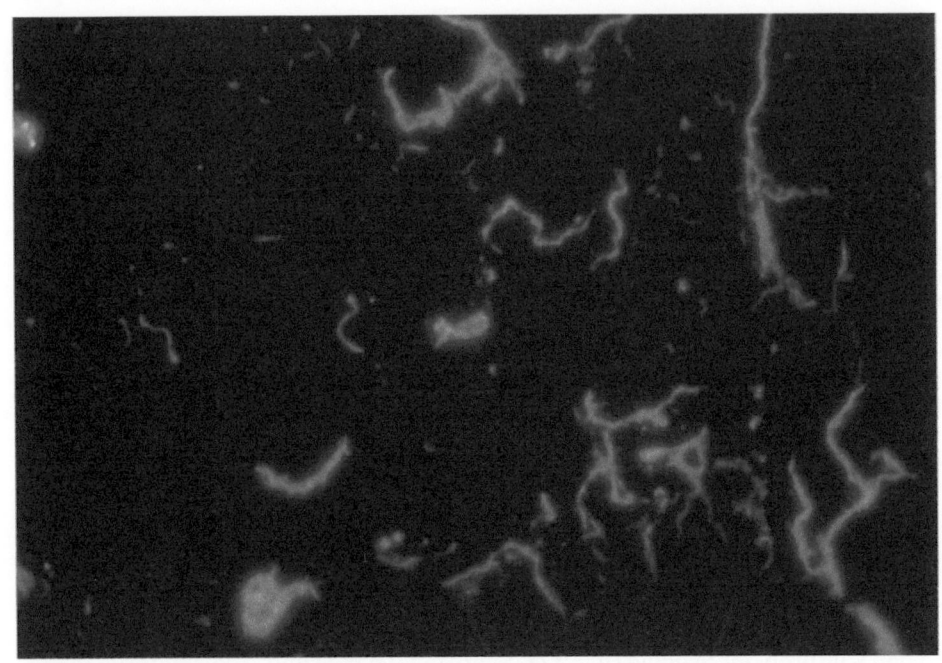

Abb. 11. Spirochäten-Hautisolat (ACA$_1$) in der indirekten Immunfluoreszenz

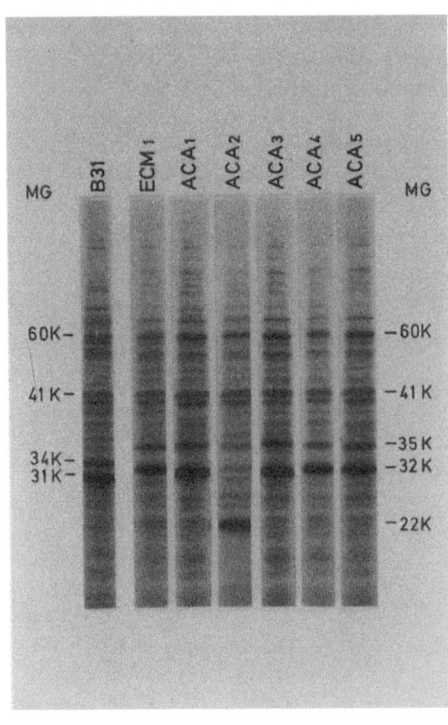

Abb. 12. SDS-PAGE der isolierten Spirochäten im Vergleich zum Prototyp-Stamm B. burgdorferi B31 (MG=Molekulargewicht)

2.1.2 Proteinchemische Analyse isolierter Borrelien

Im SDS-PAGE (Abb. 12) zeigen die isolierten Borrelienstämme eine weitgehende Übereinstimmung der Proteinbanden mit denen beim Prototyp-Stamm B. burgdorferi B31. Heterogene Proteinmuster finden sich zugleich im niedermolekularen Bereich (<36K). Während hier der Stamm B31 zwei Hauptproteinbanden mit einem Molekulargewicht von 34K und 31K aufweist, zeigen sich bei den eigenen Borrelienisolaten zwei Proteinbanden im Bereich von 35K und 32K, wobei diese Proteinbanden im Isolat ACA $_2$ nur schwach ausgeprägt sind. Das Isolat ACA $_2$ läßt hingegen eine deutliche Proteinbande bei 22K erkennen, die sowohl bei dem Stamm B31 als auch bei den anderen Hautisolaten von unseren Patienten nur angedeutet sichtbar ist.

2.2 Serologie

Antigen. Bei routinemäßig durchgeführten immunfluoreszenzserologischen Untersuchungen bis Ende 1984 wurde als Antigen der B. burgdorferi-Stamm B31 (ATCC 35210) verwandt, der freundlicherweise von Dr. Burgdorfer (Rocky Mountains Laboratories, Hamilton, USA) zur Verfügung gestellt worden war. Anschließend wurden alle serologischen Untersuchungen mit einem von Frau Dr. Preac-Mursic (Max-von-Pettenkofer-Institut) kultivierten Hautisolat von einem Münchner Patienten mit ECM durchgeführt. Die proteinchemische und immunchemische Analyse dieses Spirochätenstammes, der als Stamm PKo bezeichnet wurde, wurde von Wilske et al. 1986 (436) beschrieben. Die 1984 mit dem Stamm B31 immunfluoreszenzserologisch untersuchten und als positiv befundenen Seren und Gelenkpunktate wurden später mit dem Stamm PKo erneut getestet, alle angegebenen Testergebnisse beziehen sich auf Untersuchungen mit dem Stamm PKo. Die Seren aller Kontrollpersonen wurden mit dem Serum PKo als Testantigen untersucht. Lediglich negative immunfluoreszenzserologische Befunde der Seren von 26 Arthritis-Patienten ohne typische Anamnese einer Lyme-Borreliose beruhen ausschließlich auf Untersuchungen mit dem Stamm B31; diese Seren ergaben im ELISA (mit dem Stamm PKo) keine signifikanten Antikörperbefunde.

Immunfluoreszenzserologie. Immunfluoreszenzserologisch wurden IgM- und IgG-Antikörper gegen B. burgdorferi entsprechend der Beschreibung von Wilske et al. 1984 (432) bestimmt. Die Seren wurden zunächst in einem Suchtest in den Verdünnungen 1:16, 1:64 und 1:256 untersucht. Beim Nachweis spezifischer IgG-Antikörper wurden die Seren, die nativ im IgG-IFT Titer ≥64 aufwiesen, mit Tr. phagedenis (Reiter-Treponemen) absorbiert und dann nochmals getestet (Abb. 13). In diesem absorbierten Test (IgG-IFT-Abs) wurden die Seren kontinuierlich ab der

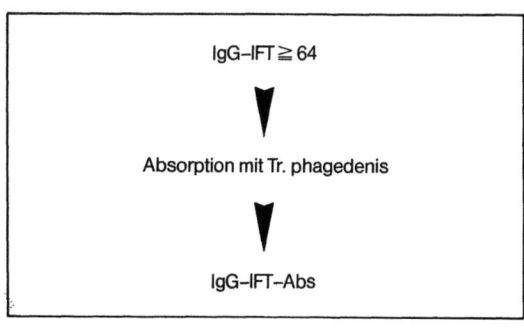

Abb. 13. Immunfluoreszenzdiagnostik der IgG-Antikörper gegen B. burgdorferi

Verdünnung von 1:16 bis zum Endtiter untersucht. Zum Ausschluß falsch positiver IgM-Antikörperbestimmungen durch möglicherweise vorhandene Rheumafaktoren und spezifische IgG-Antikörper sowie zum Ausschluß falsch negativer IgM-Antikörperbestimmungen aufgrund kompetitiver Hemmung durch spezifische IgG-Antikörper wurden alle Seren, die im IgM- und/oder IgG-IFT einen Titer ≥ 64 aufwiesen, einer anti-IgG-Behandlung unterzogen, mit Tr. phagedenis absorbiert und dann nochmals ab der Verdünnung 1:16 in fortlaufenden Titerstufen bis zum Endtiter auf das Vorhandensein von IgM-Antikörpern gegen B. burgdorferi getestet (IgM-IFT-Abs) (Abb. 14). Bei Verlaufskontrollen wurden Titerveränderungen von mehr als 2 Titerstufen als signifikant beurteilt. In Einzelfällen wurden Verlaufsbestimmungen im Parallelansatz durchgeführt, hierbei wurden Titerveränderungen von ≥ 2 Titerstufen als signifikant erachtet.

Enzymimmunoassay. Im ELISA modifiziert nach Wilske et al. 1986 (435) wurden Antikörper der IgG-Klasse bestimmt (174). Das zur Erstellung der Standardkurve verwandte Serum stammte von einer Patientin mit Lyme-Arthritis; IgG-Antikörper gegen B. burgdorferi waren in diesem Serum im IFT (Titer 4096) und im IFT-Abs (Titer 2048) nachgewiesen worden. Die IgG-Antikörper-Konzentration des Standardserums wurde mit 350 E/ml festgelegt. Alle Proben wurden initial in einer Verdünnung von 1:100 untersucht. Proben die hierbei Extinktionswerte über dem Bereich der Standardkurve ergaben, wurden weiter verdünnt, bis eine Berechnung der Antikörperkonzentration durch Interpolation möglich war (ELISA-E/ml = Quotient aus den Reziprokwerten der Probenverdünnung zur Standardverdünnung bei identischen Absorptionswerten multipliziert mit 350). Von allen Proben, die ELISA-E/ml über den 98sten Perzentile der Werte gesunder Kontrollpersnen ergaben, wurden Titrationskurven erstellt, um zu prüfen, ob diese parallel zur Standardkurve verliefen. Infolge von Untersuchungen zu Interassayvariationen waren für die jeweils mituntersuchten Kontrollseren (2 Positivkontrollen und eine Negativkontrolle) Toleranzzonen entsprechend +/– einer halben Titerstufe festgelegt worden (174). Lagen die Werte der Kontrollseren dann außerhalb dieser Toleranzgrenzen, wurde der Testansatz wiederholt. Bei serologischen Verlaufskontrollen, die stets in einem Testansatz erfolgen, wurde eine Verdoppelung bzw. Halbierung der ELISA-E/ml (entsprechend einer Titerstufe) als signifikant erachtet.

Gesunde Kontrollpersonen. Als gesunde Kontrollpersonen bei den serologischen Untersuchungen dienten 275 Angestellte der Universität München (195 Frauen und 80 Männer, Alter 14 bis 64 Jahren [Median = 31 Jahre, arithmetisches Mittel = 33,7 Jahre]). Vor der serologischen Untersuchung wurden 100 der Kontrollpersonen bereits nach erinnerlichen Zeckenstichen befragt. Mit allen Personen, bei denen signifikante serologische Befunde nachgewiesen wurden, wurde telephonisch Kontakt aufgenommen; hierbei wurde dann nochmals versucht zu eruieren, ob bei diesen Personen anamnestisch Hinweise auf Manifestationen einer Lyme-Borreliose vorlagen bzw. früher bestanden haben und ob die bisher noch nicht diesbezüglich befragten Personen sich an einen Zeckenstich erinnern konnten.

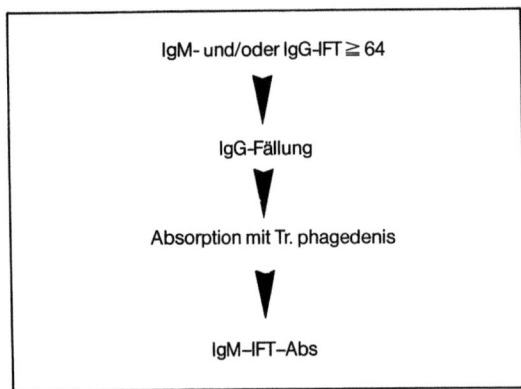

Abb. 14. Immunfluoreszenzdiagnostik der IgM-Antikörper gegen B. burgdorferi

Arthritis-Kontrollen. Es wurden die Seren von 100 Patienten (62 weiblich, 38 männlich, Alter 14 bis 86 Jahre [Median 41,5 Jahre, arithmetisches Mittel 41,2 Jahre] mit anderen rheumatischen Erkrankungen untersucht. Es lagen jeweils klassische Kriterien für folgende Diagnosen vor: Chronische Polyarthritis (n = 24), Felty-Snydrom (1), juvenile Polyarthritis (1), juvenile Oligarthritis mit Iridozyklitis (1), Still-Syndrom mit Beginn im Erwachsenenalter (6), systemischer Lupus erythematodes (11), progressive systemische Sklerodermie (4), Polymyositis (1), Sharp-Snydrom (2), eosinophile Fasziitis (3), primäres Sjögren-Syndrom (1), essentielle Kryoglobulinämie mit Purpura und Arthritis (2), Urticaria-Vaskulitis mit Begleitarthritis (), Polymyalgia rheumatica (3), Arthritis psoriatica (5), Spondylitis ankylosans (8), Reiter-Syndrom (8), Yersinia-Arthritis (2), Campylobacter-Arthritis (2), parainfektiöse Arthritis bei Röteln (1), infektiöse Bursitis (1), Arthritis urica (5), Hämochromatose-Arthropathie (1), Löfgren-Syndrom (3) und aktivierte Arthrose (3). Gelenkpunktate wurden serologisch untersucht von je einem Patienten mit chronischer Polyarthritis, Arthritis urica, Spondylitis ankylosans (mit peripherer Gelenkbeteiligung) und Reiter-Syndrom.

2.2.1 Serodiagnostik der Lyme-Arthritis: Sensitivität und Spezifität

Die Diagnose Lyme-Arthritis war bei 19 Patienten (LA $_{1-19}$) aufgrund der Anamnese gestellt worden, wobei als typische Anamnese einer Lyme-Borreliose Hinweise auf ein zentrifugal sich ausbreitendes Erythem (ECM) sowie Symptome einer Radikulitis und/oder kranialen Neuritis sowie Meningitis (Bannwarth-Syndrom) in einem Zeitraum von maximal 2 Jahren vor Beginn der Arthritis gewertet wurden; andere rheumatologische Erkrankungen konnten bei diesen Patienten weitestgehend ausgeschlossen werden.

Zunächst wurden die Grenzwerte für die Beurteilung signifikanter Antikörperbefunde bei den verschiedenen serologischen Methoden anhand der Untersuchung gesunder Kontrollpersonen bestimmt. Die Berechnung der Spezifität der Methoden erfolgte aufgrund der Befunde bei den Arthritis-Kontrollen und auch mit gleichzeitiger Berücksichtigung der Befunde der gesunden Kontrollen. Von 2 Patienten, die vor 1984 erkrankt waren, konnten Seren nur nach Remission der Arthritis untersucht werden. Die Befunde dieser Patienten wurden bei der Berechnung der Sensitivität der serologischen Methoden nicht berücksichtigt.

TPHA-Test. Bei keinem der Seren der Kontrollen und Patienten mit signifikanten IgM- und/oder IgG-Antikörpern gegen B. burgdorferi war der TPHA-Test positiv. Ein positiver TPHA-Test fand sich dagegen bei 5 gesunden Kontrollpersonen ohne daß Antikörper gegen B. burgdorferi nachgewiesen werden konnten; diese Seren waren auch im FTA-Abs-Test positiv.

Zeckenstich. Von den 100 vor der Untersuchung befragten gesunden Kontrollpersonen konnten sich 7 an einen Zeckenstich während der letzten 2 Jahre erinnern, bei 10 weiteren Personen war ein mehrere Jahre zurückliegender Zeckenstich erinnerlich. Wegen positiver serologischer Befunde wurden 9 weitere gesunde Kontrollpersonen nach Zeckenstichen befragt, wobei 2 dieser Personen sich an einen Zeckenstich vor mehr als 2 Jahren erinnern konnten. Bei den Arthritis-Kontrollen waren Zeckenstiche während der letzten 2 Jahre in 9 Fällen und vor mehr als 2 Jahren in 4 Fällen bekannt.

IgM-Antikörper gegen B. burgdorferi

IFT. Die Ergebnisse der Bestimmung von IgM-Antikörpern gegen B. burgdorferi im IFT bei den Kontrollpersonen und den Patienten mit Lyme-Arthritis sind in Abb. 15 dargestellt; die Seren wurden hier zunächst nur in den Verdünnungen 1:16, 1:64 und 1:256 untersucht.

Die Spezifität des IgM-IFT mit signifikant erachtetem Titer ⩾64 betrug 99%. Die 3 gesunden Kontrollpersonen mit signifikantem Titer hatten auch nach nochmaliger Befragung einige Monate später keine Symptome einer Lyme-Borreliose. Serologische Verlaufskontrollen wurden in diesen Fällen nicht durchgeführt. Bei den 2 Arthritis-Kontrollen mit Titern ⩾64 handelte es sich um die Seren von je einer Patientin mit Polymyositis und mit progressiver systemischer Sklerodermie. Bei Kontrolluntersuchungen nach 3 Monaten war bei beiden Patienten kein erhöhter Titer mehr nachweisbar (Titer 16 bzw. ⩽16), eine Seronkonversion zu positiven IgG-Titern hatte nicht stattgefunden. Die gesunden Kontrollpersonen und die Arthritis-Kontrollen mit signifikantem IgM-IFT-Titer konnten sich nicht an einen Zeckenstich erinnern.

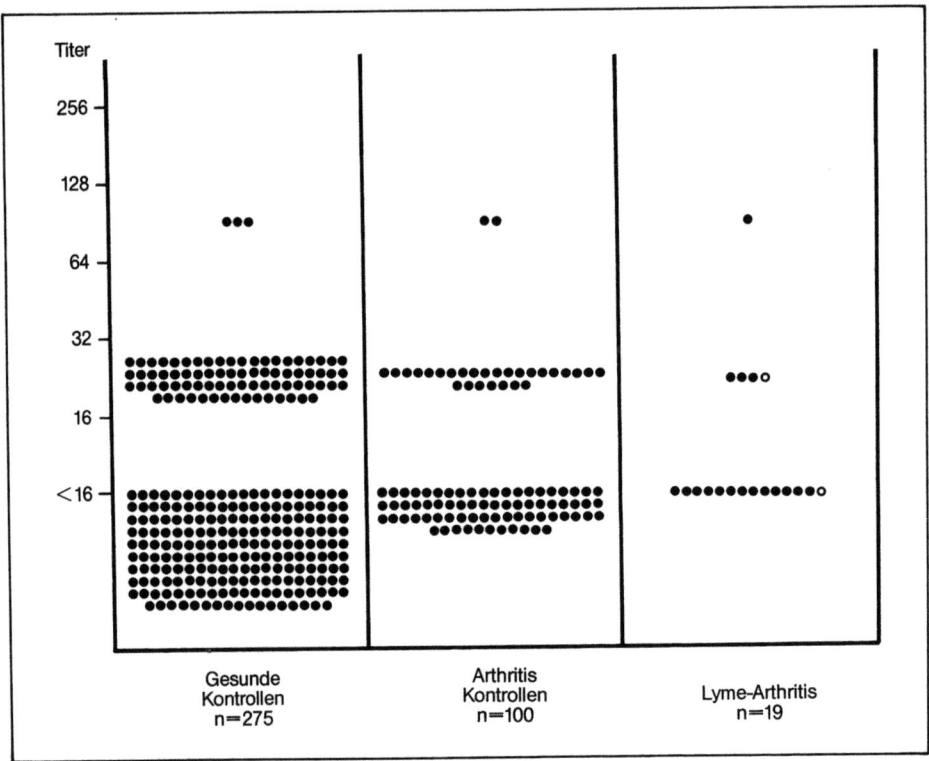

Abb. 15. IgM-Antikörper gegen B. burgdorferi im IFT (O = Seren von Patienten nach Remission der Arthritis)

Nur bei einer Patientin mit Lyme-Arthritis (LA $_{11}$) war ein IgM-IFT-Titer ≥64 vorhanden; die Untersuchung war 27 Monate nach Beginn der Erkrankung (ECM) bzw. 22 Monate nach Beginn der Arthritis durchgeführt worden. Der Befund bestätigte sich bei einer Kontrolle nach 3 Monaten, ohne daß es in dieser Zeit zu einer signifikanten Änderung der spezifischen IgG-Antikörper kam. Erst weitere 3 Monate später, nach Remission der Arthritis, betrug der Titer nur noch 16.

IFT-Abs. Alle Seren, die im IgM-IFT und/oder im IgG-IFT einen Titer von ≥64 aufwiesen, wurden zum Ausschluß falsch positiver oder falsch negativer IgM-Befunde nochmals nach Absorption mit Tr. phagedenis und IgG-Fällung getestet (IgM-IFT-Abs). Der Effekt dieser Absorption wird in Tabelle 4 demonstriert. Es zeigte sich, daß nur noch je ein Serum der gesunden Kontrollpersonen und der Arthritis-Kontrollen (Polymyositis) im IFT-Abs einen IgM-Antikörpertiter ≥64 hatte. Von den 9 Seren der gesunden Kontrollen und 8 Seren der Arthritis-Kontrollen, die nativ im IFT einen IgM-Titer und ≥16/≤32 hatten und zum

Tabelle 4. Effekt der IgG-Fällung und Absorption mit Tr. phagedenis auf den immunfluoreszenzserologischen Nachweis von IgM-Antikörpern gegen B. burgdorferi: Titer vor (IgM-IFT-Titer) und nach IgG-Fällung und Absorption mit Tr. phagedenis (IgM-IFT-Abs-Titer). Die Untersuchungen im IFT-Abs erfolgten bei den Gesunden in 2 Fällen wegen eines IgM-IFT-Titers ≥64, in einem Fall wegen eines IgM- und IgG-IFT-Titers ≥64 und in 36 Fällen wegen eines spezifischen IgG-Titers ≥64. Bei den Arthritis-Kontrollen war in 2 Fällen ein IgM-JFT-Titer ≥64 und in 13 Fällen ein IgG-IFT-Titer ≥64 der Grund für die Durchführung des IgM-IFT-Abs. Der IgM-IFT-Abs wurde bei allen Patienten mit Lyme-Arthritis zum Ausschluß falsch negativer JgM-IFT-Titer durchgeführt, da in allen Seren spezifische IgG-Titer ≥64 nachgewiesen wurden; in einem Fall war gleichzeitig ein JgM-IFT-Titer ≥64 Anlaß der Untersuchung im IgM-JFT-Abs.

	IgM-IFT-Titer	IgM-IFT-Abs-Titer
Gesunde Kontrollen	≥64 (n = 3) ⟶	64 (n = 1)
		16 (n = 2)
	≥16/≤32 (n = 9) ⟶	32 (n = 1)
		<16 (n = 8)
	< 16 (n = 27) ⟶	<16 (n = 27)
Arthritis-Kontrollen	≥64 (n = 2) ⟶	128 (n = 1)
		16 (n = 1)
	≥16/≤32 (n = 8) ⟶	32 (n = 1)
		16 (n = 3)
	< 16 (n = 5) ⟶	16 (n = 5)
Lyme-Arthritis	≥64 (n = 1) ⟶	16 (n = 1)
	≥16/≤32 (n = 4) ⟶	32 (n = 1)
		16 (n = 2) #
		<16 (n = 1)
	< 16 (n = 14) ⟶	<16 (n = 14) #

\# je ein Serum von Patienten nach Remission der Arthritis

Ausschluß falsch negativer IgM-Antikörper nochmals im IgM-IFT-Abs getestet worden waren, hatte je ein Serum einen IgM-IFT-Abs-Titer von 32. In diesen beiden Fällen war ebenfalls kein Zeckenstich erinnerlich, es kam auch später nicht zu Symptomen einer Lyme-Borreliose. Der Titer von 32 bei der Patientin der Arthritis-Kontrollen (systemischer Lupus erythematodes) bestätigte sich bei Kontrolle nach 3 Monaten, ohne daß hierbei spezifische IgG-Antikörper nachzuweisen waren.

Bei einem Grenzwert positiver Titer ≥64 errechnete sich somit für den IgM-IFT-Abs eine Spezifität von 99% (sowohl bei Berücksichtigung nur der Arthritis-Kontrollen als auch aller Kontrollen). Eine exakte Berechnung der Spezifität des IgM-IFT-Abs bei einem Grenzwert positiver Titer ≥32 war nicht möglich, da 66 Seren gesunder Kontrollpersonen und 19 Seren der Arthritis-Kontrollen, die im IgM-IFT einen Titer von ≥16/≤32 hatten, nicht im IFT-Abs getestet worden sind und es daher nicht ausgeschlossen werden konnte, daß einige dieser Seren im IgM-IFT-Abs einen Titer von 32 hatten.

Die Untersuchungen mit dem IgM-IFT-Abs bei Patienten mit Lyme-Arthritis zeigten, daß bei der Arthritis als Spätmanifestation einer Lyme-Borreliose Antikörper der IgM-Klasse gegen B. burgdorferi nicht oder nur selten in niedrigen Titern nachgewiesen werden können. In dem hier vorliegenden Fall (LA 17) mit einem Titer von 32 (eine Titerstufe unterhalb der von uns als signifikant erachteten Titer) war die Untersuchung 10 Monate nach Beginn der Arthritis durchgeführt worden.

IgG-Antikörper gegen B. burgdorferi

IgG-Antikörper gegen B. burgdorferi wurden bei den Kontrollen und den Patienten mit Lyme-Arthritis im IFT (Abb. 16), IFT-Abs (Tabelle 5) und ELISA (Abb. 17) bestimmt. Die aus diesen Untersuchungen sich ergebenden Werte für Sensitivität, Spezifität und Treffsicherheit der einzelnen Methoden in der Diagnostik der Lyme-Arthritis sind in Tabelle 6 zusammengefaßt.

Für weitere serologische Untersuchungen wurden die Grenzwerte für die Beurteilung eines signifikant erhöhten Titers festgelegt, bei denen anhand der Untersuchungen bei Kontrollen und bei Patienten mit Lyme-Arthritis die höchste Treffsicherheit gegeben war: IFT-Titer ≥256, IFT-Abs-Titer ≥64, ELISA ≥13 E/ml.

Mit Berücksichtigung dieser Grenzwerte wird im folgenden die Übereinstimmung der Resultate bei den verschiedenen Methoden dargestellt.

Die Ergebnisse aller 3 Methoden stimmten bei 97% der untersuchten Seren gesunder Kontrollen überein; die Übereinstimmung von IFT und IFT-Abs betrug 99%, von IFT und ELISA 97% und von IFT-Abs und ELISA 99% (Tabelle 7). Eine der gesunden Kontrollpersonen, deren Serum in allen 3 Methoden signifikante Antikörper gegen B. burgdorferi ergeben hatten, konnte sich nach nochmaliger Befragung erinnern, daß sie vor ca. 10, 8 und 3 Jahren jeweils etwa eine Woche eine Kniegelenkschwellung und vor 2 Jahren über einige Tage eine diffuse Schwellung einer Hand hatte; ein Zeckenstich war ihr nicht erinnerlich, anamnestische Hinweise auf ein ECM oder Bannwarth-Syndrom bestanden nicht. An einen Zeckenstich konnten sich 3 der 10 (33%) gesunden Kontrollen mit

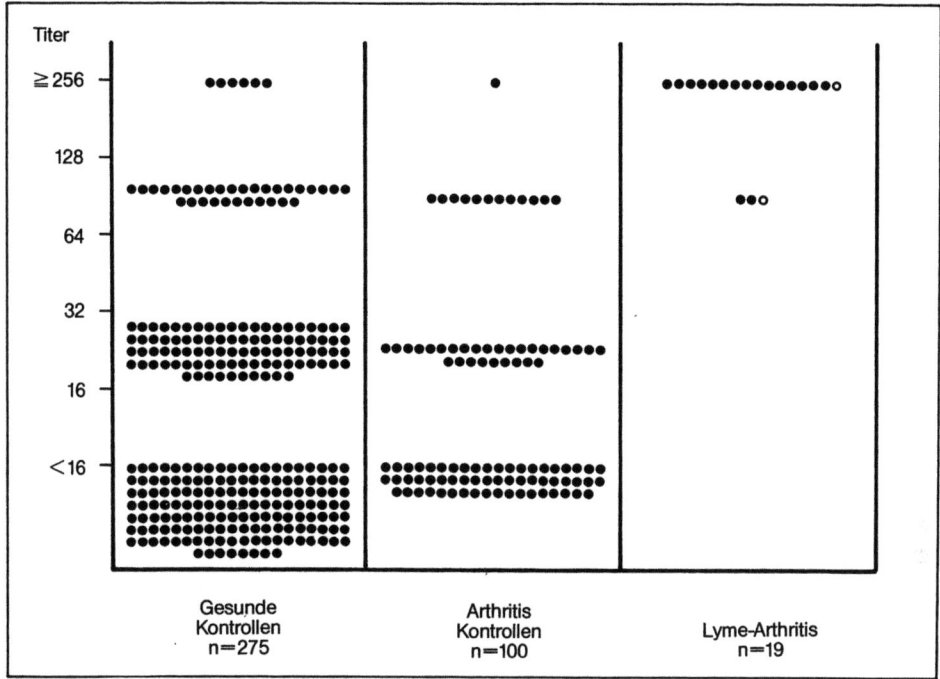

Abb. 16. IgG-Antikörper gegen B. burgdorferi im IFT (O = Seren von Patienten nach Remission der Arthritis)

Tabelle 5. Effekt der Absorption mit Tr. phagedenis auf den immunfluoreszenzserologischen Nachweis von IgG-Antikörpern gegen B. burgdorferi: Titer vor (IgG-IFT-Titer) und nach Absorption (IgG-IFT-Abs-Titer).
Untersucht wurden alle Seren, die nativ (IgG-IFT) Titer ≥64 hatten.

	IgM-IFT-Titer	IgM-IFT-Abs-Titer
Gesunde Kontrollen	≥256 (n = 6) ⟶	256 (n = 1) 64 (n = 2) <16 (n = 3)
	≥64/≤128 (n = 31) ⟶	32 (n = 2) 16 (n = 1) <16 (n = 28)
Arthritis-Kontrollen	≥256 (n = 1) ⟶	<16 (n = 1)
	≥64/≤128 (n = 12) ⟶	32 (n = 2) 16 (n = 3) <16 (n = 7)
Lyme-Arthritis	≥256 (n = 16) ⟶	≥256 (n = 9) # 128 (n = 4) 64 (n = 3)
	≥64/≤128 (n = 3) ⟶	32 (n = 2) # 16 (n = 1)

\# je ein Serum von Patienten nach Remission der Arthritis

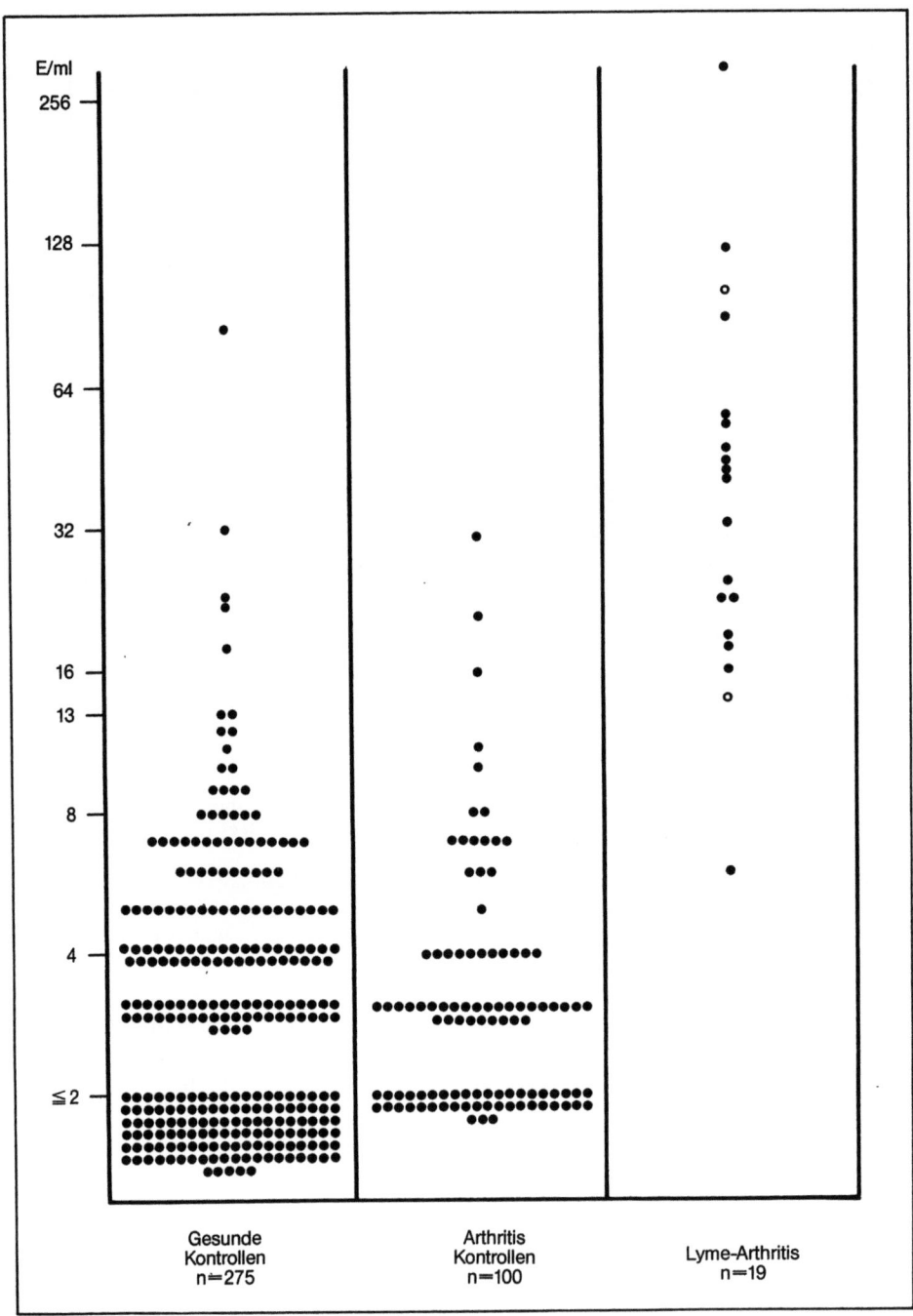

Abb. 17. IgG-Antikörper gegen B. burgdorferi im ELISA (O = Seren von Patienten nach Remission der Arthritis)

Tabelle 6. Sensitivität, Spezifität und Treffsicherheit des IgG-IFT, IgG-IFT-Abs und IgG-ELISA in der Serodiagnostik der Lyme-Arthritis: Berechnung bei verschiedenen Grenzwerten

Grenzwert	Sensitivität[§] (%)	Spezifität* (%)	Treffsicherheit[#] (%)
IFT (Titer)			
≥ 256[&]	88	99 (98)	97 (98)
≥ 128	94	nt	nt
≥ 64	100	87 (87)	87 (87)
IFT-Abs(Titer)			
≥ 256	47	100 (100)	92 (97)
≥ 128	71	100 (100)	98 (98)
≥ 64[&]	88	100 (99)	98 (99)
≥ 32	94	[98 (98)][†]	[97 (98)][†]
ELISA (% Perzentile der Gesunden)			
≥ 99% (= 23 E/ml)	76	99 (99)	96 (98)
≥ 98% (= 13 E/ml)[&]	94	97 (97)	97 (97)
≥ 97% (= 12 E/ml)	94	97 (97)	97 (97)
≥ 96% (= 10 E/ml)	94	95 (95)	95 (95)

[§] berechnet anhand der 17 Seren von Patienten mit aktiver Arthritis
* Berechnung der Spezifität anhand der Arthritis-Kontrollen, in Klammern mit Berücksichtigung aller Kontrollen
[#] Berechnung der Treffsicherheit anhand der Patienten mit aktiver Arthritis und der Arthritis-Kontrollen, in Klammern mit Berücksichtigung aller Kontrollen
nt nicht untersucht bzw. aufgrund der Methodik nicht zu berechnen
[†] exakte Berechnung nicht möglich, da Seren, die im IFT einen Titer ≥16/≤32 hatten, nicht im IFT-Abs getestet wurden, aber theoretisch im IFT-Abs einen Endtiter von 32 haben könnten; die Werte für die Spezifität und Treffsicherheit könnten de facto niedriger liegen
[&] bei weiteren Untersuchungen Grenzwerte für signifikante Befunde

Tabelle 7. IgG-Antikörper gegen B. burgdorferi: Vergleich der Ergebnisse im IFT, IFT-Abs und ELISA bei den gesunden Kontrollpersonen (n = 275)

n	IFT	IFT-Abs	ELISA
265	−	−	−
3	+	+	+
3	+	−	−
4	−	−	+

Tabelle 8. IgG-Antikörper gegen B. burgdorferi: Vergleich der Ergebnisse im IFT, IFT-Abs und ELISA bei den Arthritis-Kontrollen (n = 100)

n	IFT	IFT-Abs	ELISA
97	−	−	−
1	+	−	+
2	−	−	+

signifikantem Antikörperbefund erinnern; die Zeckenstiche lagen jeweils >30 Jahre, ca. 6 Jahre und 1 Jahr zurück. In 2 dieser Fälle war nur der IFT positiv, und in einem Fall lag nur ein positiver ELISA-Befund vor. Demgegenüber standen negative serologische Befunde bei den übrigen 16 Gesunden mit bekannter Zeckenstichanamnese. Bei den Arthritis-Kontrollen ergab sich eine Übereinstimmung der Resultate aller Methoden in 97%; IFT und IFT-Abs stimmten in 99% überein, IFT und ELISA in 98% und IFT-Abs und ELISA in 97% (Tabelle 8). Bei dem Patienten mit positivem IFT und ELISA bestand ein Löfgren-Syndrom, bei den beiden Patienten mit positivem ELISA handelte es sich um die Diagnosen Still-Syndrom im Erwachsenenalter und eosinophile Fasziitis (Shulman-Syndrom). Bei keinem dieser 3 Patienten lag eine Zeckenstichanamnese vor.

Faßt man die serologischen Befunde und die Zeckenstichanamnesen aller Kontrollen vergleichend zusammen, so zeigt sich, daß nur bei 3 der 13 seropositiven Fälle (23%) ein Zeckenstich bekannt war. Insgesamt hatten 30 der 200 vor der Untersuchung befragten Kontrollen einen Zeckenstich angegeben, wobei in 29 Fällen die serologische Untersuchungen negative Resultate ergaben.

Für die Patienten mit Lyme-Arthritis wird der Vergleich der Testergebnisse mit den Endtitern im IFT und IFT-Abs bzw. mit ELISA-E/ml dargestellt, wobei auch die Zeit vor Beginn der Arthritis bis zur ersten Untersuchung angegeben wird

Tabelle 9. IgG-Antikörper gegen B. burgdorferi: Vergleich der Ergebnisse im IFT, IFT-Abs und ELISA bei Patienten mit Lyme-Arthritis

Patient	Zeit vom Beginn der Arthritis bis zur Untersuchung (Monate)	IFT (Titer)	IFT-Abs (Titer)	ELISA (E/ml)
LA_1 *	100	2048	512	103
LA_2	55	1024	128	90
LA_3 *	31	128	32	14
LA_4	18	512	64	48
LA_5	19	1024	512	25
LA_6	5	1024	256	45
LA_7	6	4096	512	314
LA_8	14	512	256	19
LA_9	24	256	128	18
LA_{10} #	6	256	128	6
LA_{11}	22	256	256	33
LA_{12}	1	1024	512	54
LA_{13}	3	512	256	23
LA_{14}	12	128	32	23
LA_{15}	3	256	64	43
LA_{16}	1	256	128	56
LA_{17} #	8	64	16	16
LA_{18}	7	512	64	41
LA_{19}	2	4096	2048	127

* Untersuchung 88 Monate (LA_1) bzw. 31 Monate (LA_3) nach Remission der Arthritis; Patientin LA_1 leidet seither unter intermittierenden Arthralgien

\# vorausgegangene antibiotische Behandlung

Tabelle 10. Sensitivität und Spezifität (in Klammern anhand aller Kontrollen) der Serodiagnostik der Lyme-Arthritis bei gleichzeitiger Berücksichtigung der Ergebnisse im IFT, IFT-Abs und ELISA

Befundkonstellationen			Sensitivität (%)	Spezifität (%)	
IFT +	IFT-Abs +	ELISA +	82	100	(99)
IFT +	IFT-Abs +	ELISA –	88	100	(99)
IFT +	IFT-Abs –	ELISA +	82	99	(99)
IFT –	IFT-Abs +	ELISA +	82	100	(99)
IFT oder IFT-Abs oder ELISA +			100	*	

* siehe Tabelle 6

(Tabelle 9). Hieraus ist zu ersehen, daß nur 14 der 17 Seren von Patienten mit aktiver Arthritis (82%) in allen 3 Methoden ein positives Resultat ergaben; 2 Seren (LA $_{14, 17}$) waren nur im ELISA positiv und ein Serum (LA $_{10}$) nur im IFT und IFT-Abs. Im IFT und IFT-Abs stimmen somit die positiven und negativen Ergebnisse bei allen 17 Patienten (100%) überein, für IFT und ELISA sowie IFT-Abs und ELISA ergab sich jeweils bei 14 der 17 Seren (82%) Übereinstimmung der Resultate. Der Korrelationskoeffizient r der Antikörpertiter (Logarithmen) betrug für IFT und IFT-Abs r = 0,861 ($p<0,001$), IFT und ELISA r = 0,775 ($p<0,001$), IFT-Abs und ELISA r = 0,527 ($p<0,05$). Für die Befunde der Patienten mit aktiver Arthritis errechneten sich folgende geometrische Mittelwerte (x_G) (in Klammern unter Ausschluß der antibiotisch behandelten Patienten): IFT-Titer x_G = 512 (616), IFT-Abs-Titer x_G = 163 (194), ELISA-E/ml x_G = 38 (45). Werden die Ergebnisse der Tabellen 6–8 zusammengefaßt, so lassen sich Sensitivität und Spezifität der Serodiagnostik der Lyme-Arthritis bei Wertung der Testergebnisse in allen 3 Methoden berechnen (Tabelle 10).

2.2.2 Serologische Untersuchungen bei Patienten mit undifferenzierter Arthritis ohne typische Anamnese einer Lyme-Borreliose

Im folgenden werden die Befunde der Bestimmungen von Antikörpern gegen B. burgdorferi bei 185 Patienten (A $_{1–185}$), bei denen aufgrund der Anamnese und der ersten klinischen Untersuchung keine Diagnose als gesichert angesehen werden konnte, dargestellt. Bei diesen Patienten bestand anamnestisch kein Hinweis auf ein ECM oder Bannwarth-Syndrom in einem Zeitraum von 2 Jahren vor Beginn der Arthritis. Die Untersuchungen wurden von Juni 1984 bis Mai 1986 durchgeführt.

TPHA-Test. Alle Seren mit signifikanten Antikörpern (IgM oder IgG) gegen B. burgdorferi waren im TPHA-Test negativ.

Zeckenstich. Insgesamt konnten sich 21 der untersuchten Patienten an einen der Arthritis vorausgehenden Zeckenstich erinnern, wobei in 5 Fällen der Zeckenstich schon mehr als 2 Jahre vor Beginn der Arthritis zurücklag. In 2 weiteren Fällen wurde ein Zeckenstich nach Beginn der Arthritis angegeben.

IgM-Antikörper gegen B. burgdorferi

IFT. Von den 185 Seren ergaben 18 Seren im IgM-IFT Titer ≥ 64 (2 Seren ≥ 256, 16 Seren $\geq 64/\leq 128$), wobei in 10 dieser 18 Seren auch gleichzeitig IgG-IFT-Titer ≥ 256 nachweisbar waren. Bei den 8 Seren ohne signifikant erhöhte IgG-Antikörper konnte aufgrund der schon mehrere Monate bestehenden Gelenksymptomatik oder infolge serologischer Verlaufskontrollen (Befund nicht reproduzierbar oder keine Serokonversion) eine Lyme-Arthritis ausgeschlossen werden. In 9 Fällen mit einem IgM-IFT-Titer ≥ 64 wurde auch aufgrund signifikanter IgG-Antikörper die Diagnose Lyme-Arthritis gestellt. Die Gelenksymptomatik hatte bei 7 dieser 9 Patienten weniger als 3 Monate vor der serologischen Untersuchung begonnen.

IFT-Abs. Im IgM-IFT-Abs fanden sich lediglich 3 Seren mit einem Titer ≥ 64; ein Serum hatte einen Titer von 128 (≥ 64 vor Absorption), in den beiden anderen Fällen betrug der Titer 64 (vor Absorption 256 bzw. $\geq 64/\leq 128$). In diesen 3 Fällen waren auch signifikante IgG-Antikörper gegen B. burgdorferi vorhanden. Nur in 3 Seren mit IgG- und IgM-IFT-Titern ≥ 64, die dann im IgM-IFT-Abs Titer <64 hatten, waren Rheumafaktoren als mögliche Ursache falsch positiver IgM-IFT-Titer nachgewiesen worden. Im folgenden werden weitere relevante Daten der Fälle mit positivem IgM-IFT-Abs ausgeführt.

Bei dem Patienten mit dem IgM-IFT-Abs-Titer von 128 (A_{16}) war die Arthritis 3 Monate vor der Untersuchung aufgetreten. Bei serologischen Verlaufskontrollen ergab sich parallel zur klinischen Spontanremission nach einem Monat im IgM-IFT-Abs ein Titer von 64 und weitere 2 Monate später ein Titer von <16. Signifikante Änderungen der schon bei der Erstuntersuchung erhöhten IgG-Antikörpertiter waren im gleichen Zeitraum nicht zu beobachten. Ein Zeckenstich war in diesem Fall nicht erinnerlich.

Auch bei dem zweiten Patienten (A_b, Titer 64) zeigte sich bei zweimaliger Kontrolle innerhalb von 3 Monaten ein Titerrückgang über einen Titer von 32 auf einen Titer von <16. In diesem Fall kam es gleichzeitig nur im ELISA zu einem signifikanten Anstieg der spezifischen IgG-Antikörper, während die IgG-Titer in den immunfluoreszenzserologischen Untersuchungen unverändert hoch blieben. Der Patient hatte seit 6 Wochen eine Kniegelenkarthritis, einige Tage nach Beginn der Arthritis hatte er einen Zeckenstich bemerkt. In diesem Fall war differentialdiagnostisch eine Gicht möglich.

Im dritten Fall (A_8) bestand aufgrund der Anamnese trotz der zunächst negativen serologischen Befunde der Verdacht auf eine Lyme-Borreliose. Zwei Tage nachdem die Patientin 2 Zeckenstiche (am linken Oberarm und am Nacken) bemerkt hatte, traten intermittierende Kopf- und Rückenschmerzen auf. Etwa 8 Wochen nach den Zeckenstichen kam es zu Gelenkschwellungen. Die Diagnose Lyme-Arthritis konnte serologisch erst bei Verlaufskontrollen gesichert werden

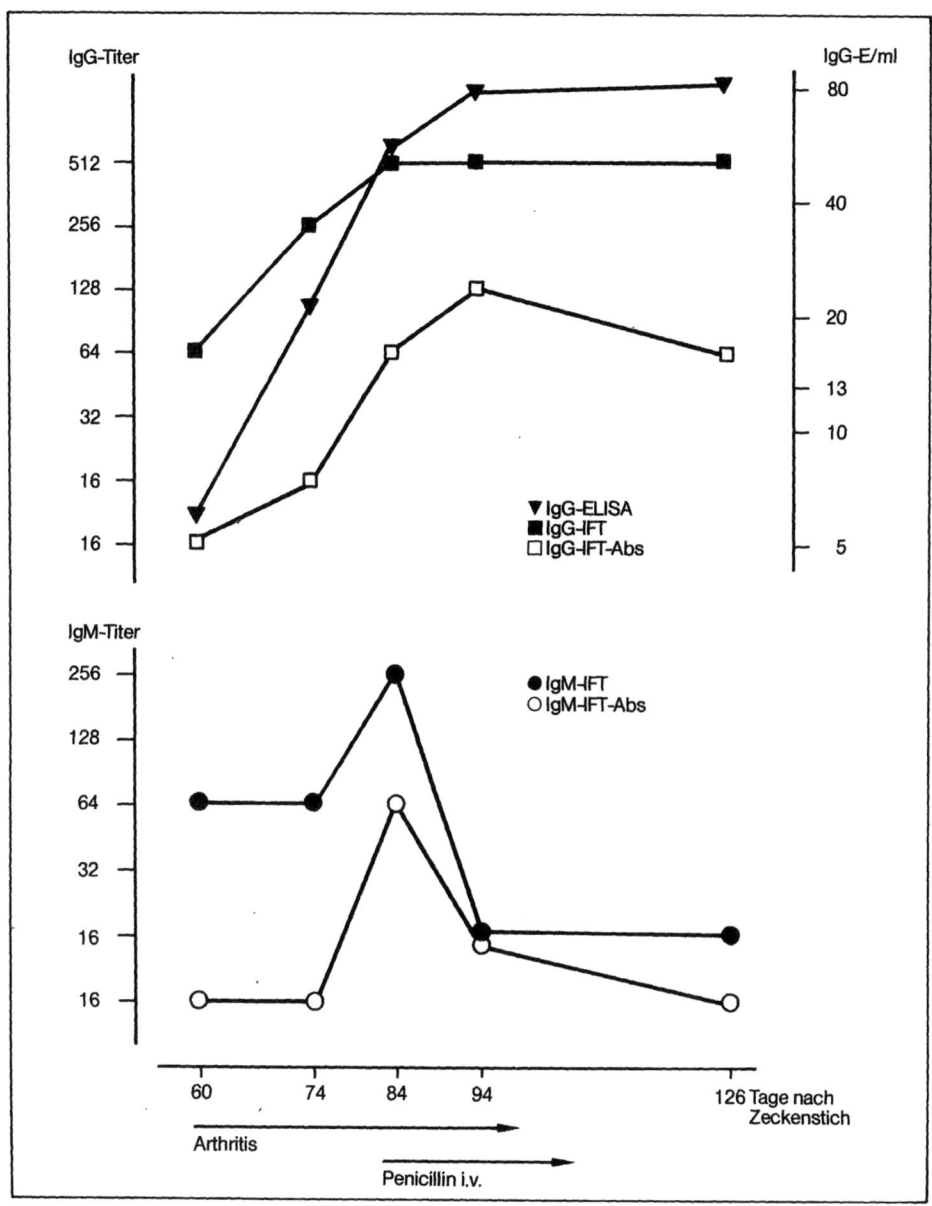

Abb. 18. Serologische Verlaufskontrollen bei Verdacht auf eine beginnende Lyme-Arthritis

(Abb. 18). Bemerkenswert ist hierbei, daß alle serologischen Methoden ohne Absorption mit Tr. phagedenis früher positive Werte anzeigten als der IgM- bzw. IgG-IFT-Abs.

IgG-Antikörper gegen B. burgdorferi

IFT. Signifikante IgG-Titer im IFT (Titer ≥256) konnten in 28 der 185 Seren nachgewiesen werden (Abb. 19).

IFT-Abs. Alle Seren mit IgG-IFT-Titern von ≥64 (n = 50) wurden nochmals nach Absorption mit Tr. phagedenis getestet. Es zeigte sich hierbei, daß 5 der Seren mit einem IgG-IFT-Titer von ≥256 im IgG-IFT-Abs negativ waren (Titer <64). Dagegen ergaben 2 der 22 Seren, die nativ IgG-Titer von ≥64/≤128 hatten, nach Absorption positive IgG-Titer von 64. Somit wiesen im IgG-IFT-Abs 25 Seren positive Antikörperbefunde auf (Abb. 20).

ELISA. Im ELISA fanden sich bei 32 Seren als signifikant erachtete Werte von ≥13 E/ml (Abb. 21).

Insgesamt hatten 35 Seren zumindest in einem Test ein positives Ergebnis. In der folgenden Tabelle 11 werden die Untersuchungsergebnisse aller 3 Methoden mit der jeweiligen Spezifität positiver Befunde oder Befundkonstellationen zusammengefaßt. Der Tabelle 12 sind die Einzelbefunde der 35 Patienten mit signifikanten Antikörperbefunden zu entnehmen.

Von den 35 Patienten mit signifikantem Antikörperbefund in mindestens einem Test konnten sich 6 (17%) an einen Zeckenstich erinnern, wobei der Zeckenstich in 3 Fällen schon länger als zwei Jahre dem Beginn der Arthritis vorausging und in einem Fall erst nach Beginn der Arthritis bemerkt worden war. Bei den 150 Patienten mit negativen serologischen Befunden war in 15 Fällen (10%) ein Zeckenstich bekannt.

Die Befunde aller 35 Patienten ergaben folgende geometrischen Mittelwerte (in Klammern Mittelwerte der Patienten A $_{1-23}$): IFT-Titer x_G = 420 (512); IFT-Abs-Titer x_G = 136 (272); ELISA-E/ml x_G = 35 (42). Im Vergleich zu den Mittelwerten bei Patienten mit typischer Anamnese einer Lyme-Arthritis und aktiver Arthritis zum Zeitpunkt der Untersuchung ergaben sich auch bei Berücksichtigung der Befunde aller 35 Patienten keine signifikante Unterschiede (U-Test nach Wilcoxon, Mann und Whitney). Die Titer (Logarithmen) der einzelnen Methoden ergaben signifikante Korrelationen: IFT und IFT-Abs r = 0,849 (p<0,001), IFT und ELISA r = 0,657 (p<0,001), IFT-Abs und ELISA r = 0,643 (p<0,001).

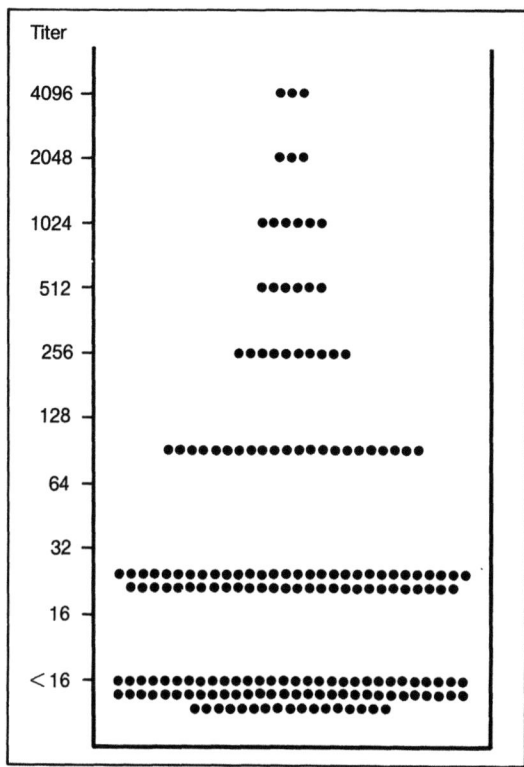

Abb. 19. IgG-Antikörper gegen B. burgdorferi: Untersuchungen im IFT bei 185 Patienten mit undifferenzierter Arthritis ohne typische Anamnese einer Lyme-Borreliose

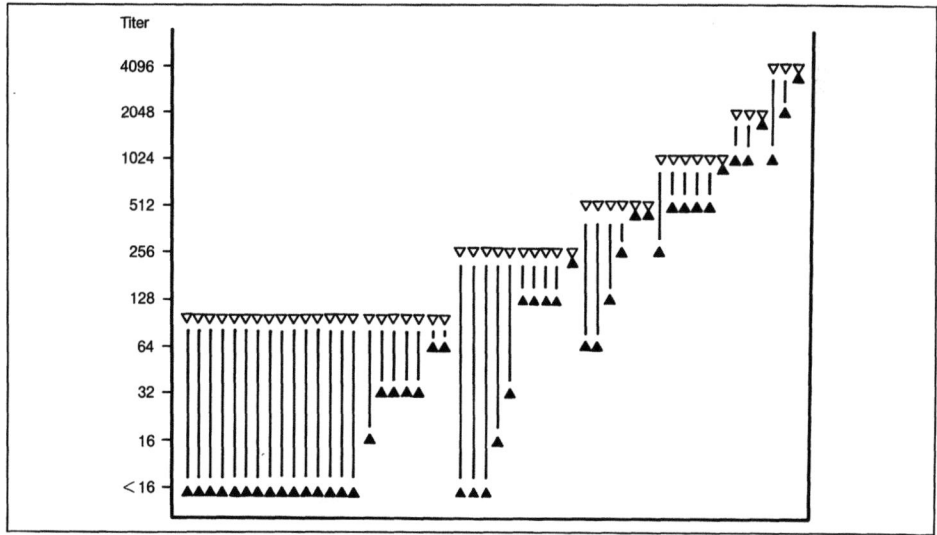

Abb. 20. Effekt der Absorption mit Tr. phagedenis auf den immunfluoreszenzserologischen Nachweis von IgG-Antikörpern gegen B. burgdorferi: Titer vor (IgG-IFT-Titer ▽) und nach Absorption (IgG-IFT-Abs-Titer ▼). Untersucht wurden alle Seren (n=50) der 185 Patienten, die nativ (IgG-IFT) Titer >64 hatten.

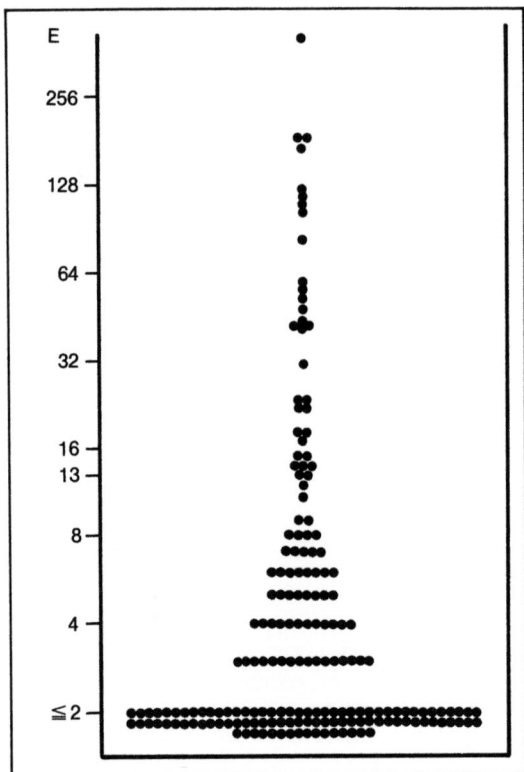

Abb. 21. IgG-Antikörper gegen B. burgdorferi: Untersuchungen im ELISA bei 185 Patienten mit undifferenzierter Arthritis ohne typische Anamnese einer Lyme-Borreliose

Tabelle 11. IgG-Antikörper gegen B. burgdorferi bei 185 Patienten mit undifferenzierter Arthritis ohne typische Anamnese einer Lyme-Borreliose: Qualitative Untersuchungsbefunde im IFT, IFT-Abs und ELISA sowie Spezifität positiver Befunde bzw. Befundkonstellationen anhand der Arthritis-Kontrollen und aller Kontrollen (in Klammern)

n	IFT Titer ≥256	IFT-Abs Titer ≥64	ELISA ≥13 E/ml	Spezifität (%)	
150	–	–	–		
23	+	+	+	100	(99)
3	+	–	+	99	(99)
1	–	+	+	100	(99)
2	+	–	–	99	(98)
1	–	+	–	100	(99)
5	–	–	+	97	(97)

Tabelle 12. Signifikante IgG-Antikörper gegen B. burgdorferi bei 35 von 185 Patienten mit Arthritis ohne typische Anamnese einer Lyme-Barreliose: Quantitative Befunde im IFT, IFT-Abs und ELISA (Index 1–23 = wahrscheinliche Lyme-Arthritis, Index a–l = Patienten mit möglichen Differentialdiagnosen)

Patient	Zeit vom Beginn der Arthritis bis zur Untersuchung (Monate)	IFT (Titer)	IFT-Abs (Titer)	ELISA (E/ml)
A_1	3*	2048	2048	117
A_2	1	2048	1024	107
A_3	2	256	128	15
A_4	14	512	512	42
A_5	10	256	128	17
A_6	1	4096	2048	408
A_7	6	4096	4096	170
A_8	2	512	64	56
A_9	8	1024	512	48
A_{10}	6	4096	1024	18
A_{11}	2	1024	512	106
A_{12}	2	512	128	52
A_{13}	11	1024	512	184
A_{14}	1✱	1024	512	57
A_{15}	1	2048	1024	18
A_{16}	4	512	256	187
A_{17}	1	256	256	23
A_{18}	4	512	512	82
A_{19}	8	256	32	22
A_{20}	9	128	64	14
A_{21}	32	256	< 16	11
A_{22}	1	128	64	3
A_{23}	26	64	32	13
A_a	4	256	128	22
A_b	2	1024	1024	123
A_c	12	512	64	42
A_d	1	256	128	14
A_e	2	1024	256	43
A_f	36	256	< 16	23
A_g	1	256	16	31
A_h	1	256	< 16	12
A_i	36	64	< 16	41
A_j	24	16	< 16	14
A_k	7	64	32	13
A_l	6	64	< 16	15

* Serum bei Gonarthritis ungeklärter Genese 1982 eingefroren
✱ gleiche Symptomatik bereits vor 6 Jahren, Dauer 10 Monate

Tabelle 13. Antikörper gegen B. burgdorferi im Serum und Gelenkpunkt (LA = Patienten mit typischer Anamnese einer Lyme-Borreliose, A = Patienten ohne typische Anamnese einer Lyme-Borreliose [ohne Index = anamnestisch und serologisch kein Anhalt für Lyme-Arthritis])

Patient	IFT-Titer Serum	IFT-Titer Synovia	IFT-Abs-Titer Serum	IFT-Abs-Titer Synovia	ELISA (E/ml) Serum	ELISA (E/ml) Synovia
LA$_5$ *	≥256	≥256	64	64	25	34
LA$_6$ *	≥256	≥256	128	128	48	57
LA$_8$	≥256	≥256	512	256	12	8
LA$_9$	≥256	64 ✦	64	32 ✦	18	11 ✦
LA$_{13}$	≥256	≥256	256	256	24	29
A$_2$	≥256	≥256	2048	1024	80	60
A$_3$ *	≥256	≥256	256	512	18	18
A$_4$ *	64	64	128	128	24	33
A$_6$ *	≥256	≥256	1024	2048	408	271
A$_9$	≥256	≥256	1024	1024	44	40
A$_{14}$	≥256	≥256	256	256	57	47
A$_{14}$	≥256	≥256	256	256	54	48
A$_{15}$ *	≥256	≥256	1024	1024	23	18
A$_{18}$ *	≥256	≥256	512	512	71	53
A	64	16	< 16		7	4
A	16	< 16			3	3
A	16	16			6	3
A	64	16	< 16		7	3
A	64	16	< 16		8	4

✦ diskrepant negativer Befund
* Entnahme von Serum und Punktat mit einem Zeitunterschied von wenigen Tagen

2.2.3 Serologische Untersuchungen von Gelenkpunktaten

Antikörper gegen B. burgdorferi wurden mit dem IFT, IFT-Abs und ELISA in 19 Gelenkpunktaten von 18 Patienten sowie in den Gelenkpunktaten von 4 Arthritis-Kontrollen bestimmt. Bei 5 Patienten war die Anamnese mit der Diagnose Lyme-Arthritis vereinbar, bei den anderen 13 Patienten bestand anamnestisch kein Hinweis auf ein ECM oder Bannwarth-Syndrom.

In den Gelenkpunktaten der Patienten konnten bei den immunfluoreszenzserologischen Untersuchungen (IFT und IFT-Abs) in keinem Fall spezifische IgM-Antikörpertiter von ≥16 nachgewiesen werden. Wurden die Grenzwerte, die für spezifische IgG-Antikörper im Serum bestimmt wurden, auch für die serologischen Befunde der Gelenkpunktate zugrunde gelegt, so ergab sich bei 18 Gelenkpunktaten eine Übereinstimmung positiver oder negativer Befunde in den einzelnen Methoden. Nur in einem Fall (LA 9) lagen die Befunde im Punktat im Gegensatz zu den Befunden im entsprechenden Serum unterhalb der Grenzwerte des IFT, IFT-Abs und ELISA. Titerunterschiede waren jedoch in keinem Fall signifikant (Tabelle 13). Die serologischen Untersuchungen der Gelenkpunktate der 4

Arthritis-Kontrollen ergaben immunfluoreszenzserologisch jeweils Titer <16 und im ELISA ≤4 E/ml.

Im folgenden wurden in Serum-Synovia-Paaren, die am gleichen Tag entnommen worden waren, das Gesamt-IgG und Albumin bestimmt und den im ELISA ermittelten spezifischen IgG-Antikörpern gegenübergestellt (Tabelle 14a). Anhand von Synovia-Serum-Indizes (Tabelle 14b) sollte untersucht werden, ob sich Hinweise auf eine intraartikuläre Bildung spezifischer oder auch unspezifischer IgG-Antikörper finden lassen. Mit Hilfe dieser Berechnungen ergeben sich zumindest in einem Fall (A_2) keinerlei Anhaltspunkte für autochthone Antikörper, sämtliche Synovia/Serum-Indizes betragen hier exakt 1,0. In den anderen Fällen sind zwar der Index spezifischer Antikörper zu Gesamt-IgG und der Index spezifischer Antikörper zu Albumin nur wenig größer als 1, aber die Übereinstimmung jeweils erhöhter Werte läßt diese Befunde zumindest als Verdachtsmomente für die lokale Bildung spezifischer Antikörper relevant erscheinen. Insbesondere aufgrund des Vergleichs der verschiedenen Indizes ist in 2 Fällen (LA_{13}, A_{14}) darüber hinaus zu vermuten, daß außerdem eine intraartikuläre Bindung unspezifischer Immunglobuline vorlag; hier ist der Index spezifischer Antikörper zu Albumin etwa in gleichem Maße größer als der Index spezifischer Antikörper zu Gesamt-IgG wie der Index Gesamt-IgG zu Albumin größer als 1 ist. Somit

Tabelle 14a. B. burgdorferi-spezifische IgG-Antikörper (ELISA-E/ml), Gesamt-IgG und Albumin in Synovia-Serum-Paaren

Patient	ELISA-E/ml		(Quotient)	Gesamt-IgG mg/dl		(Quotient)	Albumin mg/dl		(Quotient)
	Synovia	Serum		Synovia	Serum		Synovia	Serum	
LA_8	8	12	0,67	683	1290	0,53	1980	3920	0,50
LA_9	11	18	0,61	624	1340	0,47	2550	4800	0,53
LA_{13}	29	24	1,21	1040	947	1,10	2960	4630	0,64
A_2	60	80	0,75	1120	1510	0,74	2560	3530	0,73
A_9	40	44	0,91	774	1120	0,66	2960	4320	0,69
A_{14}	47	57	0,82	650	1050	0,62	2520	5000	0,50
A_{14}	48	54	0,89	957	1330	0,72	2810	5120	0,55
A_{18}	53	71	0,75	677	1140	0,59	2950	5130	0,58

Tabelle 14b. Synovia/Serum-Indizes (berechnet nach Tabelle 14a)

Patient	Quotient ELISA-E / Quotient Gesamt-IgG	Quotient ELISA-E / Quotient Albumin	Quotient Gesamt-IgG / Quotient Albumin
LA_8	1,3	1,3	1,1
LA_9	1,3	1,2	0,9
LA_{13}	1,1	1,9	1,7
A_2	1,0	1,0	1,0
A_9	1,4	1,3	1,0
A_{14}	1,3	1,6	1,2
A_{14}	1,2	1,6	1,3
A_{18}	1,3	1,3	1,0

erscheinen weniger die Einzelbefunde als vielmehr die Kongruenz der Ergebnisse die Hypothese einer intraartikulären Immunglobulinproduktion zu unterstreichen.

2.2.4 Serologische Befunde bei Patienten mit Erythema chronicum migrans

Zehn Patienten (ECM $_{1-10}$) stellten sich mit einem ECM vor, wobei in einem Fall bereits unter dieser Verdachtsdiagnose eine antibiotische Therapie verordnet worden war. Ferner wurden 2 Patienten zur Abklärung von Arthralgien und der Frage eines möglichen Zusammenhanges mit einem jeweils 3 Jahre zurückliegenden und antibiotisch behandelten ECM überwiesen.

Nur bei 3 der 10 Patienten (ECM $_{3,5,7}$) mit manifestem ECM fanden sich sowohl im IgM-IFT als auch im IgM-IFT-Abs signifikante Antikörpertiter, ferner war in einem Fall (ECM $_2$) nur der IgM-IFT positiv (Tabelle 15). In einem Fall (ECM $_4$) kam es erst nach Beginn der antibiotischen Therapie zu einem passageren Anstieg der IgM-Antikörper im IFT und IFT-Abs. Bei Verlaufskontrollen konnte dann in 3 Fällen ein Rückgang der spezifischen IgM-Antikörpertiter auf Werte gezeigt werden, die als negative Befunde erachtet werden; eine Patientin (ECM $_3$) mit noch erhöhten Werten bei einer ersten Kontrolle stellte sich nicht zu weiteren Verlaufskontrollen vor.

Bei keinem der Patienten mit erhöhten IgM-Antikörpertitern wurde nach antibiotischer Therapie ein Anstieg spezifischer IgG-Antikörper beobachtet.

Bei 2 Patienten (ECM $_{1,9}$) waren ausschließlich erhöhte IgG-Antikörpertiter und bei einem Patienten (ECM $_6$) ein grenzwertiger IgG-Antikörperbefund nachzuweisen. Aufgrund der schon langen Dauer von der anzunehmenden Infektion bzw. vom Beginn des ECM bis zur serologischen Untersuchung wurde möglicherweise bei diesen Patienten eine IgM-Immunantwort gegen den Erreger nicht mehr erfaßt. In einem dieser Fälle (ECM $_1$) war 6 Monate vor dem ECM eine Fazialisparese aufgetreten, eine serologische Untersuchung zum Nachweis von Antikörpern gegen B. burgdorferi war damals nicht erfolgt; es ist daher denkbar, daß der beobachtete Anstieg ausschließlich spezifischer IgG-Antikörper bei dieser Patientin Ausdruck einer Reinfektion gewesen sein könnte. Bemerkenswert ist hier auch, daß der IFT bereits vor dem IFT-Abs (zum Zeitpunkt der Entnahme einer Hautbiopsie mit positiver Erregerkultur) einen signifikanten Befund ergeben hat.

Bei den 2 Patienten mit 3 Jahre zurückliegenden ECM (nicht in Tabelle 15 berücksichtigt) fanden sich keine spezifischen Antikörper.

Tabelle 15. Antikörper gegen B. burgdorferi bei Patienten mit ECM (Erstuntersuchung und Verlaufskontrollen nach antibiotischer Therapie)

Patient	IgM-Titer IFT/IFT-Abs		IgG-Titer IFT/IFT-Abs		Zeit (Wochen) Zeckenstich / ECM		Kontrolle (Wochen)
ECM_1	<16		≥256	16	6	4	
	<16		≥256	64			3
	<16		≥256	128			3
	<16		<16				16
ECM_2	64	<16	<16		1		
	<16		<16				4
ECM_3	≥256	256	<16		4	2	
	≥256	128	<16				4✳
ECM_4	<16		<16		4	2	
	64	64	<16				4
	<16		<16				16
ECM_5	≥256	128	<16		4	3	
	≥256	32	<16				4
	16		<16				4
ECM_6	16		32		8	6	
	<16		16				8
ECM_7	≥256	64	16		4	3	
	16		16				4
ECM_8	16		<16		1	1	✳
ECM_9	16		64	64		6	✳
ECM_{10}✳	<16		<16		4	2	✳

* Erstuntersuchung nach bereits begonnener antibiotischer Therapie
✳ Patient stellte sich nicht zu weiteren Verlaufskontrollen vor

2.2.5 Serologische Befunde bei Patienten mit Acrodermatitis chronica atrophicans

Untersucht wurden die Seren von 10 Patienten, wobei in 2 Fällen die Diagnose bereits auswärts gestellt und eine antibiotische Therapie verordnet worden war.

Bei allen Patienten mit ACA fanden sich hoch signifikante IgG-Antikörpertiter gegen B. burgdorferi. Für die IgG-Antikörperbefunde der unbehandelten Patienten ergaben sich folgende geometrische Mittelwerte: IFT-Titer $x_G = 2048$ ($ACA_{1-4,6}$), IFT-Abs-Titer $x_G = 724$ (ACA_{1-8}), ELISA-E/ml $x_G = 85$ (ACA_{1-6}).

Tabelle 16. Antikörper gegen B. burgdorferi bei Patienten mit ACA

Patient	Dauer der ACA (Jahre)	IgM-Titer IFT/IFT-Abs		IgG-Titer IFT/IFT-Abs		IgG-ELISA (E/ml)
ACA$_1$	1	<16	16	4096	1024	487
ACA$_2$	3	<16	<16	1024	512	23
ACA$_3$	3	16	<16	512	256	32
ACA$_4$	5	16	<16	4096	2048	333
ACA$_5$	10	64	32	≥256	2048	140
ACA$_6$	4	<16	<16	4096	1024	22
ACA$_7$	1	16	<16	≥256	512	nt
ACA$_8$	10	16	<16	≥256	256	nt
ACA$_9$ *	1	16	<16	≥256	256	72
ACA$_{10}$*	½	16	<16	≥256	512	79

* serologische Untersuchung nach antibiotischer Therapie
nt nicht durchgeführt

Spezifische IgM-Antikörper konnten nur in einem Fall (ACA $_5$) im nicht absorbierten Test nachgewiesen werden, im IFT-Abs war der Befund dann nur grenzwertig (Tabelle 16).

2.2.6 Serologische Befunde bei Patienten mit wahrscheinlichem Bannwarth-Syndrom

Bei 4 Patienten wurde die Verdachtsdiagnose Bannwarth-Syndrom gestellt und eine weitere neurologische Abklärung veranlaßt. Ein Patient wurde nach antibiotischer Therapie eines bereits diagnostizierten Bannwarth-Syndroms wegen vermeintlicher rheumatologischer Symptome überwiesen.

Die immunfluoreszenzserologischen Befunde der Patienten sind in Tabelle 17 aufgeführt. In allen diesen Fällen bestanden die neurologischen Symptome schon

Tabelle 17. Antikörper gegen B. burgdorferi bei Patienten mit vermutetem Bannwarth-Syndrom

Patient	Zeit (Monate) seit Zeckenstich/Symptomatik		IgM-Titer IFT/IFT-Abs		IgG-Titer IFT/IFT-Abs	
BS$_1$	2	2	<16	<16	≥256	256
BS$_2$	15	14	16	<16	≥256	64
BS$_3$		9	16	<16	≥256	<16
BS$_4$	5	4	16	<16	≥256	256
BS$_5$*		10	16	<16	≥256	128

* nach antibiotischer Therapie

seit einigen Monaten. Spezifische IgM-Antikörper waren bei keinem der Patienten nachweisbar. Dagegen fanden sich in allen Fällen signifikante IgG-Antikörpertiter, in einem Fall jedoch nur im nicht absorbierten Serum.

2.2.7 Vergleichende immunfluoreszenzserologische Untersuchungen mit zwei B. burgdorferi-Stämmen

Der Tabelle 18 sind die Befunde vergleichender immunfluoreszenzserologischer Untersuchungen mit den Testantigenen B. burgdorferi-Stamm B31 und Stamm Pko (Hautisolat) zu entnehmen; die Seren wurden jeweils im gleichen Testansatz untersucht.

Signifikante Titerunterschiede fanden sich nur bei einem Serum einer Patientin mit ACA, wobei die Titer mit dem Antigen PKo 3 Titerstufen im IgG-IFT und 4 Titerstufen im IgG-IFT-Abs höher lagen als bei den entsprechenden Untersuchun-

Tabelle 18. Vergleichende immunfluoreszenzserologische Untersuchungen mit den B. burgdorferi-Stämmen B31 und PKo

Serum	B31 IgG IFT	B31 IgG IFT-Abs	B31 IgM IFT	B31 IgM IFT-Abs	PKo IgG IFT	PKo IgG IFT-Abs	PKo IgM IFT	PKo IgM IFT-Abs
1	4096	512	32	< 16	2048	512	64	< 16
2	2048	256	16	< 16	1024	512	32	< 16
3	512	256	< 16	< 16	512	512	< 16	< 16
4	1024	256	< 16	< 16	1024	256	< 16	< 16
5	8192	256	32	16	4096	512	32	16
6	4096†	2048			1024†	1024		
7	2048	2048			2048	2048		
8	1024	2048	< 16	< 16	2048	2048	< 16	< 16
9	4096	2048			8192	4096		
10	256	32			256	32		
11	64	< 16			64	< 16		
12	32	< 16			64	< 16		
13	< 16	< 16			16	< 16		
14	256	< 16			256	16		
15	< 16				< 16			
16	< 16				< 16			
17	< 16				16			
18	256*	128*	16	< 16	2048*	2048*	32	< 16
19	1024†	512	< 16	< 16	4096†	1024	< 16	< 16
20	2048	256			2048	512		

* signifikante Titerunterschiede (> 2 Titerstufen)
† Unterschied von 2 Titerstufen
Serum 1– 5: Patienten mit Lyme-Arthritis nach ECM und/oder Bannwarth-Syndrom
Serum 6–13: Patienten mit Arthritis ohne typische Anamnese einer Lyme-Borreliose (die Seren 11–13 waren im IgG-ELISA positiv)
Serum 14–17: Arthritis-Kontrollen
Serum 18–20: Patienten mit ACA

gen mit dem Stamm B31. Bei einer weiteren Patientin mit ACA ergab sich im IgG-IFT ein zweifach höherer Titer mit dem Testantigen PKo, dagegen war bei einer Arthritis-Patientin der Titer im IgG-IFT mit dem Stamm B31 um 2 Titerstufen höher als im IFT mit dem Borrelienstamm PKo. Bei den hier vergleichend durchgeführten Untersuchungen zeigte sich nur bei einem Serum (Nr. 1) ein Titerunterschied der spezifischen IgM-Antikörper, der bei den festgelegten Grenzwerten signifikanter Antikörperbefunde zu einer unterschiedlich positiven oder negativen Beurteilung des Befundes führt.

2.3 Klinik

Im folgenden werden die anamnestischen Daten und die klinischen und technischen Untersuchungsbefunde beschrieben. Bei Patienten mit Lyme-Arthritis werden die Befunde der Patienten mit einer klassischen Anamnese („klassische" Lyme-Arthritis) den Befunden der Patienten, bei denen die Diagnose nur aufgrund des serologischen Befundes zu stellen war, gegenübergestellt.

2.3.1 Klinik der „klassischen" Lyme-Arthritis

Demographische und anamnestische Daten

Die Patienten waren zur diagnostischen Abklärung und Therapie überwiesen worden, bzw. sie stellen sich aus eigener Initiative vor (je ein Patient 1977, 1981 und 1982, 3 Patienten 1984, 8 Patienten 1985, 5 Patienten 1986). Bei 4 Patienten war bereits vom Hausarzt (Allgemeinmediziner und Internisten) die Verdachtsdiagnose Lyme-Arthritis gestellt worden, und 5 Patienten hatten aufgrund von Berichten über die Lyme-Borreliose in einer Tageszeitung die Diagnose selbst vermutet und sich daraufhin zur Untersuchung angemeldet. Drei Patienten waren unter anderem auch in einer Fachklinik für Rheumatologie untersucht worden, wobei in einem Fall (LA $_5$) die Diagnose inkomplettes Reiter-Syndrom und in den anderen Fällen (LA $_{1,9}$) die Verdachtsdiagnose beginnende chronische Polyarthritis gestellt worden war.

Die Zeit bis zur Untersuchung betrug vom Beginn der ersten Krankheitssymptome (Exanthem oder neurologische Symptomatik) 2 bis 36 Monate (Median 12 Monate, Mittelwert 13 Monate) und die Zeit vom Beginn der Arthritis zwischen 1 und 24 Monate (Median 6 Monate, Mittelwert 8 Monate).

Der jüngste Patient war bei Krankheitsbeginn 21 Jahre und der älteste 67 Jahre (Median 44 Jahre); 10 Patienten sind männlichen und 9 Patienten weiblichen Geschlechts. Bei 2 Patienten erscheint der Beruf wegen einer vermehrten Zeckenexposition erwähnenswert: In einem Fall handelt es sich um einen Landwirt (LA $_6$) und in einem anderen Fall um einen Forstaufseher (LA $_{17}$).

Alle relevanten anamnestischen Daten bezüglich wahrscheinlicher Vektoren der Krankheitserreger, unspezifischer Allgemeinsymptome sowie dermatologischer oder neurologischer Krankheitsmanifestationen sind in Tabelle 19 zusammenge-

Tabelle 19. Anamnestische Hinweise auf Zeckenstiche (* Fliegenstich), allgemeine Krankheitssymptome, ECM und Bannwarth-Syndrom

Patient	Zeckenstich	Allgemeinsymptome	ECM	Neurologische Symptome
LA_1	rechte Leiste	Müdigkeit, Nachtschweiß, subfebrile Temperaturen	rechte Leiste, linker Oberschenkel	radikuläre Schmerzen beider Beine, Schwäche und Hyperästhesie des rechten Beines
LA_2	linker Unterschenkel *	Diarrhoe	linke Wade	radikuläre Schmerzen des linken Beines, Hyperästhesie des linken Fußes
LA_3	linke Ellenbeuge	Diarrhoe, Lymphadenopathie	linker Arm	radikuläre Schmerzen und Hyperästhesie des linken Armes
LA_4	linke Wade	–	linkes Bein	–
LA_5	linke Kniekehle	Krankheitsgefühl, Müdigkeit	linke Kniekehle	–
LA_6	linker Oberschenkel	–	linker Oberschenkel	–
LA_7	–	–	linke Wade	–
LA_8	Brust links, rechte Leiste, linkes Bein	Fieber, Rückenschmerzen	–	radikuläre Schmerzen der Arme und Beine, Parästhesien und Schwäche der Beine
LA_9	mehrere, Lokalisation?	Fieber #	–	Parästhesien der rechten Hand, gürtelförmige Schmerzen
LA_{10}	–	Fieber, Konjunktivitis #	linke Wade	radikuläre Schmerzen beider Beine
LA_{11}	–	–	linker Oberschenkel	radikuläre Schmerzen beider Beine und des rechten Armes
LA_{12}	rechte Ellenbeuge	–	rechte Ellenbeuge	Fazialisparese rechts
LA_{13}	mehrere, Lokalisation?	–	rechte Kniekehle	–
LA_{14}	linke Kniekehle	–	linke Kniekehle	–
LA_{15}	–	–	linker Oberschenkel	gürtelförmige Schmerzen
LA_{16}	–	–	rechte Wade	radikuläre Schmerzen und Parästhesien des rechten Beines
LA_{17}	linke Wade, linke Ellenbeuge	Rückenschmerzen	linke Ellenbeuge	–
LA_{18}	–	–	linker Unterarm	radikuläre Schmerzen beider Beine
LA_{19}	–	–	–	radikuläre Schmerzen beider Beine

erst mit Beginn der Arthritis

faßt. Die Mehrzahl dieser Daten beruht nur auf Beschreibungen der Patienten. Die jahreszeitliche Verteilung erinnerlicher Arthropodenstiche sowie des Beginns der verschiedenen Krankheitsmanifestationen ist in Abb. 22 dargestellt.

Vektoren. An einen Zeckenstich konnten sich 11 Patienten erinnern, wobei aber nur 9 dieser Patienten die Lokalisation und den Zeitpunkt des Zeckenstichs genau angeben konnten; die beiden anderen Patienten hatten während der letzten 2 Jahre vor Auftreten erster Krankheitssymptome mehrere Zeckenstiche bemerkt. Ein Patient (LA $_2$) hatte den Stich einer Fliege an der Stelle eines etwa 2 Tage später aufgetretenen Erythems beobachtet; dieser Patient, von Beruf Veterinärmediziner, war sich sicher, daß es sich hierbei um die Stechfliege der Art Stomoxys calcitrans gehandelt hat, die landläufig Wadenstecher oder Stallfliege genannt wird. Alle Arthropodenstiche waren von den Patienten in den Monaten zwischen Mai und Oktober bemerkt worden.

Allgemeinsymptome. Unspezifische frühe Krankheitssymptome wurden von 6 Patienten beschrieben. Bei 4 Patienten (LA $_{1-3,\ 5}$) traten die Symptome etwa gleichzeitig mit dem Exanthem auf. Bei 2 dieser Patienten (LA $_{2,3}$) dauerten die beschriebenen Symptome nur wenige Tage, während die Symptome der beiden anderen Patienten über viele Monate anhielten und auch noch während des entzündlichen Gelenkbefalls vorhanden waren. In einem Fall (LA $_{17}$) kam es wenige Tage nach den bemerkten Zeckenstichen und etwa 5 Wochen vor Beginn des Exanthems zu diffusen Rückenschmerzen; die Schmerzen bei diesem Patienten seien „wellenförmig" bis zum Beginn des Exanthems aufgetreten. Eine Patientin (LA $_8$) hatte zunächst Fieber (maximal 39°C) über 3 Tage, und nach einem beschwerdefreien Intervall von weiteren 3 Tagen traten dann über 10 Tage heftige Rückenschmerzen auf, bis es letztlich zu Parästhesien in den Beinen kam; mit dem Beginn der Arthritis (6 Wochen nach dem ersten Fieberschub) hatte diese Patientin wieder erhöhte Temperaturen bis 39°C, die über eine Woche anhielten. Bei 2 weiteren Patienten traten Fieberschübe erst mit dem Beginn der Arthritis auf; in einem Fall (LA $_9$) sei das Fieber (38°C) nur während der ersten Arthritis-Attacke vorhanden gewesen, während es in dem anderen Fall (LA $_{10}$) auch im weiteren

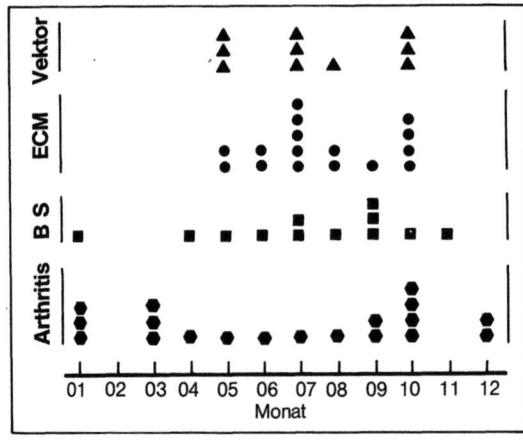

Abb. 22. Jahreszeitliche Verteilung erinnerlicher und als ursächlich anzusehender Arthropodenstiche und Beginn der verschiedenen Krankheitserscheinungen (B-S = Symptome eines Bannwarth-Syndroms)

Verlauf zum Teil parallel sowie unabhängig von intermittierenden Arthritiden zu Temperaturen bis 38,8°C kam. Bei der letztgenannten Patientin wurden ferner rezidivierende Konjunktivitiden beobachtet.

ECM. Von 16 Patienten wurde eine zentrifugal sich ausbreitende Hautrötung mit einem Durchmesser von etwa 6 bis 30 cm geschildert. Drei dieser Patienten berichteten spontan, daß sich das Zentrum dieser Hautläsion dunkelblau verfärbt habe. Nur in einem Fall (LA_1) trat wenige Tage nach der ersten Hautläsion in der rechten Leiste, die sich von der Stelle eines Zeckenstichs ausgebreitet hatte, ein weiteres Exanthem von gleichem Aussehen am linken Oberschenkel auf. Drei Patienten empfanden Schmerzen und 4 Patienten Juckreiz im Bereich der Hautläsion. Die Exantheme waren jeweils in den Monaten zwischen Mai und Oktober beobachtet worden. Die Latenzzeit von erinnerlichen Zecken- bzw. ursächlich erachteten Arthropodenstichen bis zum Auftreten des Exanthems betrug minimal 2 Tage und maximal 6 Wochen, Angaben hierzu konnten meist nur annähernd gemacht werden. Sechs Patienten hatten wegen des Exanthems einen Arzt (Allgemeinmediziner und Internisten) aufgesucht. Nur in einem Fall (LA_{10}) erfolgte in der Annahme einer infektiösen Genese des Exanthems eine einmalige intramuskuläre Penicillintherapie. Ansonsten wurden Salben, Kalziumtabletten und Antihistaminika verordnet, eine Patientin (LA_{11}) erhielt eine Kortikosteroidinjektion, und in einem weiteren Fall (LA_{17}) wurde eine Impfung gegen die von Zecken übertragene Frühsommer-Meningoenzephalitis vorgenommen. Die Dauer des Exanthems betrug minimal einige Tage und maximal 2 Monate (Median 2 Wochen).

Karditis. Nur in einem Fall (LA_9) bestanden anamnestisch Hinweise auf eine mögliche kardiale Manifestation einer Lyme-Borreliose. Dieser Patient hatte einige Wochen vor Beginn einer neurologischen Symptomatik selbst einen unregelmäßigen Pulsschlag gespürt. Bei einer elektrokardiographischen Untersuchung wurden polymorphe ventrikuläre Extrasystolen festgestellt, weswegen von einem Kardiologen eine antiarrhythmische Behandlung eingeleitet wurde. Bei weiteren EKG-Kontrollen waren keine Auffälligkeiten mehr nachweisbar, die Therapie wurde einige Wochen später wieder beendet. Bei allen anderen Patienten bestand anamnestisch kein Hinweis auf eine kardiale Erkrankung, die EKG-Befunde zeigten im Stadium der Arthritis keine Besonderheiten.

Bannwarth-Syndrom. Von 12 Patienten wurden Symptome vereinbar mit einem Bannwarth-Syndroms angegeben. In 11 Fällen trat die Erkrankung in den Monaten zwischen April und November auf, in einem Fall (LA_{18}) wurde der Beginn der Schmerzsymptomatik auf den Monat Januar datiert. Die Zeit von erinnerlichen Zeckenstichen bei 5 Patienten bis zum Beginn der Symptomatik betrug zwischen 3 Wochen und 6 Monaten (Median 2 Monate); in dem Fall (LA_8) mit der Latenzzeit von 6 Monaten war nach dem Zeckenstich kein Exanthem aufgetreten, so daß ein ursächlicher Zusammenhang von angegebenem Zeckenstich und der neurologischen Symptomatik fragwürdig bleibt. Bei den 9 Patienten mit vorausgegangenem Exanthem betrug die Latenzzeit vom Beginn des Exanthems bis zu ersten neurologischen Symptomen zwischen einer Woche und 2 Monaten (Median 4 Wochen). Nur bei einem Patienten (LA_3) war das Exanthem noch wenige Tage nach Auftreten neurologischer Symptome sichtbar. Die Lokalisation initialer Symptome korrelierte jeweils mit der Lokalisation erinnerlicher Hautläsionen bzw.

Zeckenstiche. Fünf Patienten wurden von Neurologen untersucht, dabei wurden folgende Diagnosen bzw. Verdachtsdiagnosen gestellt: mediales Tarsaltunnelsyndrom infolge Schwellung nach Insektenstich (LA $_2$), Verdacht auf Polyradikulitis Guillain-Barré (LA $_8$), Neuropathia multiplex (LA $_9$), radikuläre Irritation L5 rechts (LA $_{16}$) und periphere Fazialisparese ungeklärter Genese (LA $_{12}$). Bei den übrigen Patienten war jeweils von Hausärzten (Allgemeinmediziner und Internisten) und Orthopäden die Verdachtsdiagnose einer vertebragenen Symptomatik gestellt worden. Patienten, die früher schon lumboischialgiforme Beschwerden gehabt hatten, gaben jeweils an, daß der Schmerzcharakter zuletzt anders gewesen sei und daß die Schmerzen vor allem nachts unerträglich waren. Die Schmerzen wurden als ziehend, bohrend oder brennend empfunden. Behandlungen waren, soweit dies eruierbar war, überwiegend mit Analgetika und nichtsteroidalen Antirheumatika erfolgt; eine Patientin (LA $_8$) war unter der Verdachtsdiagnose Guillain-Barré-Syndrom parenteral mit Kortikosteroiden behandelt worden, worunter es zu einer schnellen Besserung ihrer Beschwerden kam. Bei 11 Patienten bildeten sich alle neurologischen Symptome innerhalb von 3 Wochen bis 7 Monaten (Median 2 Monate) vollständig zurück. Nur die bei einem Patienten (LA $_{12}$) aufgetretene Fazialisparese war bei einer letzten Kontrolluntersuchung 8 Monate nach Beginn der Erkrankung noch sichtbar.

In Abb. 23 werden die verschiedenen anamnestisch anzunehmenden Organmanifestationen der Übersicht halber graphisch dargestellt.

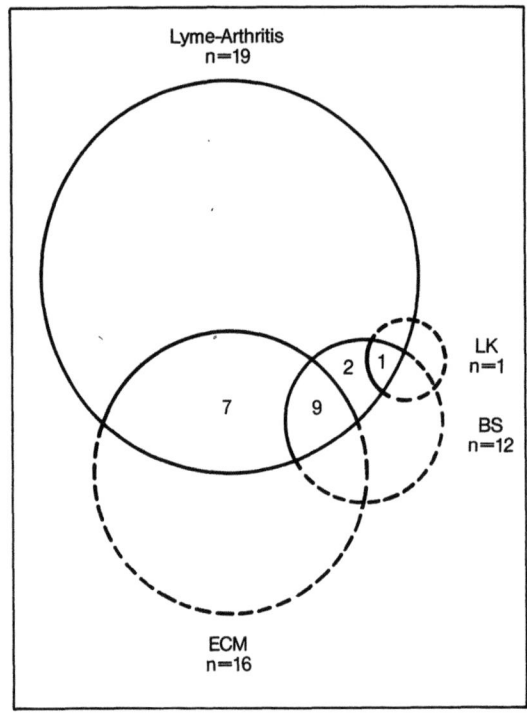

Abb. 23. Zusammenfassende Darstellung der anamnestischen Hinweise auf ECM, Karditis (LK) und Bannwarth-Syndrom (BS) bei Patienten mit Lyme-Arthritis

Der anamnestische Systemüberblick und die nachfolgende klinische Untersuchung ergab in keinem Fall Hinweise auf eine andere entzündlich rheumatische Erkrankung. Die trotz klassischer Anamnese einer Lyme-Borreliose erforderlichen differentialdiagnostischen Überlegungen werden im Kap. 3.4 diskutiert.

Gelenkmanifestationen: Befallsmuster und Verlauf

Arthralgien. Bei 11 der 19 Patienten kam es unabhängig von Arthritiden zu Arthralgien und bei weiteren 2 Patienten zu Symptomen einer Enthesopathie (Abb. 24). In 10 Fällen gingen diese Beschwerden ersten Symptomen einer Arthritis voraus. In einem Fall (LA $_{17}$) traten Arthralgien bereits mit dem Exanthem auf. Bei 5 Patienten waren erste Gelenkschmerzen gleichzeitig mit neurologischen Symptomen bemerkt worden. Ansonsten gingen die Gelenkschmerzen um Wochen und Monate den Arthritiden voraus. Zum Beispiel kam es in einem Fall (LA $_5$) erstmals 3 Wochen nach Abblassen des Erythems zu Gelenkschmerzen, die dann über eine Zeitraum von 6 Monaten intermittierend auftraten; die Patientin war anschließend 9 Monate beschwerdefrei, bis es dann zu einer Kniegelenkschwellung kam. Bei 5 Patienten klangen die Arthralgien mit dem Beginn der Arthritis ab. Bei den übrigen Patienten wechselten sich Phasen von Arthralgien mit intermittierenden Arthritiden ab, oder Arthralgien manifestierten sich gleichzeitig mit Arthritiden. Bei einer Patientin (LA $_1$), bei der zuletzt vor 9 Jahren eine Arthritis vorhanden war, kommt es seither in Abständen von Wochen und Monaten zu akut auftretenden Arthralgien ständig wechselnder Lokalisation, die oft nur Stunden und maximal einige Tage anhalten.

Ein Charakteristikum der geschilderten Gelenkschmerzen ist ihr intermittierender Verlauf; die Dauer der Beschwerden betrug nur wenige Stunden bis zu einigen Tagen, und die beschwerdefreien Intervalle variierten zwischen Tagen und Monaten. Große und kleine Gelenke waren gleichermaßen betroffen (siehe Abb. 24). Pro Patient traten Arthralgien an 2 bis 6 Gelenken auf, wobei die Schmerzlokalisation von Schub zu Schub wechselte; gleichzeitig waren jeweils nur 1 bis 2 Gelenke befallen. Bei dieser Art des nicht objektivierbaren Gelenkbefalls empfanden die Patienten meist mehr Schmerzen als bei entzündlichen Gelenk-

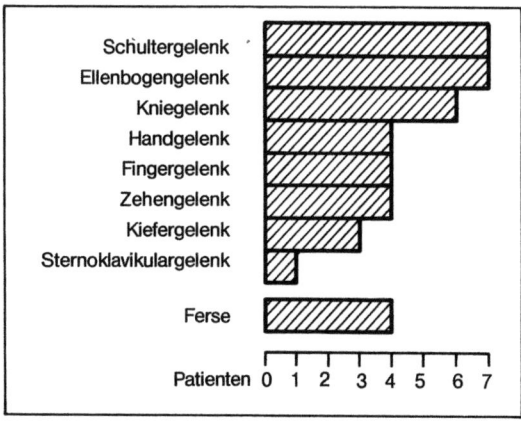

Abb. 24. Arthralgien und Enthesopathien bei 13 von 19 Patienten mit Lyme-Arthritis: Betroffene Gelenke und Kalkaneopathien (unabhängig von entzündlichen Schwellungen)

schwellungen. Die Arthralgien waren nicht bewegungsabhängig. Klinisch war nur vereinzelt eine Druckschmerzhaftigkeit periartikulärer Gewebe festzustellen. Fersenschmerzen wurden von jeweils 2 Patienten plantar und im Bereich des Achillessehnenansatzes lokalisiert.

Arthritiden. Arthritiden traten zwischen 5 Wochen und 16 Monate (Median 10 Wochen, Mittelwert 21 Wochen) nach bekanntem Zeitpunkt eines letzten Arthropodenstiches auf. Die Latenzzeit vom Beginn des wahrscheinlichen ECM bei 16 Patienten bis zur Erstmanifestation der Arthritis betrug 4 Wochen bis 16 Monate (Median 14 Wochen, Mittelwert 20 Wochen). Nur bei einer Patientin (LA $_4$) war das Erythem zu Beginn der Arthritis noch sichtbar. Den neurologischen Symptomen ging in einem Fall (LA $_{16}$) bereits eine intermittierende Arthritis um einige Tage voraus. Bei den übrigen Patienten bestand zwischen dem Beginn der radikulären Symptomatik und der Arthritis eine Latenz von 2 Wochen bis 11 Monate (Median 12 Wochen, Mittelwert 17 Wochen). Der Anamnese bzw. vorliegenden Untersuchungsberichten von 2 Patienten (LA $_{2, 16}$) war zu entnehmen, daß die neurologischen Symptome noch während erster Arthritiden vorhanden waren. Ansonsten bestand nach Remission der neurologischen Symptomatik bis zum Beginn der Arthritis ein Intervall von 2 Wochen bis 7 Monate (Median 6 Wochen, Mittelwert 10 1/2 Wochen).

Erste Arthritiden traten bei 14 der 16 Patienten mit vorausgegangenem Erythem jeweils im Bereich der gleichen Extremität auf, die auch vom Erythem betroffen war. Der Beginn der Arthritis wurde von den Patienten als akut bis subakut geschildert. Die bei Erstmanifestation der Arthritis befallenen Gelenke sind in Abb. 25 gekennzeichnet. Aus differentialdiagnostischen Erwägungen bemerkenswert ist vor allem, daß bei einem Patienten (LA $_2$) initial eine akute Großzehen-

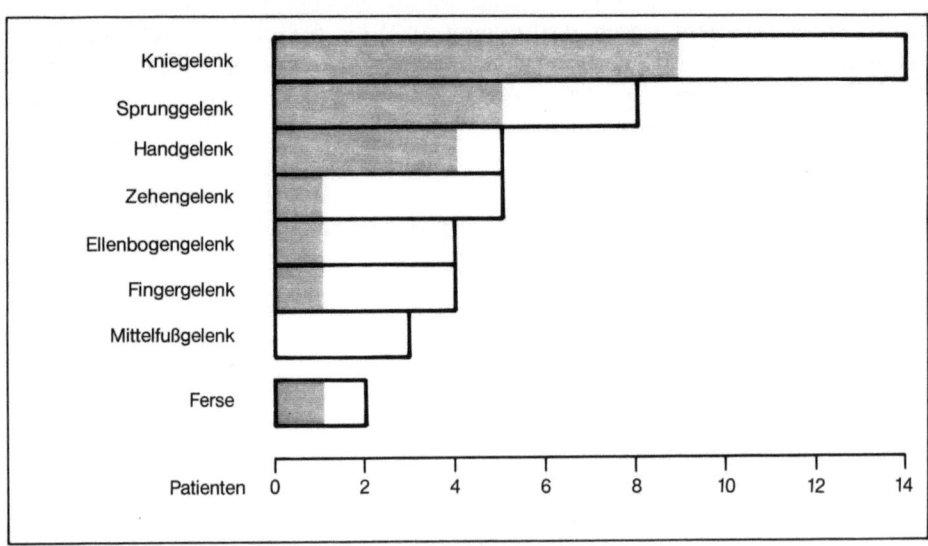

Abb. 25. Lyme-Arthritis bei 19 Patienten: Häufigkeit befallener Gelenke und Fersen (grau = Erstmanifestationen)

grundgelenkarthritis beobachtet wurde (Abb. 26). Insgesamt war bei 15 Patienten der initiale Gelenkbefall monartikulär, bei 2 Patienten oligartikulär (≤3 Gelenke) und in nur einem Fall polyartikulär (beide Hand- und Kniegelenke); in einem Fall kam es anfänglich zu einer einseitig diffusen Schwellung aller Finger (Daktylitis). Bei 4 Patienten war das Frühstadium arthritischer Affektionen durch wandernde Arthritiden gekennzeichnet, d. h. bei Remission der Arthritis an einer Stelle kam es gleichzeitig zu einer Arthritis anderer Lokalisation.

Der weitere Krankheitsverlauf (Tabellen 20, 21) war überwiegend intermittierend (n = 15), wobei bis zu etwa 12 Attacken bei einem Patienten auftraten. In vielen Fällen war die Anzahl echter Rezidive nur annähernd zu eruieren, da vielfache Gelenkpunktionen, z. B. bis zu 10 Punktionen bei einem Patienten, die Beurteilung des Spontanverlaufes schwierig gestalteten. Die Dauer einzelner Arthritisschübe bei intermittierendem Verlauf reichte von minimal einem Tag bis maximal 5 Monate, und die Phasen der Remission betrugen 3 Tage bis zu 3 Jahren. In 3 Fällen wurde nur ein einmaliger Gelenkbefall beobachtet, wobei die Arthritis bei einer Patientin (LA $_{19}$) zuletzt noch persistierte. Nur in einem Fall (LA $_5$) verlief die Arthritis primär chronisch (chronische Arthritis definiert als mindestens über ein Jahr persistierende Arthritis).

Da sich bei Patienten mit intermittierender Mon- oder Oligarthritis von Schub zu Schub die Lokalisation des Gelenkbefalls oft änderte bzw. es auch zu additivem

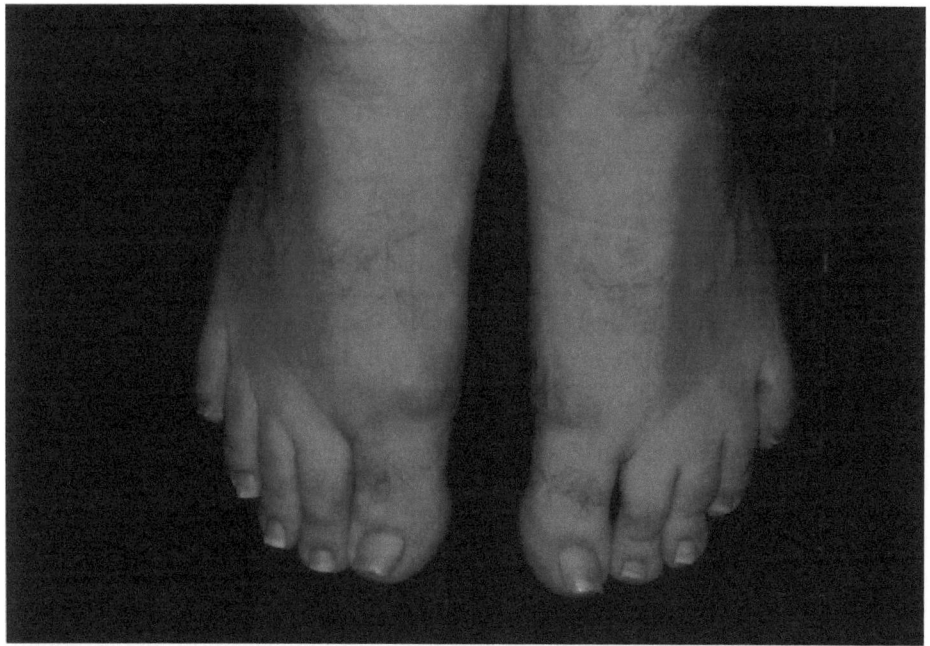

Abb. 26. Akute Arthritis des Großzehengrundgelenkes als Erstmanifestation einer Lyme-Arthritis

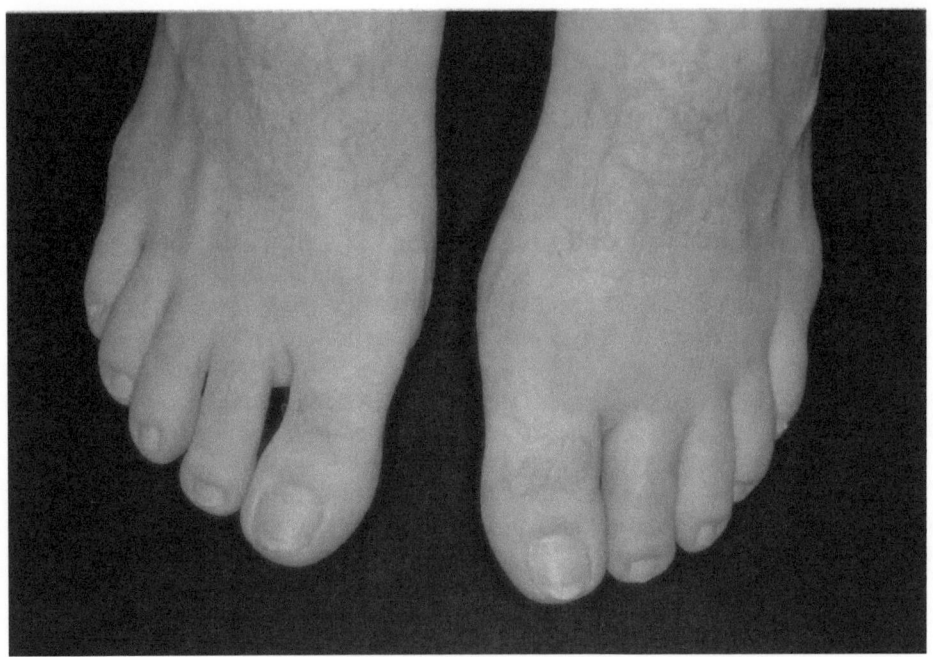

Abb. 27. Daktylitis bei Lyme-Arthritis: Wurstförmige Zehenschwellung links

Gelenkbefall kam, war der kumulative Gelenkbefall bei insgesamt 9 Patienten polyartikulär. Das jeweils aktuelle Gelenkbefallsmuster blieb jedoch bis auf eine Ausnahme (LA $_{10}$) mon- oder oligartikulär, wobei es allerdings in einigen Fällen gleichzeitig zu einer Daktylitis (Abb. 27) einzelner oder mehrerer Finger bzw. Zehen kam (Tabelle 21).

Nach zunächst intermittierender Arthritis manifestierten sich bei 2 Patienten chronische Arthritiden. In einem dieser Fälle (LA $_4$) war es zunächst zu einer Kniegelenkschwellung gekommen, die nach 2 Wochen spontan abklang; nach einem symptomfreien Intervall von 1 Jahr trat erneut eine Arthritis des gleichen Gelenkes auf und persistierte dann über 2 Jahre, bis es wiederum zu einer Spontanremission kam. Der zweite Patient (LA $_{17}$) litt initial über 4 Wochen unter intermittierenden Schwellungen eines Knie- und Großzehengrundgelenkes, bevor es zu einem bis jetzt 17 Monate dauernden entzündlichen Befall der Fingergrundgelenke III beidseits kam. Bei insgesamt 4 Patienten waren bis zuletzt entzündliche Gelenkmanifestationen nachweisbar (siehe Tabelle 20).

Am häufigsten betroffen war das Kniegelenk, gefolgt von Sprunggelenk, Handgelenk, Zehen- und Fingergelenken, Ellenbogengelenk und den Mittelfußgelenken (siehe Abb. 25). Bei 2 Patienten trat zeitweise eine Schwellung im Bereich des Achillessehnenansatzes auf (Abb. 28). Bei der klinischen Untersuchung war die Haut über betroffenen Gelenken gewöhnlich warm, periartikuläre Rötungen wurden jedoch nur in 4 Fällen gesehen. Kniegelenkergüsse führten in 3 Fällen zu einer Beugehemmung bei ca. 90° sowie in einem Fall zu einer endgradigen

Tabelle 20. Zeitangaben zu Verlauf und Beobachtungszeitraum der Arthritis. (Die Dauer der Arthritis umfaßt den gesamten Zeitraum, in dem Arthritiden auftraten, inklusive der Remissionsphasen).

Patient	Zeit seit Beginn (Monate)	Beobachtungsdauer (Monate)	Dauer der Arthritis (Monate)	Zeit seit Remission (Monate)
LA_1	116	110	7	109
LA_2	62	61	61	1
LA_3	55	54	1	53
LA_4	51	33	36	6
LA_5	47	28	22	12†
LA_6	33	28	6	15
LA_7	27	21	8	19
LA_8	31	17	19	12
LA_9	39	15	31	8
LA_{10}	21	15	21	>
LA_{11}	36	14	21	10
LA_{12}	15	14	1	13
LA_{13}	16	13	4	9
LA_{14}	24	12	13	11
LA_{15}	13	10	6	6
LA_{16}	11	10	10	1
LA_{17}	18	10	18	>
LA_{18}	9	2	9	>
LA_{19}	3	1	3	>

\> manifeste Arthritis Ende 1986
† Remission nach Synovektomie

Tabelle 21. Krankheitsverlauf, Anzahl befallener Gelenke und Hinweise auf Enthesopathien

Patient	Verlauf		Anzahl befallener Gelenke		Daktylitis(D)/ Fersenschwellung (F)
	intermittierend (Attacken)	chronisch (≥ 1 Jahr)	gleichzeitig	kumulativ	
LA_1	+ (8)		2	5	
LA_2	+ (4)		2	4	D (Zehen)
LA_3	+ (4)		2	4	D (Finger)
LA_4	+ (2)	+	1	1	
LA_5		+	1	1	
LA_6	(1)		2	2	
LA_7	(1)		1	1	F
LA_8	+ (12)		2	6	F, D (Zehen)
LA_9	+ (12)		1	2	
LA_{10}	+ (12)		4	9	
LA_{11}	+ (6)		1	5	D (Zehen)
LA_{12}	+ (3)		1	1	
LA_{13}	+ (5)		1	3	
LA_{14}	+ (8)		1	1	
LA_{15}	+ (2)		2	3	D (Finger)
LA_{16}	+ (3)		3	2	D (1 Zehe)
LA_{17}	+ (3)	+	3	5	
LA_{18}	+ (2)		2	5	
LA_{19}	(1)		1	1	

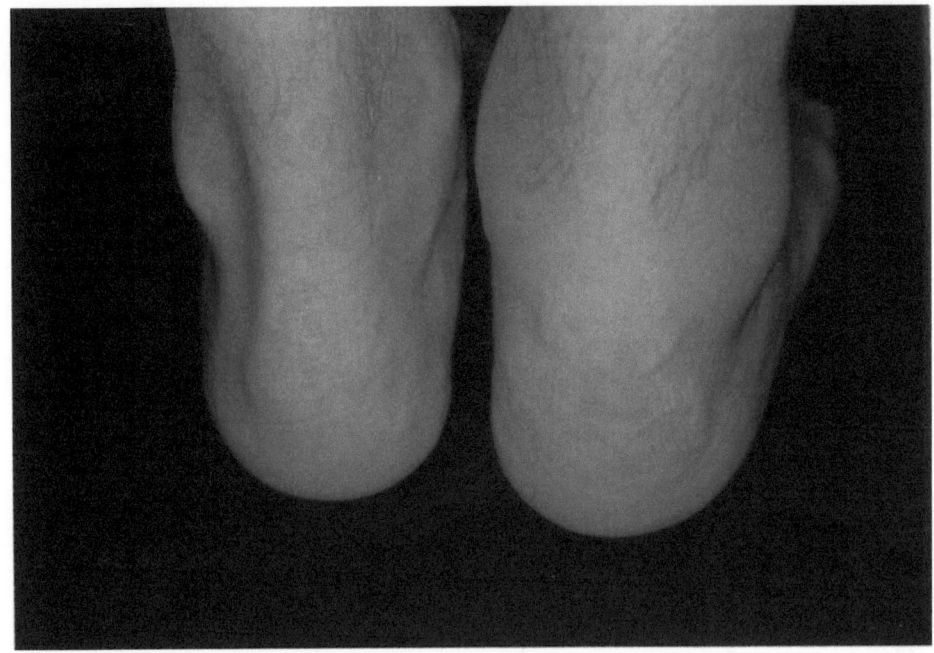

Abb. 28. Fersenschwellung (und Sprunggelenkarthritis) bei Lyme-Arthritis

Streckhemmung; ansonsten waren nur schmerz- oder schwellungsbedingte endgradige Bewegungseinschränkungen befallener Gelenke nachweisbar. Insbesondere bei einem Befall von Kniegelenken waren massive Gelenkergüsse tastbar, bei chronischen Gonarthritiden dominierten pannöse Schwellungen als Zeichen einer Synovialishypertrophie. In 6 Fällen von akuten Kniegelenkschwellungen wurde eine Arthrosonographie durchgeführt, wobei in 4 Fällen Baker-Zysten sichtbar waren. Bei den jeweiligen sonographischen Bildern fielen helle Binnenechos auf, die großen Fibrinflocken in gewonnenen Punktaten entsprachen (Abb. 29).

Laborbefunde

Die relevanten Laborbefunde bei Erstuntersuchung der Patienten mit klassischer Anamnese einer Lyme-Arthritis sind in Tabelle 22 zusammengefaßt.

Die Bestimmung der BSG ergab Werte zwischen 2 und 45 mm/h (Median 15 mm/h), nur in 7 Fällen war die BSG $\geq$20 mm/h.

Bei 4 Patienten fand sich eine geringe Leukozytose mit jedoch normalem Differentialblutbild. Dagegen zeigte sich bei 2 Patienten mit normalen Leukozytenzahlen eine Linksverschiebung mit 12 (LA $_2$) bzw. 8 Stabkernigen (LA $_{10}$). In allen Fällen ergab die Bestimmung des roten Blutbildes Normalwerte. Die Eisenspiegel im Serum waren in 6 Fällen vermindert.

Bei der quantitativen Bestimmung der Serumimmunglobuline fanden sich in 4 von 18 untersuchten Fällen erhöhte IgM-Spiegel (>280 mg/dl). Bei einem dieser Patienten (LA $_{19}$) mit erhöhtem Serum-IgM waren auch die IgG- (2650 mg/dl) und

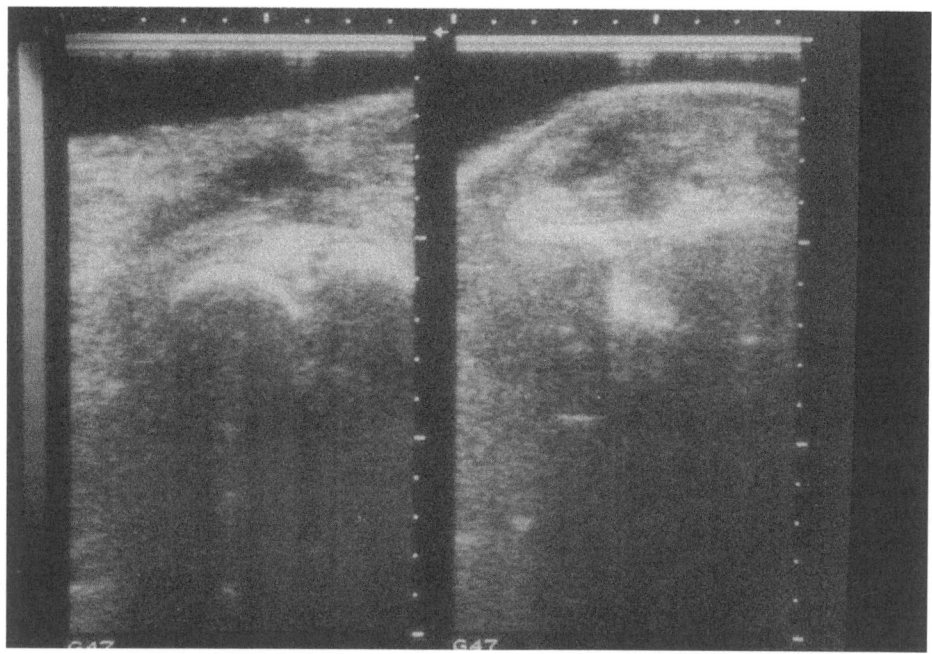

Abb. 29. Sonographisches Bild einer Baker-Zyste bei Lyme-Arthritis mit hellen Binnenechos infolge von Fibrinflocken

IgA-Spiegel (368 mg/dl) über der Norm; in diesem Fall zeigte die Elektrophorese eine Vermehrung der Gammaglobuline (23,1 Relativprozent, 1,8 g/dl) und eine Verminderung des relativen Anteils der Albumine am Gesamteiweiß (50,7%). In den anderen Fällen zeigte die Elektrophorese keine pathologischen Befunde, das Gesamteiweiß im Serum war in allen Fällen im Normbereich.

Bei 3 Patienten fanden sich Rheumafaktoren im Serum. Zellkernantikörper waren nur bei einem Patienten (LA $_{12}$) schwach positiv.

Die Bestimmung zirkulierender Immunkomplexe im Serum ergab in 6 von 14 untersuchten Seren Werte gering über der Norm (>10%). Kryoglobuline (>80 µg/dl Eiweiß) fanden sich in 5 von 17 untersuchten Seren. Die Serum-Komplement-Spiegel C3 (bestimmt bei 16 Patienten) und C4 (bei 14 Patienten) lagen jeweils im Normbereich.

Alle weiteren routinemäßig durchgeführten Laboruntersuchungen zeigten keine pathologischen Befunde. Aus differentialdiagnostischen Erwägungen ist zu erwähnen, daß bei 2 Patienten (LA $_{13,\,15}$) das Histokompatibilitätsantigen HLA B27 nachgewiesen wurde (hier kein serologischer Anhalt für Salmonellose oder Yersiniose).

Die untersuchten Gelenkpunktate von 4 Patienten hatten eine gelb-trübe Farbe. Das Gesamteiweiß und die Zellzahl war jeweils deutlich erhöht im Sinne eines entzündlichen Punktates, wobei jedoch nur in 3 Fällen durch das Überwiegen von Granulozyten zytologische Zeichen einer hohen Entzündungsaktivität vorlagen.

Tabelle 22. Laborbefunde bei Patienten mit Lyme-Arthritis (Angaben zu Normwerten im Text)

Patient	BSG mm/h	Leukozyten pro µl	Serum				Gelenkpunktat		
			IgM mg/dl	RF Titer	Immunkomplexe % Bindung	Kryoglobuline µg/dl	Zellzahl pro µl	Granulozyten %	Eiweiß g/dl
LA1	6	7000	nt	–	nt	nt			
LA2	23	9200	319	–	12	240			
LA3	14	7600	140	–	nt	41			
LA4	5	8500	243	–	9	96			
LA5	40	7200	226	–	6	–			
LA6	3	7800	176	–	8	23	7500	70	4,9
LA7	2	6800	96	–	nt	44			
LA8	5	10700	243	–	14	285	15100	86	4,3
LA9	17	9100	74	–	nt	nt	11000	10	4,0
LA10	26	7000	200	–	14	–			
LA11	15	10000	290	–	6	–			
LA12	14	8500	280	8	9	119			
LA13	32	7300	271	8	7	37	30000	76	4,2
LA14	9	9400	200	–	14	–			
LA15	2	10100	217	–	5	78			
LA16	20	9400	200	–	11	–			
LA17	2	10400	339	–	11	–			
LA18	45	5300	200	64	–	–			
LA19	35	10600	381	–	17	116			

RF Rheumafaktoren
nt nicht untersucht

Die Viskosität dieser 3 Punktate war deutlich vermindert, während das Punktat mit vorwiegend mononukleären Zellen eine hohe Viskosität hatte. In keinem der Punktate konnten Rheumafaktoren, Ragozyten, Kristalle oder Bakterien nachgewiesen werden.

Bei Verlaufskontrollen zeigte sich, daß BSG-Beschleunigung, Leukozytose oder Linksverschiebung, zirkulierende Immunkomplexe und Kryoglobuline selbst während persistierender Arthritiden oder bei Rezidiven nicht konstant nachweisbar waren. Lediglich die erhöhten Serum-IgM-Spiegel bei 3 Patienten mit bis zuletzt chronischer oder rezidivierender Arthritis blieben im gesamten Beobachtungszeitraum reproduzierbar, bei den 2 Patienten mit intermittierender Arthritis auch in Phasen der Remission.

Röntgenbefunde

Röntgenaufnahmen des Thorax ergaben bei keinem Patienten einen Anhaltspunkt für eine Sarkoidose.

Röntgenmorphologische Befunde einer entzündlichen Gelenkerkrankung fanden sich nur in einem Fall. Bei dieser Patientin (LA 5) bestand zum Zeitpunkt der Untersuchung bereits seit 17 Monaten eine chronische Arthritis des linken Kniegelenkes. Die Röntgenaufnahme der Kniegelenke zeigte eine ausgeprägte gelenknahe Osteoporose sowie eine zystische Aufhellung im Tibiakopf links (Abb. 30); der Gelenkspalt war auf dieser Seite im Vergleich zum rechten Kniegelenkspalt gering verschmälert.

Bei einer Patientin (LA $_8$) mit intermittierender Arthritis des rechten Kniegelenkes zeigte die Röntgenuntersuchung beider Kniegelenke 10 Monate nach Krankheitsbeginn unscharf begrenzte, fleckige Kalkeinlagerungen im Ligamentum tibiopatellare rechts (Abb. 31).

Kasuistik

Im folgenden wird die Krankengeschichte einer Patientin mit „klassischer" Lyme-Arthritis ausführlich beschrieben. Diese Kasuistik gibt ein typisches Beispiel, wie die Assoziation einer Arthritis mit einem ECM und Bannwarth-Syndrom nicht bemerkt worden war.

LA $_1$ (37 Jahre, w.). Die Patientin bemerkte im Mai 1976 in der rechten Leistenregion eine Zecke, die sie sofort entfernte. Einige Tage später trat an der Stichstelle eine Rötung auf, die sich dann kontinuierlich über den Oberschenkel, die Bauchhaut und nach lateral bis zum Rücken ausbreitete. Wenige Tage danach bemerkte sie ein gleichförmiges Erythem am linken Oberschenkel. Während der Expansion der Eytheme kam es zu einer zentralen Abblassung, so daß die Hauterscheinungen eine Ringform annahmen. Zu dieser Zeit fühlte sich die Patientin müde, sie hatte subfebrile Temperaturen und litt unter starkem nächtlichen Schwitzen.

Gerade als die Hauterscheinungen nach 3 Wochen spontan verschwanden, kam es zu einer Hyperästhesie im Bereich des rechten Oberschenkels, brennenden Schmerzen in beiden Beinen sowie motorischen Ausfallserscheinungen im rechten Bein. Eine erste ärztliche Untersuchung

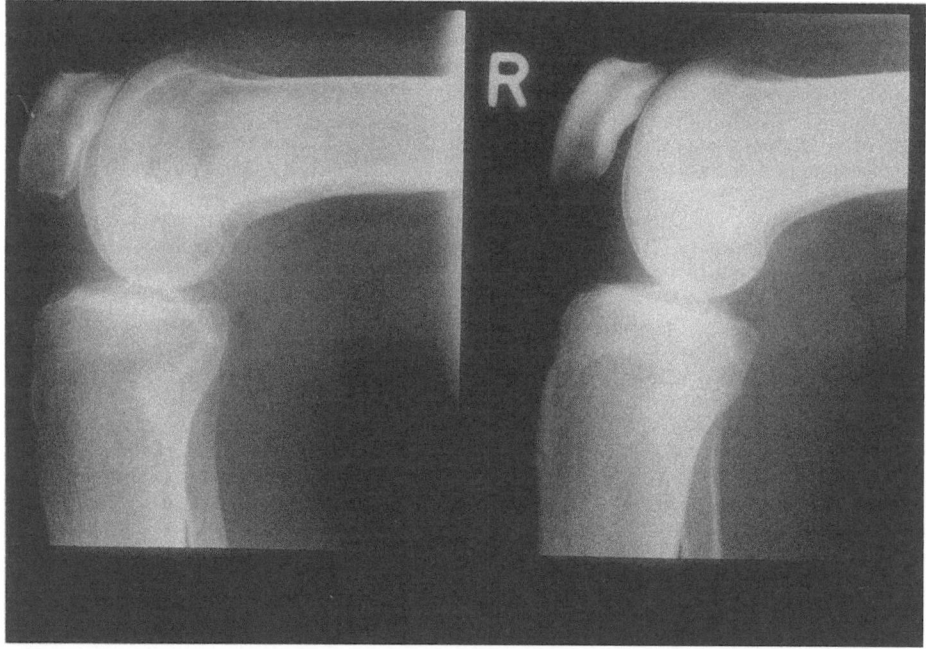

Abb. 30. Gelenknahe Osteoporose des linken Kniegelenkes bei chronischer Lyme-Arthritis

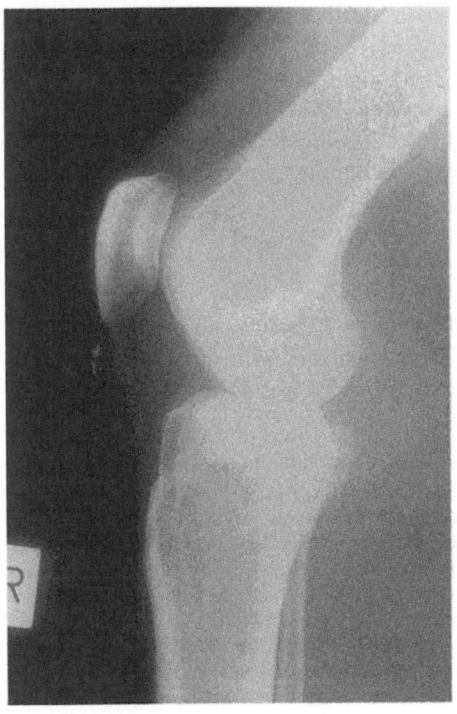

Abb. 31. Kalkeinlagerungen im Ligamentum tibiopatellare bei intermittierender Lyme-Arthritis

ergab keinen pathologischen Befund, in der Annahme einer vertebragenen Ursache wurden Unterwassermassagen verordnet. Da ihre Beschwerden weiterhin zunahmen und die Patientin vom Zusammenhang ihrer Erkrankung mit dem vorausgegangenen Zeckenstich überzeugt war, suchte sie telephonisch Rat bei einem ausländischen Institut, das sich mit der Erforschung der durch Zecken übertragenen Frühsommer-Meningoenzephalitis beschäftigte. Hier wurde ihr aber versichert, daß die geschilderten Symptome nicht auf einen Zeckenstich zurückzuführen seien. Ihre hartnäckigen Nachfragen hätten dann letztlich dazu geführt, daß nach möglichen psychogenen Ursachen ihrer Beschwerden gefragt worden sei.

Nachdem dann im Verlauf von mehreren Wochen die Symptome allmählich abgeklungen waren, machten sich im Dezember 1976 erstmals wandernde Arthralgien bemerkbar. Im April 1977 kam es dann akut zu einer schmerzhaften Schwellung des rechten Knies, die sich innerhalb von 2 Wochen unter der Therapie mit nichtsteroidalen Antirheumatika zurückbildete. In der Folgezeit traten jedoch intermittierende Arthritiden auch des rechten Sprunggelenkes, linken Kniegelenkes, linken Sprunggelenkes und linken Handgelenkes auf; gleichzeitig waren nur maximal 2 Gelenke geschwollen. Die Gelenkschwellungen dauerten gewöhnlich wenige Wochen und alternierten mit Phasen wandernder Arthralgien. Bei einer ersten rheumatologischen Untersuchung wurde die Verdachtsdiagnose beginnende chronische Polyarthritis gestellt; sämtliche damals veranlaßten Laboruntersuchungen (z.B. BSG, Blutbild, Rheumafaktoren, Zellkernantikörper, HLA B27, AST, Gonokokken-KBR, FSME-Serologie) ergaben unauffällige Befunde. Eine empfohlene Basistherapie mit Resochin lehnte die Patientin an, da sie auch die Arthritis auf den Zeckenstich zurückführte.

Als die Patientin im Juni 1977 zufällig im Times Magazine einen Artikel über die in den USA gerade neu entdeckte Lyme-Krankheit fand („Diagnosing Lyme's Malady"), sah sie sich zwar in all ihren Vermutungen bestätigt, aber selbst mit diesem Artikel fand sie zunächst kein Gehör. Die Patientin wandte sich daraufhin einer homöopathischen Behandlung zu.

Im Dezember 1977 stellte sich die Patientin dann mit einer Arthritis des rechten Knie- und Sprunggelenkes vor. Die Gelenkschwellungen waren innerhalb weniger Wochen rückläufig, seither ist es nicht mehr zu einem Rezidiv gekommen. Allerdings leidet die Patientin weiterhin unter intermittierenden Arthralgien.

Weitere Kasuistiken von Patienten mit Lyme-Arthritis sind dem Kapitel 2.7 zu Lyme-Borreliose und Schwangerschaft zu entnehmen.

2.3.2 Klinik der serologisch diagnostizierten Lyme-Arthritis und differentialdiagnostische Problemstellungen

Bei 10 der 35 Patienten mit ausschließlich serologischen Indizien für eine Lyme-Arthritis waren mögliche Differentialdiagnosen nicht sicher auszuschließen. Zwei Patienten stellten sich nur kurzfristig zu einer Untersuchung vor, auch waren ausreichende Informationen über den weiteren Verlauf in diesen Fällen nicht erhältlich. Im folgenden werden zunächst die klinischen Befunde der 23 Patienten, bei denen auch aufgrund der Ausschlußdiagnostik und während Verlaufskontrollen von mindestens 6 Monaten Dauer die Diagnose Lyme-Arthritis anzunehmen war, zusammengefaßt und mit den Befunden der Patienten mit „klassischer" Lyme-Arthritis verglichen. Anschließend werden die differentialdiagnostischen Aspekte der übrigen 12 Patienten dargestellt.

Demographische und anamnestische Daten

Vier der 23 Patienten stellten sich aus eigener Initiative vor, da sie selbst nach der Lektüre von Berichten über die Lyme-Arthritis annahmen, daß diese Diagnose bei ihnen zutreffen könnte. Die übrigen Patienten waren zur diagnostischen Abklärung der Arthritis überwiesen worden, wobei anläßlich früherer Untersuchungen in keinem Fall die Diagnose Lyme-Arthritis erwogen worden war. In einem Fall einer Kniegelenkarthritis mit bis in die Wade reichender Baker-Zyste erfolgte die Überweisung wegen des Verdachts einer tiefen Beinvenenthrombose.

Die Zeit vom Beginn der Arthritis bis zur Untersuchung betrug bei diesen Patienten zwischen 10 Tagen und 32 Monaten (Median 3 Monate, Mittelwert 6 Monate). Das Alter der Patienten bei Krankheitsbeginn lag zwischen 14 und 58 Jahren (Median 34,5 Jahre); 13 Patienten sind männlichen und 10 Patienten weiblichen Geschlechts. Eine häufige Zeckenexposition aufgrund der Berufe Landwirt (A_9) und Gärtner (A_{11}) war bei 2 Patienten anzunehmen.

Nur 2 der 23 Patienten ($A_{8, 10}$) war ein Zeckenstich (jeweils in den Sommermonaten) in einem Zeitraum bis zu 2 Jahren vor Krankheitsbeginn (2 bzw. 10 Monate) erinnerlich (signifikanter Unterschied gegenüber 11 erinnerlichen Zeckenstichen bei 19 Patienten mit „klassischer" Lyme-Arthritis, $p<0,001$). Ferner berichtete eine Patientin (A_{19}), daß sie 12 Jahre vor Beginn der Arthritis nach einem Zeckenstich eine von der Stichstelle zentrifugal sich ausbreitende, etwa 40 cm im Durchmesser große Hautrötung gehabt habe und deswegen mit Penicillin-Tabletten behandelt worden sei. Ferner war bei einem Patienten (A_{17}) ein Zeckenstich der Arthritis um 14 Jahre vorausgegangen. Auch mit Berücksichtigung dieser mehr als 2 Jahre dem Beginn der Arthritis vorausgegangenen Zeckenstiche waren bei der „klassischen" Lyme-Arthritis Zeckenstiche signifikant häufiger (p<0,01) angegeben worden. Der Beginn der Arthritis wies bei diesen Patienten (in einem Fall nicht erinnerlich) ebenso wie bei den Patienten mit Lyme-Arthritis nach ECM und/oder Bannwarth-Syndrom keine besondere jahreszeitliche Häufung auf (Abb. 32).

Ansonsten ergab die Anamnese bei 2 Patienten mögliche Hinweise auf Allgemeinsymptome der Lyme-Borreliose (Fieber sowie Fieber und Rückenschmerzen), die 3 Wochen (A_{18}) bzw. eine Woche (A_{11}) vor der Arthritis aufgetreten waren. Gleichzeitig mit einer ersten Kniegelenkschwellung hatte ein Patient (A_{13}) über einen Tag 39°C Fieber. Anamnestisch waren bei all diesen Patienten keine differentialdiagnostisch relevanten Hinweise auf eine andere Genese der Arthritis vorhanden, auch ergab die klinische Untersuchung keinen sicheren Anhalt für eine andere entzündlich rheumatische Erkrankung bzw. eine Systemerkrankung, die eine Arthritis zur Folge hätte haben können. Kardiale Symptome im Sinne einer Myokarditis waren anamnestisch nicht vorhanden, auch aktuell fand sich hierfür kein entsprechender Befund.

Gelenkmanifestationen: Befallsmuster und Verlauf

Arthralgien. Wandernde und attackenförmig auftretende Arthralgien bzw. Fersenschmerzen von jeweils nur tagelanger Dauer wurden von 7 Patienten beschrieben. Bei 2 dieser Patienten traten Arthralgien 3 bzw. 8 Wochen vor der Arthritis auf und klangen mit dem Beginn der Arthritis ab. Bei den übrigen 5 Patienten traten Arthralgien gleichzeitig mit der Arthritis auf (n = 2) oder alternierten mit intermittierenden Arthritiden (n = 3). Wie bei der „klassischen" Lyme-Arthritis waren auch bei diesen 7 Patienten am häufigsten das Schultergelenk (6 Patienten) befallen, gefolgt von Knie-, Hand- und Fingergelenken (je 2 Patienten), Ellenbogen-, Kiefer-, Sternoklavikular-, Hüft- und Zehengelenken (je 1 Patient). Über Fersenschmerzen zu Beginn der Arthritis klagte ein Patient.

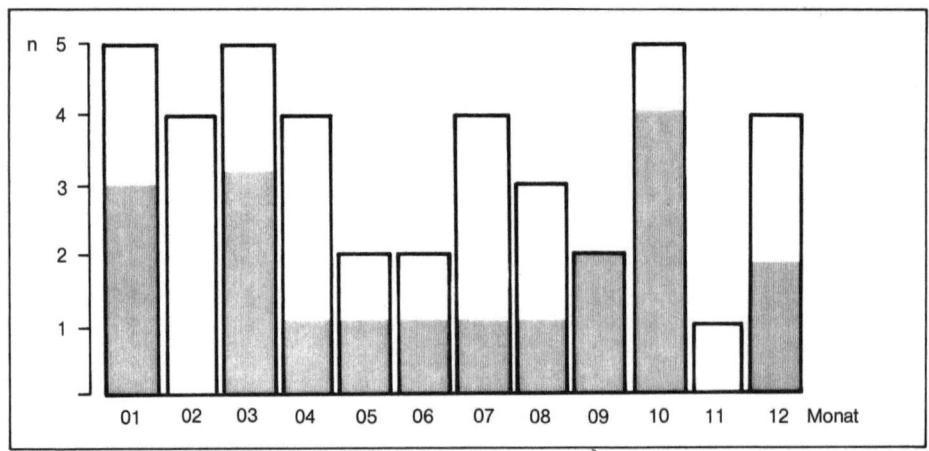

Abb. 32. Jahreszeitliche Verteilung des Beginns der Arthritis bei Patienten mit ausschließlich serologisch diagnostizierter Lyme-Arthritis im Vergleich zur „klassischen" Lyme-Arthritis (grau)

Tabelle 23. Charakteristika der serologisch diagnostizierten Lyme-Arthritis im Vergleich zur „klassischen" Lyme-Arthritis

	Serologisch diagnostizierte Lyme-Arthritis (n = 23) §		„klassische" Lyme-Arthritis (n = 19) †
Beginn			
monartikulär	21		15
oligartikulär	1		2
polyartikulär	–		1
Daktylitis	1		1
Verlauf			
intermittierend *	19		18
primär chronisch	4		1
sekundär chronisch	2		2
Befallsmuster			
Monarthritis	18		10
Oligarthritis	5		8
Polyarthritis	–		1
Daktylitis	4		6
Gelenkbefall			
gleichzeitig (n)	1–3 (1) #		1–4 (1)
kumulativ (n)	1–8 (1)	$P < 0,01$	1–9 (3)
Kniegelenk	19		14
Sprunggelenk	4		8
Handgelenk	4		5
Zehengelenke	2		5
Ellenbogengelenk	1		4
Fingergelenke	3		4
Mittelfußgelenke	1		2
Sternoklavikulargelenk	1		–
Hüftgelenk	1		–
Fersenschwellung	1		2
Baker-Zysten	7/13		4/6

§ Zeit seit Krankheitsbeginn: 7–54 Monate (Median 23 Monate, gesamt 538 Monate); 6 Patienten mit manifester Arthritis Ende 1986
† Zeit seit Krankheitsbeginn: 3–116 Monate (Median 27 Monate, gesamt 627 Monate)
* inklusive der Patienten mit bisher einmaligem Schub einer Arthritis
# Werte in Klammern = Median

Arthritiden. Die Charakteristika des Krankheitsbeginns, Befallsmusters und Krankheitsverlaufes der Arthritis sind in Tabelle 23 zusammengefaßt und werden hier mit den Beobachtungen bei Patienten mit „klassischer" Lyme-Arthritis verglichen. Auch die nur serologisch diagnostizierte Lyme-Arthritis stellte sich überwiegend als intermittierend verlaufende Mon- oder Oligarthritis dar; attackenartig auftretende Arthritiden von einer Dauer zwischen 4 Tagen und 4 Monaten wechselten mit Remissionsphasen von 1 Tag bis zu 19 Monaten, wobei bis zu 7 Attacken bei einem Patienten auftraten. Nur vereinzelt war der Krankheitsverlauf primär oder sekundär chronisch. Im Vergleich zu den Patienten mit „klassischer" Lyme-Arthritis zeigte sich somit bei den lediglich serologisch diagnostizierten Lyme-Arthritiden ein übereinstimmendes klinisches Bild, d. h. es fanden sich bis auf eine Ausnahme keine signifikanten Unterschiede in bezug auf Verlauf und Gelenkbefallsmuster. Nur die kumulative Anzahl betroffener Gelenke war bei den nur serologisch diagnostizierten Fällen signifikant niedriger (p<0,01). Auch fand sich bei Patienten mit ausschließlich serologisch diagnostizierter Lyme-Arthritis ein Befall des Sternoklavikular- (A_{11}) und Hüftgelenkes (A_{19}), welcher bei Patienten mit „klassischer" Lyme-Arthritis nicht beobachtet wurde.

Laborbefunde

Bei dem Vergleich der Laborbefunde von Patienten mit serologisch diagnostizierter Lyme-Arthritis und von Patienten mit „klassischer" Lyme-Arthritis ergab sich kein signifikanter Unterschied. In Tabelle 24 erfolgt eine Gegenüberstellung der Häufigkeit der wichtigsten als pathologisch erachteten Befunde.

Die BSG variierte zwischen 4 und 67 mm/h (Median 18 mm/h). Die maximale Leukozytenzahl betrug 11 800/µl. Zwei der Patienten mit einer Leukozytenzahl von >10000/µl hatten 5 Stabkernige und zwei Patienten mit normaler Leukozytenzahl hatten 10 bzw. 12 Stabkernige im Differentialblutbild. Auch bei diesen Patienten zeigte das rote Blutbild keine Besonderheiten. Die Eisenspiegel waren in 8 Fällen unterhalb der Norm. Die erhöhten IgM-Spiegel im Serum lagen zwischen 299 und 960 mg/dl (Median 339 mg/dl). Bei der Bestimmung der Serum-IgG- und Serum-IgA-Spiegel zeigten sich keine Normabweichungen. Im Waaler-Rose-Test ergaben die Rheumafaktoren bei 4 Patienten Titer zwischen 8 und 64 ($x_G = 19$). Bei keinem der 23 Patienten fanden sich Zellkernantikörper. Die bei 10 Patienten im C1q-Bindungstest nachgewiesenen zirkulierenden Immunkomplexe (>10% Bindung) waren von geringer Quantität (11–38% Bindung, Median 17,5%). Auch die Kryoglobulinbestimmungen ergaben nur gering über der Norm liegende Werte (81–161 µg/dl Protein, Median 93 µg/dl). Die Serum-Komplementspiegel C3 und C4 lagen in allen 16 untersuchten Seren im Normbereich. Vier der 23 Patienten ($A_{1,5,6,7}$) hatten das Histokompatibilitätsantigen HLA B27, serologische Untersuchungen bei diesen Patienten ergaben keinen Hinweis auf eine kürzlich abgelaufene Salmonellen- oder Yersinien-Infektion.

Tabelle 24. Vergleich relevanter Laborbefunde bei ausschließlich serologisch diagnostizierter Lyme-Arthritis und „klassischer" Lyme-Arthritis

	nur Arthritis (n = 23)	„klassische" Lyme-Arthritis (n = 19)
BSG ⩾ 20 mm/h	10	7
Leukozytose	4	5
Linksverschiebung	4	2
IgM > 280 mg/dl	7/19	4/18
Rheumafaktoren	4	3
Immunkomplexe > 10% Bindung	10/16	7/15
Kryoglobuline >80 µg/dl	5/19	5/17

Synoviaanalysen wurden bei 8 Patienten durchgeführt. Die Zellzahlen der Punktate betrug zwischen 1500 und 35000/µl (Median 7200/µl), wobei der relative Anteil der Granulozyten von 25 bis 90% (Median 76%) ausmachte. Der Proteingehalt der Punktate variierte zwischen 3,9 und 5,4 g/dl (Median 5,2 g/dl). Alle untersuchten Punktate wiesen eine verminderte Viskosität auf, Rheumafaktoren konnten in einem Punktat nachgewiesen werden.

Röntgenbefunde

Die Röntgenaufnahmen des Thorax ergaben bei keinem der Patienten Hinweise auf hiläre Lymphknotenvergrößerungen bzw. Befunde im Sinne einer Sarkoidose.

Pathologische Röntgenbefunde im Bereich befallener Gelenke fanden sich bei insgesamt 5 der 23 Patienten. In 2 Fällen ($A_{6, 16}$) war nach 7 bzw. 6 Monate persistierender Gonarthritis eine gelenknahe fleckige Osteoporose sichtbar. Nach chronischer Gonarthritis von 14 Monaten Dauer zeigte sich in einem Fall (A_1) neben gelenknaher Osteoporose eine diskrete Gelenkspaltverschmälerung sowie eine marginale Usur des medialen Tibiaplateaus (Abb. 33). Bei dem gleichen Patienten kam es auch (nach Kniegelenksynovektomie) zu einer entzündlichen Fersenschwellung, und nach 3monatiger Persistenz der Symptomatik stellten sich röntgenologisch arrosive Läsionen des Kalkaneus dar (Abb. 34). Eine marginale Usur des medialen Tibiaplateaus wie bei dem letztgenannten Patienten trat bei

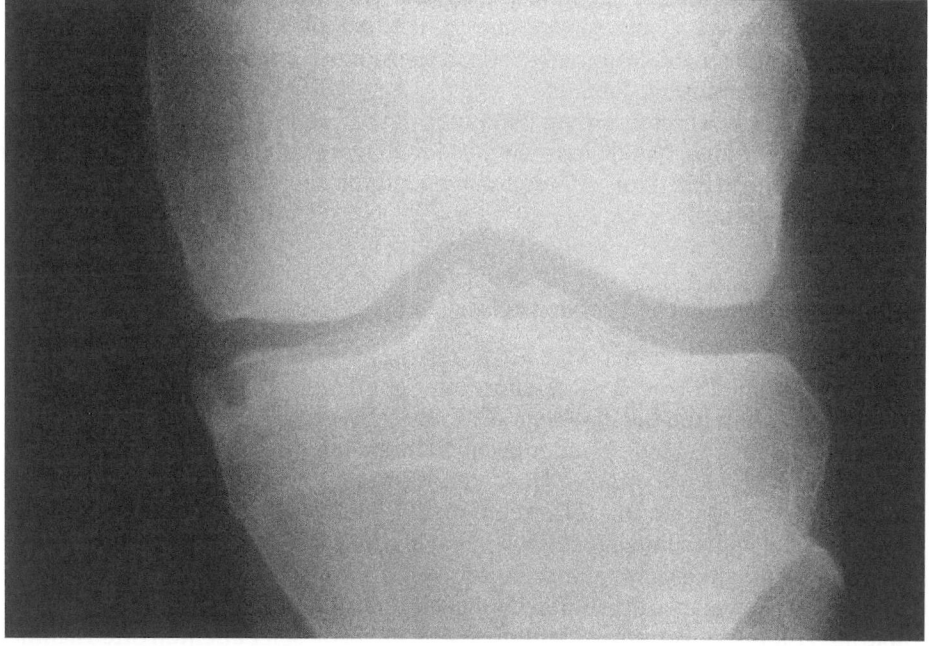

Abb. 33. Marginale Usur des Tibiaplateaus nach 14monatigem Kniegelenkbefall

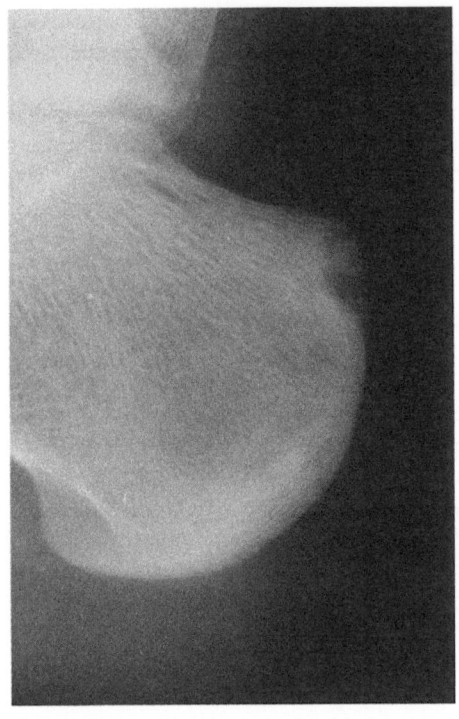

Abb. 34. Arrosion des Kalkaneus nach 3monatiger Fersenschwellung

einem weiteren Patienten (A $_4$) nach 3jähriger chronischer Gonarthritis auf. Bei einem Patienten (A $_{14}$) mit chronischer Daktylitis eines Zeigefingers ergab die Röntgenaufnahme nach 14monatiger Krankheitsdauer Zeichen einer Mineralsalzminderung des gesamten Fingers.

Szintigraphisch war bei einem Patienten (A $_{14}$) eine sichere Differenzierung zwischen einem ausschließlichem Befall der Fingergelenke im Strahl und einer Daktylitis möglich, die Abb. 35 zeigt den entzündlichen Befall auch des interartikulären Gewebes.

Differentialdiagnostische Problemstellungen

Trotz der numerisch hohen Spezifität der Serodiagnostik der Lyme-Arthritis ergaben sich bei 12 von 35 Patienten mit signifikanten Antikörpern gegen B. burgdorferi differentialdiagnostische Problemstellungen.

Bei 5 Patienten (A $_{a,b,d,f,i}$) war aufgrund der Anamnese, der aktuellen klinischen Symptomatik (Podagra, Knie-, Hand- und Sprunggelenkarthritis) und erhöhter Harnsäurewerte im Serum differentialdiagnostisch an eine Gichtarthritis zu denken. In den Fällen mit palpablem Gelenkerguß wurde eine Punktion abgelehnt. Bei 2 dieser Patienten wurden im weiteren Verlauf rezidivierende, akut auftretende Großzehengrundgelenkarthritiden beobachtet, nachdem sie eigenständig die Therapie mit Allopurinol abgesetzt hatten; auch war bei diesen Patienten offensichtlich ein erheblicher Alkoholabusus anfallsauslösend.

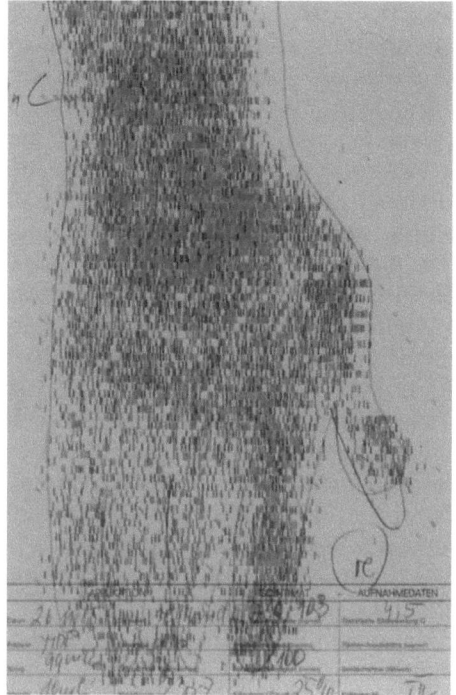 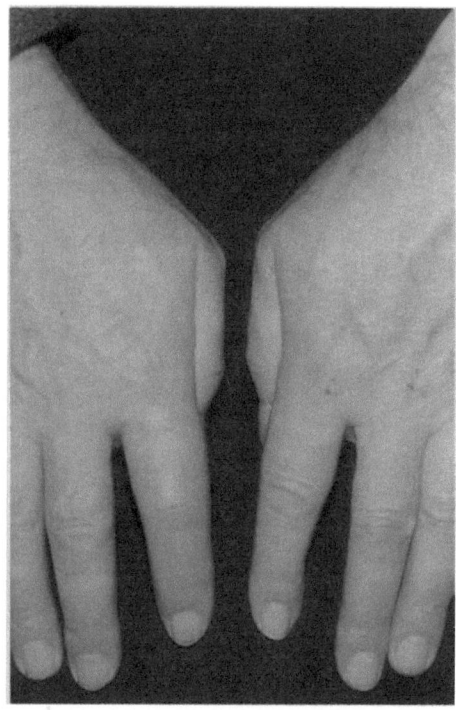

Abb. 35. Szintigraphisches Bild (a) einer Daktylitis mit entsprechendem klinischen Befund (b)

Ein Patient (A $_e$) stellte sich mit einer diffusen Schwellung der Zehen II–IV (Daktylitis) des linken Fußes vor. Die klinische Untersuchung des Patienten zeigte ferner eine Psoriasis vulgaris, so daß trotz signifikanter Antikörper gegen B. burgdorferi in allen durchgeführten Tests auch die Diagnose einer Arthritis psoriatica möglich war.

Der polyartikulär symmetrische und chronische Befall von Hand-, Fingergrund- und Fingermittelgelenken bei einem Patienten (A $_k$) ließ differentialdiagnostisch eher an eine chronische Polyarthritis denken.

Wandernde Arthralgien und intermittierende Mon- und Oligarthritiden mit Befall von Knie-, Hand- und Sprunggelenken sowie einzelnen Fingergelenken waren in Verbindung mit signifikanten Antikörpern gegen B. burgdorferi bei einem 43jährigen Patienten (A $_c$) mit der Diagnose Lyme-Arthritis vereinbar. Nach insgesamt 6monatiger Dauer rezidivierender Gelenksymptome trat eine tiefe Beinvenenthrombose auf. Seither bestanden auch Symptome im Sinne eines Sjögren-Syndroms. Bei der ersten Untersuchung fanden sich auch Antikörper gegen Doppelstrang-DNA, womit die Diagnose eines Lupus erythematodes anzunehmen war. Im weiteren Verlauf kam es dann auch zu einer bioptisch gesicherten Glomerulonephritis. Unter immunsuppressiver Therapie (Kortikosteroide und Cyclophosphamid) traten keine weiteren Gelenksymptome auf.

Eine Patientin (A₁) wurde wegen Fieber (39°C), schwerem Krankheitsgefühl sowie einer Karpal- und Kniegelenkarthritis in einem auswärtigen Krankenhaus stationär aufgenommen. Neben einer BSG-Beschleunigung von 62 mm/h hatten die Laboruntersuchungen noch eine Leukozytose (12000/µl) mit Linksverschiebung (23 Stabkernige) ergeben. Die Behandlung erfolgte zunächst unter der Verdachtsdiagnose einer Kollagenose mit Kortikosteroiden. Bei Zunahme der Gelenksymptomatik und rezidivierenden Fieberschüben wurde dann nach 14 Tagen eine parenterale antibiotische Therapie begonnen (Aminoglykoside und Penicillin), worunter sich die klinische Symptomatik schnell besserte. Nach Entlassung aus stationärer Behandlung hatte die Patientin lediglich noch Schmerzen im Handgelenk. Bei der ambulanten Untersuchung 5 Monate nach Krankheitsbeginn zeigte sich eine teigige Schwellung des rechten Handgelenkes. Röntgenologisch fanden sich im Bereich des rechten Handgelenkes und der Handwurzel Zeichen einer entzündlichen Destruktion mit Osteoporose, Gelenkspaltverschmälerung und Usurierungen. Die Laborbefunde ergaben außer dem Befund von Antikörpern gegen B. burgdorferi (nur im ELISA) keine Normabweichungen. Letztlich war aufgrund der uns zur Verfügung stehenden Informationen nicht auszuschließen, daß es sich um eine septische Arthritis gehandelt hat. Für die Diagnose einer infektiösen (septischen) Arthritis sprach vor allem das schnelle Auftreten röntgenmorphologischer Befunde einer destruierenden Arthritis.

In 3 weiteren Fällen (A $_{g, h, j}$) mit serologischen Befunden einer möglichen Lyme-Borreliose lag zwar ein Gelenkbefall vor, der mit der Diagnose einer Lyme-Arthritis vereinbar gewesen wäre, jedoch stellten sich diese Patienten nur kurzfristig vor. Die differentialdiagnostisch erforderlichen Untersuchungen insbesondere zum Ausschluß einer anderen Form einer infektbedingten (z. B. reaktiven) Arthritis konnten nicht vollständig durchgeführt werden, auch waren keine ausreichenden Informationen über den weiteren Krankheitsverlauf erhältlich.

2.3.3 Erythema chronicum migrans

Die wichtigsten klinischen Aspekte der 10 Patienten, die sich mit einem ECM vorstellten, sind in Tabelle 25 dargestellt. Alle Erkrankungsfälle waren in den Monaten zwischen Mai und September aufgetreten. Die Latenzzeit von erinnerlichen Zeckenstichen (n=8) bis zum Beginn der Hauterscheinungen betrug zwischen 2 Tagen und 2 Wochen (Median 1 1/2 Wochen).

Hinweise auf kardiale Manifestationen der Lyme-Borreliose fanden sich bei keinem dieser Patienten.

In der Tabelle 26 werden relevante Laborbefunde, die vor dem Beginn einer antibiotischen Therapie erhoben worden waren, zusammengefaßt. Bemerkenswert sind Anamnese und klinischer Befund einer Patientin, deren Kasuistik im folgenden dargestellt wird.

Kasuistik

Anamnese. 55jährige Patientin (ECM₁), Zeckenstich an der II. Zehe des rechten Fußes (September 1985). Nach Entfernung der Zecke einige Tage Juckreiz an der Stichstelle, 2 Wochen später Schwellung und Rötung zunächst nur der II. Zehe und innerhalb weniger Tage auch des

Tabelle 25. Symptome und Befunde bei Patienten mit ECM (n = 10)

	n
ECM	
ringförmig	6
homogen	2
zentral livide	2
Lokale Symptome	
Pruritus	2
Hyperpathie	1
Allgemeinsymptome	
Müdigkeit	4
Arthralgien (wandernd)	2
Rückenschmerzen	1
Fieber	1
Kopfschmerzen	1
Halsschmerzen	1
Lymphadenopathie (regional)	1

Tabelle 26. Laborbefunde bei Patienten mit ECM

	Untersuchungen (n)	Pathologische Befunde (n)
BSG > 20 mm/h	8	–
Leukozytose	8	1 (10200/µl)
Linksverschiebung	8	2 (5 bzw. 8 Stabkernige)
Serum-IgM > 280 mg/dl	5	1 (437 mg/dl)
Serum-IgG > 1800 mg/dl	5	2 (2260 bzw. 2040 mg/dl)
Serum IgA > 450 mg/dl	5	–
Kryoglobuline > 80µg/ml	7	2 (96 bzw. 97 µg/ml)
Immunkomplexe	5	–

gesamten Vorfußes. Wegen dieser nicht schmerzhaften Schwellung Überweisung mit der Verdachtsdiagnose Lyme-Arthritis. Weitere Anamnese: im März des gleichen Jahres rechtsseitige periphere Fazialisparese.

Befunde. Diffuse „wurstförmige" Schwellung und livide Verfärbung aller Zehen des rechten Fußes (insbesondere der II. Zehe); Schwellung und Hautverfärbung auch über dem gesamten Fußrücken bis zur Mitte des Unterschenkels, hier scharf begrenzter Randsaum (Abb. 36). Rechtsseitige periphere Fazialisparese. Erste serologische Untersuchung: keine IgM-Antikörper gegen B. burgdorferi, spezifische IgG-Antikörper im IFT (Titer ≥256), jedoch nicht im IFT-Abs. Kultivierung von Borrelien aus einer vom Fußrücken entnommenen Hautbiopsie. Histologie: subepidermal gelegenes Lymphozyteninfiltrat mit vorwiegend perivaskulärer Verteilung; kein Nachweis von Spirochäten in der Silberfärbung modifiziert nach Dieterle (220) sowie in der Silberfärbung nach Levaditi (253). Serologische Verlaufskontrollen: Anstieg spezifischer IgG-Titer im IFT-Abs (siehe Tabelle 15).

Kommentar. Das Fehlen spezifischer IgM-Antikörper ließ bei dieser Patientin insbesondere in Anbetracht der vorausgegangenen Fazialisparese an eine Reinfektion denken. Die Anamnese des kürzlich erfolgten Zeckenstiches und der Anstieg spezifischer Antikörper gestatteten eine Differenzierung gegenüber einer initialen ACA, die aufgrund des klinischen Bildes sowie der vorausgegangenen Fazialisparese differentialdiagnostisch zu erwägen gewesen wäre. Aus rheumatologischer Sicht wäre zumindest der klinische Befund an den Zehen mit einer Daktylitis, wie sie bei Lyme-Arthritiden gesehen wurde, vereinbar gewesen.

Bei 2 Patienten, die wegen Arthralgien und die Frage eines möglichen Zusammenhanges mit einem jeweils 3 Jahre vorausgegangenen und mit Penicillin behandelten ECM überwiesen worden waren, erklärten sich die Gelenksymptome durch arthrotische Befunde bzw. durch statische Beschwerden bei Fußdeformitäten.

2.3.4 Acrodermatitis chronica atrophicans

Bei 3 (ACA $_{1, 4, 9}$) der 8 Patienten, bei denen die Diagnose ACA gestellt wurde, stand der Hautbefund nicht in Zusammenhang mit dem Grund der Überweisung. Zwei Patienten (ACA $_{5, 7}$) wurden mit der Verdachtsdiagnose einer Angiopathie überwiesen. Bei den übrigen 3 Patienten erfolge die Überweisung wegen Schmerzen, die für ein Symptom einer rheumatologischen Erkrankung gehalten wurden (ACA $_{1, 3, 6}$).

Die Zeit von erinnerlichen Zeckenstichen bei 4 Patienten bis zum wahrscheinlichen Beginn der ACA betrug zwischen 2 und maximal 5 Jahren und die Zeit vom Beginn der Hauterscheinungen bis zur Diagnosestellung zwischen 1 und 10 Jahren (Median 3,5 Jahre). Anamnestische Hinweise auf andere, der ACA vorausgegangenen möglichen Krankheitsmanifestationen einer Lyme-Borreliose fanden sich in

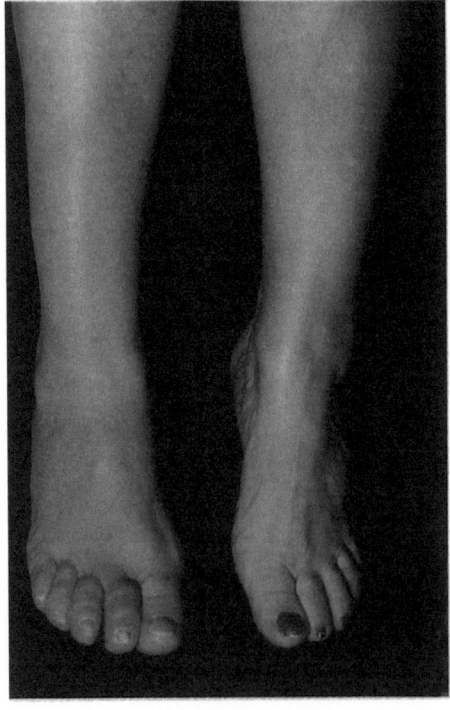

Abb. 36. „Wurstförmige" (Daktylitis-ähnliche) Zehenschwellung bei einem von der II. Zehe ausgehenden ECM mit Randsaum in der Mitte des Unterschenkels

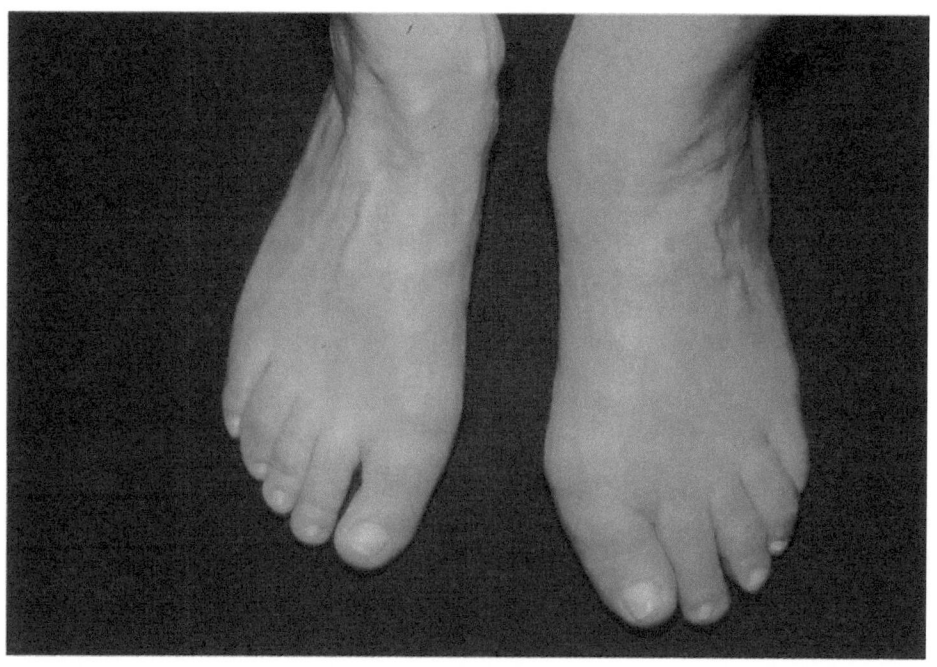

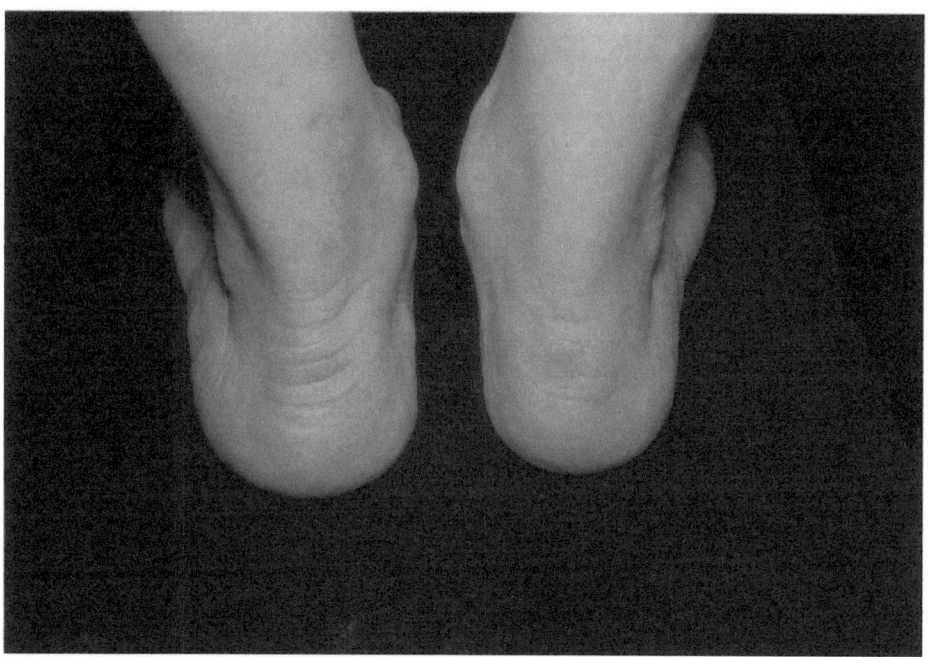

Abb. 37. Verbreiterung des linken Vorfußes mit „wurstförmiger" Zehenschwellung (a) und Fersenschwellung bei einer Patientin mit ACA

3 Fällen (ausführlichere Beschreibungen in den nachfolgenden Kasuistiken): Arthritis (ACA $_2$), ECM (ACA $_3$) und Bannwarth-Syndrom (ACA $_8$).

Bei 7 Patienten war jeweils nur eine Extremität betroffen, in einem Fall (ACA $_5$) fand sich ein ausgeprägter Befall beider Arme und beider Beine. Die Hautmanifestationen waren jeweils über der Streckseite von Gelenken akzentuiert, Akren waren dagegen meist ausgespart. Beim Befall des Unterarms bei 4 Patienten war in 3 Fällen ein typischer Ulnarstreifen sichtbar. Juxtaartikuläre subkutane Knoten bzw. plattenförmige Indurationen (bis 5 cm im Durchmeser) über Ellenbogen (n=2) und Kniegelenk (n=1) konnten bei 3 Patienten beobachtet werden. Neben all diesen als charakteristisch beschriebenen Befunden einer ACA fiel bei 2 Patientinnen, bei denen die Streckseite des Vorfußes betroffen war, eine massive Verbreiterung des gesamten Vorfußes auf, die sich bis zur Ferse erstrecke und das Bild einer Fersenschwellung hervorrief (Abb. 37). Diese Gewebsvermehrung war jeweils von weicher, schwammiger Konsistenz und bei Palpation nicht schmerzhaft, sie verursachte jedoch einer Patientin Probleme beim Tragen von Schuhen.

Beschwerden infolge der ACA waren in 2 Fällen durch eine Neuropathie (ACA $_{1,3}$) bedingt. Eine Patientin (ACA $_6$) klagte über Schmerzen im Ellenbogengelenk unter befallener Haut; klinisch und radiologisch zeigte sich jedoch, wie auch bei allen übrigen Patienten, kein pathologischer Gelenkbefund.

Histologische Untersuchungen der auch zum Zweck der Erregerisolation entnommenen Hautbiopsien (ACA $_{1-5}$) zeigten jeweils ein bandförmiges, insbesondere perivaskulär betontes entzündliches Infiltrat aus Lymphozyten, Plasmazellen und Histiozyten; Zeichen der Hautatrophie fanden sich nur in 2 Fällen. Silberfärbungen (zur Methodik siehe Kasuistik ECM $_1$) ergaben keinen Anhalt für Spirochäteninfiltrate.

Die erhobenen Laborbefunde sind in der Tabelle 27 zusammengefaßt.

Kasuistiken

ACA $_1$ (78 Jahre, w.). Seit 1 Jahr Kribbeln der rechten Hand, seither auch leichte Schwellung und Rötung der Hand. Neurologische Untersuchung (EMG): im Thenar rechts geringgradig chronisch neurogene Veränderungen. Überweisung mit der Fragestellung Kollagenose oder Sudeck-Syndrom. Befunde: diskrete Schwellung des rechten Handrückens und diffuse rötlich-livide

Tabelle 27. Laborbefunde bei Patienten mit ACA

	Untersuchungen (n)	Pathologische Befunde (n)
BSG > 20 mm/h	8	3 (24, 31, 82* mm/h)
Leukozytose	8	–
Linksverschiebung	8	–
Zellkernantikörper	8	–
Rheumafaktoren	8	2 (Titer 1:8)
Immunkomplexe	5	2 (19 und 58%)
Kryoglobuline	6	1 (97 µg/dl)
IgM > 280 mg/dl	7	5 (339–425 mg/dl)
IgG > 1800 mg/dl	7	1 (2650 mg/dl)
IgA > 450 mg/dl	7	3 (460–603 mg/dl)

* Zweiterkrankung Mammakarzinom

Verfärbung, streifenförmige Rötung („Ulnarstreifen") bis zum Ellenbogen. Zeckenstich nicht erinnerlich. (Nebenaspekte: Seit Jugend Raynaud-Syndrom; klinisch sklerosierte, unverschiebliche Haut der Finger beidseits, straffe Haut über der Nasenwurzel, Teleangieaktsien im Gesicht, Mikrostomie und periorale Hautfältelung; röntgenologisch basale Lungenfibrose, funktionsszintigraphisch Störung der Ösophagusmotilität; Befunde vereinbar mit systemischer Sklerodermie).

ACA $_2$ (62 Jahre, w.). Überweisung wegen schmerzhaften Verdickungen von Fingerendgelenken; klinisch und röntgenologisch Befunde einer Fingerpolyarthrose. Ferner livide Verfärbung des rechten Handrückens sowie der Streckseite des gesamten rechten Armes, Betonung der Hautverfärbung über den Fingergrundgelenken. Hautverfärbung schon seit 3 Jahren bemerkt und als Erfrierung interpretiert. Zeckenstich vor etwa 6 bis 8 Jahren, genaue Lokalisation nicht erinnerlich. Zwei Jahre vor der Überweisung akute Kniegelenkschwellung, intraartikuläre Kortikosteroidtherapie, Remission der Gelenksymptomatik nach 10 Wochen.

ACA $_3$ (50 Jahre, w.). Überweisung wegen Schmerzen und livider Verfärbung des linken Beines ungeklärter Genese. Anamnese: im Herbst 1980 in Ungarn mehrere Zeckenstiche; Frühjahr 1981 zentrifugal sich ausbreitendes, scharf begrenztes Erythem am linken Unter- und Oberschenkel; Spontanremission Ende 1981; 1982/83 diffuse Rötung und Schwellung des linken Beines; seit einigen Monaten bohrende Schmerzen in den Zehen. Befunde: diffuse livide Verfärbung des gesamten linken Beines bis zum Gesäß, Haut am Unterschenkel atrophisch glänzend, Schwellung des linken Beines, prätibiale Ödeme links, Teleangiektasien und Besenreiservarikosis links; die Ferse und der gesamte linke Vorfuß sind verbreitert (siehe Abb. 37) und von weicher, schwammiger Konsistenz. Dopplersonographie der Beinvenen: Klappeninsuffizienz der V. poplitea und der Vv. perforantes links. Neurologische Konsiliaruntersuchung: Neuropathie des linken Beines mit besonderer Affektion des N. tibialis.

ACA $_8$ (53 Jahre, w.). Überweisung wegen Hypertonie. Nebenaspekte bei der Anamnese: Blauverfärbung des rechten Fußes seit etwa 10 Jahren, multiple Abklärungsversuche bislang ohne Ergebnis; Zeckenstich nicht erinnerlich; vor 10 Jahren Fazialisparese (den ersten Hauterscheinungen in einem nicht mehr genau erinnerlichen Zeitabstand vorausgegangen). Untersuchungsbefund: livide-rötliche Haut über dem rechten Vorfuß, perimalleolär und im Bereich des distalen Drittels der Unterschenkelstreckseite; am Vorfuß ist die Haut gefältet, dünn und glänzend.

Bei 2 Patienten (ACA $_{9, 10}$), die mit einer bereits diagnostizierten und antibiotisch behandelten ACA (jeweils des Handrückens) überwiesen worden waren, war kein Zeckenstich bekannt, auch gab es keine anamnestischen Anhaltspunkte für andere Manifestationen einer Lyme-Borreliose. Die bei einem der Patienten (ACA $_{10}$) nach Beginn der Behandlung der ACA aufgetretenen bewegungsabhängigen Schmerzen in einem Schultergelenk waren als Folge degenerativer Gelenkveränderungen zu deuten.

2.3.5 Bannwarth-Syndrom

Die Anamnesen und Untersuchungsbefunde der Patienten, bei denen die Diagnose Bannwarth-Syndrom vermutet bzw. gesichert wurde, werden in den folgenden Kasuistiken dargestellt. Aus diesen Beschreibungen gehen auch die Gründe für die verschiedensten diagnostischen Irrwege hervor.

Kasuistiken

BS₁ (61 Jahre, w.). Zeckenstich 8/84 Innenseite des rechten Oberarmes; einige Tage später zentrifugal sich ausbreitendes Erythem mit zentraler Blauverfärbung, Dauer einige Tage. Wenige Tage nach Abblassen des Erythems heftige Schmerzen in der rechten Schulter und im rechten Arm (inbesondere nachts); ambulante neurologische Untersuchung ohne pathologischen Befund. Nach 10tägiger Dauer der Symptomatik plötzlich Verwirrtheitszustände mit Amnesie; stationäre Einweisung in ein auswärtiges Krankenhaus, dort Ausschluß FSME, Diagnosen: funktionelles Kollaps-Syndrom, V. a. vertebragene Beschwerden oder beginnendes Karpaltunnel-Syndrom (aufgrund neurologischer Konsiliaruntersuchung). Nach Entlassung aus stationärer Behandlung Persistenz der Schulter- und Armschmerzen; auf Wunsch der Patientin Überweisung zur rheumatologischen Abklärung. Die Patientin berichtet über eine Schwellung des rechten Ellenbogengelenkes. Untersuchungsbefund: kein Befund i. S. einer Arthritis, Hypästhesie des rechten Armes und der rechten Schulter; Laborbefunde bis auf signifikante IgG-Antikörper gegen B. burgdorferi regelrecht. Überweisung in die Neurologische Klinik der Universität München, dort Bestätigung der Diagnose Bannwarth-Syndrom, parenterale Penicillintherapie, schnelle Remission der neurologischen Symptomatik.

BS₂ (76 Jahre, w.). Zeckenstich 5/83 in Griechenland am rechten Oberschenkel; Tage später großflächiges Erythem, Dauer 4 Wochen; 7/83 insbesondere nächtliche Schmerzen im rechten Bein; Diagnose: Ischialgie, symptomatische Behandlung. 8/84 Überweisung zur Therapie bei bekanntem Diabetes mellitus. Die Patientin klagte weiterhin über vor allem nächtliche neuralgiforme Schmerzen im Bereich der Innenseite des rechten Unterschenkels bis zum medialen Fußrand. Weitere neurologische Untersuchung in auswärtiger neurologischer Klinik; dort unauffälliger Liquorbefund, Diagnose einer sensiblen Polyneuropathie vom axonalen Typ; Suralis-Biopsie: floride Vaskulitis und Perivaskulitis der Vasa nervorum; in der Annahme eines ursächlichen Bannwarth-Syndroms parenterale Penicillin- und Kortikosteroidtherapie, prompte Besserung der Beschwerden.

BS₃ (62 Jahre, m.). Kein Anhalt für Zeckenstich oder ECM; 9/84 Sensibilitätsstörung im linken Arm; seit 1/85 Atrophie der Schultermuskulatur links. 6/85 Vorstellung mit der Frage, ob der Erkrankung eine Lyme-Borreliose zugrunde liegen könnte. Untersuchungsbefund: linksseitige Parese und Atrophie des M. trapezius; Labor: signifikante IgG-Antikörper gegen B. burgdorferi. EKG: kompletter Rechtsschenkelblock (EKG zuletzt vor 10 Jahren angeblich unauffällig). Neurologische Konsiliaruntersuchung in der Neurologischen Klinik der Universität München: Parese des M. trapezius möglicherweise infolge Bannwarth-Syndrom; die zur weiteren Abklärung vorgeschlagenen Untersuchungen hat der Patient nicht durchführen lassen.

BS₄ (49 Jahre, w.). 6/85 Zeckenstich im Nacken; FSME-Impfung durch den Hausarzt; 4 Wochen später Erythem bis zum Gesicht wandernd, lokaler Juckreiz und Brennen, Spontanremission des Erythems nach etwa 1 Woche; Persistenz der Parästhesien im Gesicht, neurologische Untersuchung: V. a. Trigeminusneuralgie. 8/85 heftige Schulter- und Armschmerzen beidseits, Schmerzen insbesondere nachts unerträglich; V. a. Lyme-Arthritis. Untersuchung 11/85: klinisch kein pathologischer Gelenkbefund, Skelettszintigramm regelrecht; orientierende neurologische Untersuchung: Überempfindlichkeit der Haut an beiden Unterarmen sowie des Kinnes und der Wange links; signifikante IgG-Antikörper gegen B. burgdorferi. Weitere auswärtige neurologische Betreuung, Mitteilung einer spontanen Besserung der Symptome über Monate.

BS₅ (52 Jahre, m.). Zeckenstiche öfters in der Jugend; seit vielen Jahren rezidivierende Lumboischialgen. 8/85 Nachtschweiß, Husten, schweres Krankheitsgefühl; 9/85 Schmerzen rechts, computertomographische Untersuchung ohne Hinweis auf Diskusprolaps. 12/85 intermittierend auftretende Hypästhesie im Bereich Th4, Blasenentleerungsstörung. Stationäre Aufnahme in auswärtiger neurochirurgischer Klinik. Liquor: 1115/3 Zellen, Eiweiß 126 mg/dl. Aufgrund nicht näher beschriebener myelographischer Befunde in Höhe L4/L5 und L5/S1 Operation, hierbei lediglich Nachweis „knöcherner Spinalstenosen" und „Vorwölbung des Diskus" (L4/L5). Erneute Liquoranalyse: 1170/3 Zellen, Eiweiß 272 mg/dl. Am 6. postoperativen Tag periphere Fazialisparese rechts, jetzt durch hinzugezogenen Neurologen Diagnose Bannwarth-Syndrom und par-

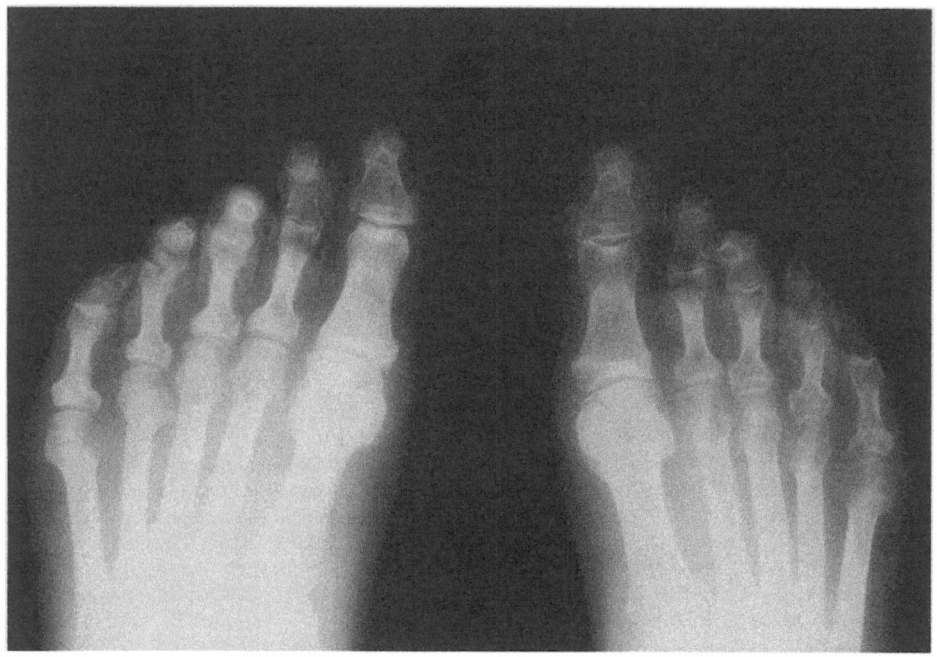

Abb. 38. Diffuse Vorfußosteoporese rechts bei residualer Polyneuropathie infolge eines Bannwarth-Syndroms

enterale Penicillintherapie. Daraufhin Rückbildung der Fazialisparese und der radikulären Symptome, aber Persistenz von brennenden Schmerzen im rechten Vorfuß. 1/86 röntgenologisch fleckförmige Entkalkungen im Bereich der Zehengrundgelenke rechts. 9/86 skelettszintigraphische Untersuchung unauffällig. Überweisung mit der Frage, ob die Schmerzen durch eine Lyme-Arthritis bedingt sind. Klinisch kein Anhalt für Arthritis, strumpfförmige Hypästhesie am rechten Fuß i. S. einer residualen Polyneuropathie. Röntgenbefund: diffuse Vorfuß- und Mittelfußosteoporose rechts (Abb. 38).

2.3.6 Zusammenfassung aller klinischen Manifestationen

Die aufgrund der Anamnese anzunehmenden sowie die klinisch und/oder serologisch gesicherten Krankheitsmanifestationen der Lyme-Borreliose bei den hier beschriebenen Patienten werden in Abb. 39 zusammengefaßt.

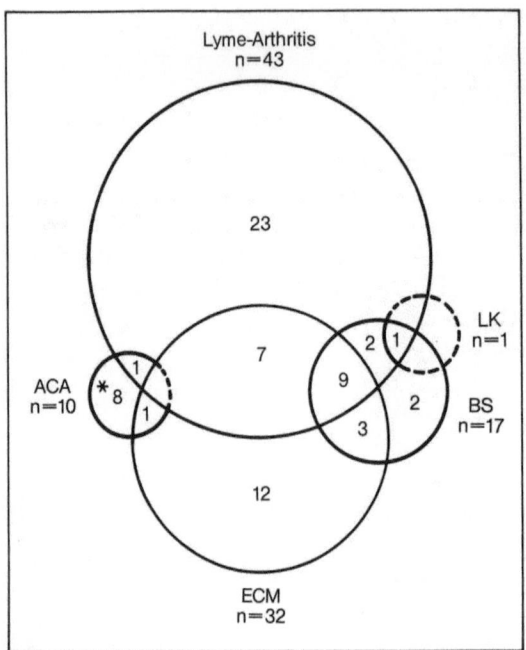

Abb. 39. Anamnestisch wahrscheinliche sowie klinisch und/oder serologisch gesicherte Manifestationen der Lyme-Borreliose aller Patienten (n=69). BS=Bannwarth-Syndrom, LK=Lyme-Karditis (* in einem Fall war der ACA eine Fazialisparese vorausgegangen)

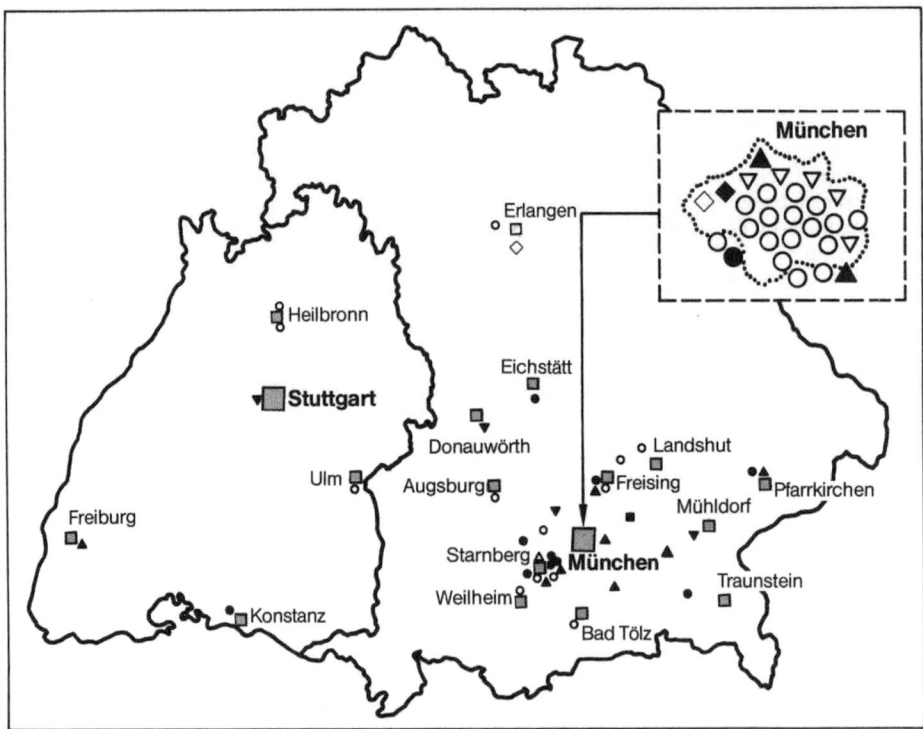

Abb. 40. Infektionsorte (geschlossene Symbole) oder Wohnorte (offene Symbole) der Patienten mit Lyme-Arthritis (●/○), ECM (▲/△), ACA (▼/▽) und Bannwarth-Syndrom (◆/◇)

2.4 Epidemiologie: Infektions- bzw. Wohnorte der Patienten

Aus der Abb. 40 ist der jeweilige Infektionsort (Ort, an dem der für die Erkrankung wahrscheinlich ursächliche Zeckenstich erfolgte) oder, falls dieser nicht bekannt war, der Wohnort der Patienten in Bayern und Baden-Württemberg zu ersehen. Ferner war von je einem Patienten mit Lyme-Arthritis, ECM, Bannwarth-Syndrom und ACA ein der Krankheitssymptomatik vorausgegangener Zeckenstich außerhalb von Süddeutschland (in der Umgebung von Köln, Kärnten, Ungarn und Griechenland) bemerkt worden.

2.5 Therapie

Im folgenden werden insbesondere die Therapieerfahrungen mit verschiedenen Antibiotika sowie auch mit Antiphlogistika und Synovektomien bei der Lyme-Arthritis ausgeführt. Auch die antibiotische Behandlung der Patienten mit ECM und ACA wird dargestellt.

2.5.1 Therapie der Lyme-Arthritis

Orale antibiotische Therapie

Der Versuch einer oralen Penicillintherapie mit Penicillin V (4 x 1,5 Mega/die) wurde bei 12 Patienten unternommen (Tabelle 28), wobei in 7 Fällen die Therapie als unwirksam erachtet wurde, da es nach Beendigung der Therapie zu Rezidiven kam bzw. die Arthritis mehr als 3 Monate persistierte. Bei 4 Patienten kam es während ($A_{7, 11, 13}$) oder innerhalb von 2 Monaten nach der Therapie (LA_8) zu einer Remission der Arthritis, diese Patienten sind seither (12–14 Monate) asymptomatisch. In einem Fall (A_{16}) wurde die Therapie erst nach Spontanremission der Arthritis wegen heftiger Arthralgien begonnen, die Arthralgien persistieren jedoch noch 6 Monate nach Beendigung der Therapie. Nebenwirkungen (bis auf geringe Diarrhoen in einem Fall) wurden unter der oralen Penicillintherapie nicht beobachtet).

Bei einem Patienten (LA_{17}) waren schon auswärtig kurz nach Beginn der Arthritis Therapieversuche mit Antibiotika durchgeführt worden: Penicillin V 3 x 1 Mega/die über 8 Tage und 1000 mg Oxytetracyclin über 20 Tage hatten keinen Einfluß auf den letztlich chronischen Verlauf der Arthritis bei diesem Patienten.

Eine orale Tetracyclintherapie (Doxycyclin 200 mg/die, 3 Wochen) war bei allen von uns durchgeführten Therapieversuchen (4 Patienten) erfolglos; bei 2 der mit

Tabelle 28. Beobachtungen zur oralen Penicillintherapie der Lyme-Arthritis (Penicillin V 4×1,5 Mega/die)

Patient	Zeit vom Beginn der Arthritis (Monate) †	Dauer der Therapie (Wochen)	Wirksamkeit / Nachbeobachtung
LA_8	16 (2)	10	Remission 2 Monate nach Therapie, asymptomatisch 12 Monate
LA_9	24	10	Rezidive nach Therapie
LA_{10}	13 (1)	10	Rezidive nach Therapie
LA_{16}	2 (1)	10	Remission 7 Monate nach Therapie, asymptomatisch 1 Monat
A_1	36	4	Mehrere Rezidive nach Therapie
A_6	1	7	Persistenz der Arthritis (> 1 Jahr)
A_7	7 (2)	6	Remission während Therapie, asymptomatisch 14 Monate
A_{11}	3	8	Remission während Therapie, asymptomatisch 13 Monate
A_{12}	2	8	Persistenz der Arthritis seit 12 Monaten
A_{13}	12 (1)	8	Remission während Therapie, asymptomatisch 12 Monate
A_{16}	3	8	Persistenz von Arthralgien 6 Monate, asymptomatisch 3 Monate
A_{21}	30 (12)	6	Persistenz seit 12 Monaten

† Bei intermittierend verlaufender Arthritis ist die Dauer der zuletzt aufgetretenen Arthritis bis zum Beginn der Therapie in Klammern angegeben.

Doxycyclin behandelten Patienten war bereits eine erfolglose orale (LA_{10}) bzw. eine parenterale (A_4) Penicillinbehandlung vorausgegangen. Unter der oralen Tetracyclintherapie traten keine Nebenwirkungen auf.

Parenterale antibiotische Therapie

Eine intramuskuläre Penicillintherapie mit Benzathin-Benzylpenicillin (3 x 2,4 Mega jeweils im Abstand von 1 Woche) wurde bei 2 Patienten durchgeführt. Die in einem Fall (A_{20}) bereits seit einem Jahr bestehende chronische Gonarthritis bildete sich innerhalb eines Monats nach der letzten Injektion kontinuierlich zurück, der Patient ist seit 4 Monaten asymptomatisch. Im zweiten Fall (A_2) kam es 1 Tag nach der ersten Injektion zu Fieber (38°C), allgemeinem Krankheitsgefühl und Schwindel, 2 Tage nach der dritten Injektion zu Fieber (38°C) und Zunahme der Kniegelenkschmerzen; diese Symptome dauerten jeweils nur einen Tag; nachdem die Kniegelenkschwellung bei dieser Patientin dann kontinuierlich zunahm, wurde 4 Wochen später eine intravenöse Therapie mit Penicillin G (20 Mega/die) angeschlossen.

Bei 11 Patienten mit manifester Arthritis wurde stationär eine intravenöse Therapie mit Penicillin G 4 x 5 Mega/die durchgeführt (Tabelle 29). Hierbei kam es bei 3 Patienten (LA_{16}, $A_{8,18}$) bereits während der Therapie zu einer vollständigen Remission der Arthritis. In 3 weiteren Fällen ($LA_{11,13}$, A_2) war während der

Tabelle 29. Parenterale Penicillintherapie (Penicillin G 4 x 5 Mega/die): Effekt und Nebenwirkungen

Patient	Zeit vom Beginn der Arthritis (Monate) †	Dauer der Therapie (Tage)	Nebenwirkungen	Wirksamkeit / Nachbeobachtung
LA_5	19	14	Fieber bis 39,6°C von Tag 12–14	Persistenz der Gonarthritis 4 Monate, anschließend Synovektomie
LA_{11}	22 (2)	21	Leukopenie (2900/µl) am Tag 21	allmähliche Remission (Daktylitis) über 3 Monate, asymptomatisch 10 Monate
LA_{13}	3 (1)	21	Fieber bis 38°C von Tag 5–21, BSG-Anstieg von 32 auf 143 mm/std	Remission des Kniegelenkergusses während Therapie, Pannus 3 Monate, asymptomatisch 9 Monate
LA_{15}	6 (3)	21		Remission (Daktylitis) während Therapie, seither (6 Monate) Arthralgien
A_2	6	21		Remission des Kniegelenkergusses während Therapie, Pannus 3 Monate, asymptomatisch 21 Monate
A_4	13	21		Persistenz (Gonarthritis) seit 2 Jahren
A_6	3 (1)	21		Persistenz (Gonarthritis) seit 1 Jahr
A_8	1	21		Remission (wandernde Arthritis) während Therapie, asymptomatisch 14 Monate
A_9	6 (5)	21		Remission (Gonarthritis) 3 Monate nach Therapie, asymptomatisch 10 Monate
A_{14}	3 (3)	21	Leukopenie (2500/µl) am Tag 21	Persistenz (Gonarthritis) seit 6 Monaten
A_{16}	6 (3)	21	Leukopenie (1300/µl) und Fieber 39,5°C am Tag 21	Remission (Gonarthritis) während Therapie, asymptomatisch 1 Jahr

† Bei intermittierend verlaufender Arthritis ist die Dauer der zuletzt aufgetretenen Arthritis bis zum Beginn der Therapie in Klammern angegeben.

Therapie eine Abnahme der Gelenkschwellung zu beobachten, eine komplette Remission trat in diesen Fällen erst bis zu 5 Monate nach Therapie ein. Ferner klang die Kniegelenkarthritis bei einem Patienten (A_9) erst 3 Monate nach Therapie ab, nachdem es zum Ende der Therapie zunächst zu einer Zunahme der Gelenkschwellung gekommen war. Keinerlei Effekt hatte die Therapie bei 4

Patienten (LA $_6$, A $_{4,6,14}$), die Gonarthritis bei diesen Patienten bestand unverändert zwischen 4 Monaten und 2 Jahren nach Beendigung der Therapie.

Die bei 3 Patienten während der Therapie aufgetretenen Temperaturanstiege waren jeweils unmittelbar nach Beendigung der Therapie rückläufig. Auch die bei 3 Patienten zum Ende der Therapie beobachtete Leukopenie bzw. Granulozytopenie (in einem Fall [A $_{18}$] Agranulozytose) war bereits wenige Tage nach Therapie rückläufig.

Zwei weitere Patienten (LA $_{12}$, A $_{10}$) mit intermittierend verlaufender Arthritis wurden jeweils kurz nach Remission einer Arthritis-Attacke stationär aufgenommen und 14 Tage mit 4 x 5 Mega Penicillin G pro die behandelt. In diesen Fällen ist es seither (9 bzw. 14 Monate) zu keinem Rezidiv gekommen.

Therapieversuche mit Ceftriaxon in einer Dosis von 2 bzw. 3 g (i. v.) pro die über jeweils 14 Tage erwiesen sich bei 2 bereits erfolglos mit Penicillin G behandelten Patienten (LA $_{10}$, A $_{14}$) als ebenfalls ineffektiv. In beiden Fällen persistierte die Arthritis (Kniegelenk) über mehr als 6 Monate.

Nichtsteroidale Antirheumatika, Kortikosteroide und Chloroquin

Die meisten Patienten waren mit verschiedenen nichtsteroidalen Antirheumatika behandelt worden. Hierdurch wurde bei den meisten Patienten eine Linderung der Schmerzsymptomatik erzielt. Einen Einfluß auf chronische Arthritiden hatten diese Medikamente jedoch nicht, bei intermittierenden Arthritiden war der Effekt dieser Medikamente auf den Krankheitsverlauf kaum zu beurteilen.

Bei auswärtig durchgeführten Kniegelenkpunktionen wurden wahrscheinlich häufig Kortikosteroide intraartikulär appliziert (genaue Angaben meist nicht erhältlich); in diesen Fällen kam es jedoch meist innerhalb weniger Tage zu einem Rezidiv des Gelenkergusses.

In 2 Fällen chronischer Gonarthritis (A $_{1,4}$) wurde über 11 bzw. 12 Monate eine Behandlung mit Chloroquin 250 mg/die durchgeführt, die dann in beiden Fällen wegen Wirkungslosigkeit abgesetzt wurde.

Synovektomien

Kniegelenksynovektomien wurden bei 3 Patienten durchgeführt, nachdem röntgenologische Zeichen einer chronisch erosiven Arthritis aufgetreten waren. In einem dieser Fälle (LA $_5$) bestand 12 Monate nach Synovektomie kein Anhalt für ein Rezidiv der Erkrankung. Dagegen kam es bei einem Patienten (A $_1$) 7 Monate nach Synovektomie zu einer Fersenschwellung und weitere 14 Monate später zu einer akuten Großzehenendgelenkarthritis; das operierte Knie war auch bei diesem Patienten im gesamten Nachbeobachtungszeitraum ohne pathologischen Befund. Im letzten Fall (A $_4$) war 4 Monate nach Synovektomie noch ein deutlicher Gelenkerguß vorhanden. Die röntgenologisch sichtbare Usur des Tibiaplateaus zeigte eine geringe Größenzunahme.

(Die histologische Untersuchung der Synovialis zeigte jeweils eine unspezifische Synovialitis mit Fibrose und fibrinös-exsudativen Veränderungen; in Silberfärbungen der histologischen Präparate waren keine Spirochäten gefunden worden – Durchführung und Färbemethoden siehe Kasuistik ECM $_1$, S. 83).

2.5.2 Antibiotische Therapie des ECM

Sieben Patienten mit ECM waren mit Penicillin V 3–4 x 1,5 Mega/die (10 bis 14 Tage) behandelt worden, wobei es bei allen Patienten noch während der Therapie zu einer vollständigen Remission des Erythems kam. Bei einer Patientin (ECM_1), die mit 200 mg Doxycyclin/die behandelt worden war, mußte die Behandlung über 20 Tage fortgeführt werden, bis das Erythem vollständig abgeklungen war. In einem Fall (ECM_5) erfolge die Behandlung mit Benzathin-Benzylpenicillin-Injektionen (2,4 Mega i. m. 3x im Abstand von je 1 Woche); das Erythem bildete sich erst wenige Tage nach der letzten Injektion zurück. Einem Patienten (ECM_{10}) war bereits vor der ersten Untersuchung bei uns Klinomycin 200 mg/die verordnet worden, das Erythem heilte unter dieser Behandlung erst nach 20tägiger Therapie ab. Bei keinem Patienten waren während der Therapie Nebenwirkungen aufgetreten. In einem Nachbeobachtungszeitraum von 4 bis 30 Monaten (Median 16 Monate) traten bei keinem der Patienten weitere Manifestationen einer Lyme-Borreliose auf.

2.5.3 Antibiotische Therapie der ACA

Drei Patienten wurden mit Benzathin-Benzylpenicillin-Injektionen (2,4 Mega i. m. 3x im Abstand von je 1 Woche) behandelt. Bei einer Patientin (ACA_6) bildete sich die Hautveränderung nach etwa einem halben Jahr vollständig zurück. Im zweiten Fall (ACA_1) blaßte das Exanthem kontinuierlich über 1 Jahr ab, die Symptome der Neuropathie waren schon 3 Monate nach der Behandlung abgeklungen. Dagegen waren die neuropathischen Beschwerden bei der dritten Patientin (ACA_3) durch die Behandlung in einem Zeitraum von 1/2 Jahr unbeeinflußt geblieben, während die Hautverfärbung sich partiell zurückgebildet hatte; auch eine anschließende Behandlung mit Doxycyclin (200 mg/die, 3 Wochen) führte zu keiner wesentlichen Besserung der Schmerzsymptomatik während 4 Monaten, die Hautverfärbung hatte sich in dieser Zeit weiterhin zurückgebildet. Nebenwirkungen der Therapie waren in diesen Fällen nicht beobachtet worden.

Eine Patientin (ACA_2) verspürte einen Tag nach einer ersten Injektionsbehandlung mit 2,4 Mega Benzathin-Benzylpenicillin allgemeines Unwohlsein („Grippegefühl"). Nach der zweiten Injektion eine Woche später kam es innerhalb von einem Tag zu schwerem Krankheitsgefühl, die Patientin fühlte sich fiebrig und berichtete, das Exanthem habe in der Farbintensität deutlich zugenommen. Der Hausarzt der Patientin verabreichte ihr daraufhin Doxycyclin i. v. in der Vorstellung einer Infektionskrankheit. Bei zunehmendem Krankheitsgefühl, präkordialem Druck und Atemnot und einer Sinusbradykardie (32/min) wurde die Patientin 4 Tage später in einem auswärtigen Krankenhaus stationär aufgenommen, wo ein Perikarderguß festgestellt wurde, der sich bei Punktion als hämorrhagisch erwies. Weitere kardiologische Untersuchungen inklusive Herzkatheteruntersuchung und Myokardbiopsie ergaben keinen pathologischen Befund. Unter Kortikosteroidbehandlung und parenteraler Antibiotikatherapie (die Art des Antibiotikums war nicht zu erfahren) bildeten sich dann sämtliche Symptome kontinuierlich innerhalb von 6 Wochen zurück. Ein Jahr später war der Hautbefund nur geringgradig gebessert.

Vier Patienten wurden mit Doxycyclin (2 x 100 mg/die, 3 Wochen) behandelt. Nach jeweils 3 Monaten war eine partielle Remission der Hautveränderungen zu sehen. Unter der Doxycyclin-Therapie kam es zu keinen Nebenwirkungen.

2.6 Serologische Verlaufskontrollen

Die serologischen Verlaufskontrollen der Patienten mit ECM wurden bereits im Zusammenhang mit der Serodiagnostik dargestellt. Kontrolluntersuchungen von Patienten mit neurologischen Krankheitssymptomen wurden nicht durchgeführt.

Vorab soll erwähnt werden, daß bei den serologischen Verlaufskontrollen die ELISA-Titrationskurven der Seren jeweils untereinander und mit den Referenzseren paraliel verlaufen.

2.6.1 Lyme-Arthritis

Die serologischen Befunde wurden erstmals innerhalb von 3 Monaten kontrolliert. Weitere Kontrollen bei Patienten mit aktiver Arthritis erfolgten zumindest halbjährlich. Nach beobachteter Remission einer Arthritis wurden die Antikörpertiter zunächst nach 3 Monaten bis zu einem halben Jahr und dann jährlich bestimmt. Ferner wurden bei Rezidiven nach einer Remissionsdauer von mehr als 3 Monaten die serologischen Untersuchungen wiederholt.

Mit Ausnahme des einen ausführlich geschilderten Falles (A_8, siehe Abb. 19), bei dem ein Anstieg spezifischer IgM- und IgG-Antikörper parallel zum Beginn der Arthritis beobachtet werden konnte, ergaben serologische Kontrolluntersuchungen innerhalb der ersten 3 Monate nach der Erstuntersuchung bei keinem der übrigen Patienten (unabhängig von Therapie und klinischem Verlauf) signifikante Befundänderungen, vor allem zeigten auch weitere Kontrollen in keinem Fall einen Anstieg der IgM- oder IgG-Antikörpertiter.

Ferner kann vorausgeschickt werden, daß bei allen durchgeführten Kontrollen keine neu aufgetretenen spezifischen IgM-Antikörper (Titer ≥ 64 im IFT-Abs) gefunden wurden, während die bei der Erstuntersuchung in 2 Fällen ($A_{8, 16}$) nachgewiesenen spezifischen IgM-Antikörper in einem Zeitraum von 1 bis 6 Monaten rückläufig waren (Titer ≥ 16).

Im folgenden werden die bisherigen Beobachtungen zu Verlaufsbestimmungen (in einem Zeitraum von ≥ 1 Jahr) der spezifischen IgG-Antikörpertiter mit Berücksichtigung des klinischen Verlaufs und der Therapie ausgeführt.

Spontanverläufe

In Abb. 41 sind die mit dem ELISA durchgeführten serologischen Verlaufskontrollen bei nicht antibiotisch behandelten Patienten dargestellt. Nicht berücksichtigt wurden hier die Kontrolluntersuchungen der 2 Patienten, bei denen serologische Befunde nur nach Remission der Arthritis erhoben wurden (siehe Tabelle 9). Die bei einem dieser Patienten (LA $_3$) 31 Monate nach Remission der Arthritis grenzwertigen Antiköperbefnde waren 1 Jahr später unverändert nachweisbar. Bemerkenswert ist, daß die in dem anderen Fall (LA $_1$) 88 Monate nach der letzten Arthritis-Attacke noch hochpositiven Antikörpertiter auch weitere 2 Jahre später in unveränderter Höhe vorhanden waren. Bei einem ebenfalls nicht in Abb. 41 berücksichtigten Patienten (A $_{22}$) mit initial nur positivem IFT-Abs (siehe Tabelle 12) bestätigten sich die Befunde bei kurzfristigen Kontrollen; ein Jahr nach Remission der Arthritis ergab dann auch der IFT-Abs ein negatives Ergebnis.

Die graphisch dargestellten Verlaufskontrollen bei den übrigen Patienten zeigen, daß nur bei einem der Patienten (LA $_7$) bisher ein signifanter Titerabfall (288E auf 52E) nachgewiesen werden konnte; in diesem Fall war auch im gleichen Zeitraum ein Rückgang des IFT-Titers von 4096 auf 256 und ein Rückgang des IFT-Abs-Titers von 512 auf <16 zu beobachten.

Der Abb. 41 ist ferner zu entnehmen, daß bei einem Patienten (A $_5$) eine geringe Abnahme der Titerhöhe zu einem als negativ erachteten Befund geführt hat, es aber zu diesem Zeitpunkt zu einem Rezidiv gekommen ist. Die immunfluores-

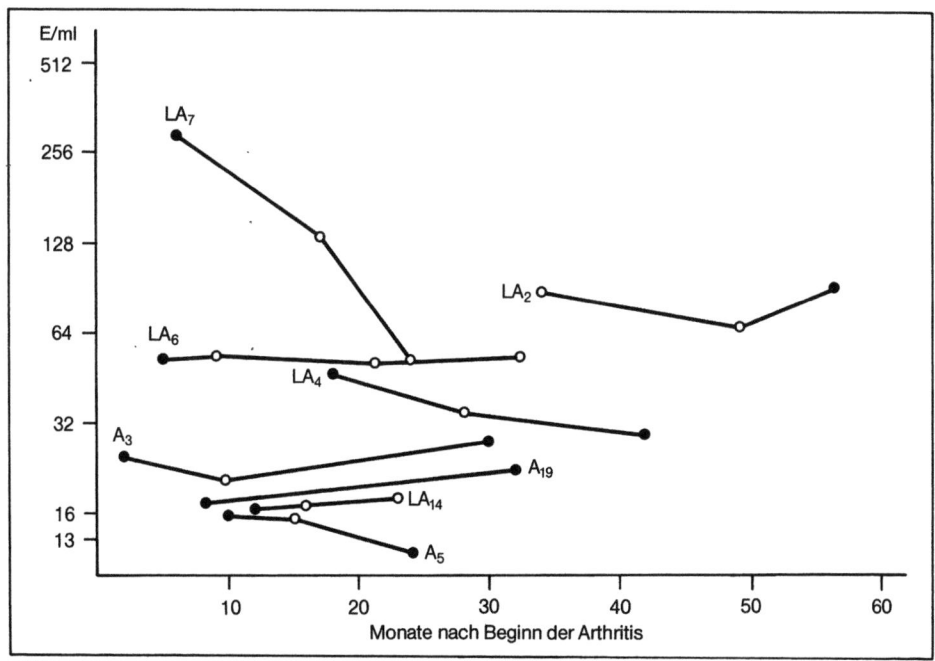

Abb. 41. Verlaufskontrollen der IgG-Antikörper gegen B. burgdorferi im ELISA bei nicht antibiotisch behandelten Patienten mit Lyme-Arthritis (● = Arthritis, ○ = Remission)

zenzserologischen Untersuchungen ergaben im gleichen Zeitraum keine signifikante Befundänderung.

Im Gegensatz zu den unabhängig vom klinischen Verlauf unverändert positiven ELISA-Befunden mit nicht signifikanten Titerschwankungen ergaben die immunfluoreszenzserologischen Kontrollen bei einer Patientin (LA_4) einen Rückgang der Titer auf negativ erachtete Werte; in einem Parallelansatz der Seren, deren ELISA-E jeweils der Abb. 41 zu entnehmen ist, ergaben IFT bzw. IFT-Abs folgende Titer: Erstbefund 512/64, nach 10 Monaten (Remission) 256/32, weitere 14 Monate später (Rezidiv) 128/<16.

Bei den übrigen Patienten, deren ELISA-Verlaufsbefunde in der Abb. 41 dargestellt sind, zeigte der Vergleich mit den immunfluoreszenzserologischen Befunden keine signifikant diskrepanten Titerbewegungen.

Verläufe nach antibiotischer Therapie

Verlaufskontrollen der spezifischen IgG-Antikörper von ≥1 Jahr nach antibiotischer Behandlung lagen bei insgesamt 18 Patienten vor. Auch die bei diesen Patienten vorliegenden serologischen Verläufe ergaben ein sehr inhomogenes Bild. In Abb. 42 wurden 9 der Verläufe exemplarisch dargestellt. Bei den übrigen 9 Patienten (bei 3 dieser Patienten persistierte die Arthritis länger als 3 Monate nach

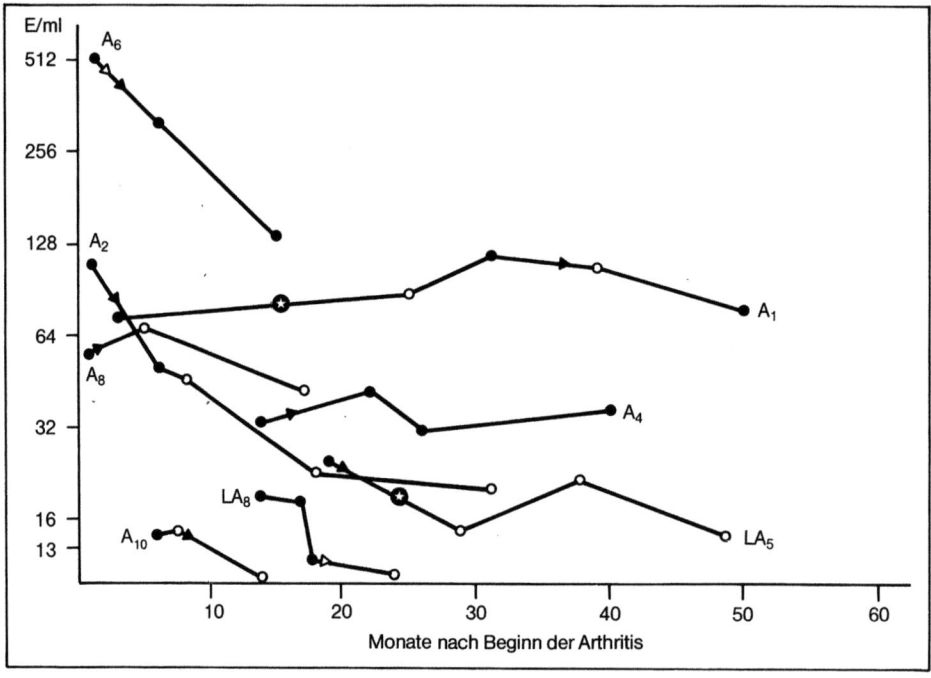

Abb. 42. Verlaufskontrollen der IgG-Antikörper gegen B. burgdorferi im ELISA bei antibiotisch behandelten Patienten mit Lyme-Arthritis (● = Arthritis, ○ = Remission, ▷ = Penicillin V, ▶ = Penicillin G, ✪ = Synovektomie)

Therapie bzw. es kam nach Therapie zu einem Rezidiv) zeigte sich nur in einem Fall (A $_9$) ein signifikanter Abfall des IFT-Abs-Titers von 512 auf 32 innerhalb von 13 Monaten nach Therapie (bzw. 10 Monate nach Remission der Arthritis) bei nicht signifikanten Titerschwankungen im IFT und ELISA. Bei den anderen in der Abb. 42 nicht berücksichtigten Verläufen waren mit keiner der serologischen Methoden signifikante Titeränderungen zu beobachten.

Signifikant rückläufige ELISA-Titer (bzw. E/ml) zeigten sich nur in 4 Fällen, wobei die Seren von nur 2 Patienten zuletzt negative Befunde (<13 E/ml) ergaben (Abb. 42). Hierbei fand sich in einem Fall (LA $_8$) bereits ein Abfall der Titer in den negativen Bereich bei unveränderter klinischer Aktivität und noch vor Beginn der oralen Penicillintherapie; zu diesem Zeitpunkt waren der IFT und IFT-Abs noch deutlich positiv mit Titern von 512 bzw. 256; erst nach einem weiteren halben Jahr waren auch die in einem Parallelansatz ermittelten Titer im IFT (128) und IFT-Abs (64) erstmals rückläufig. In dem Fall (A $_6$) eines zwar noch positiven aber signifikant rückläufigen Antikörperbefundes im ELISA trotz persistierender Arthritis ergaben die immunfluoreszenzserologischen Untersuchungen im gleichen Zeitraum keine Befundänderungen. Dagegen waren in dem Fall (A $_2$) des parallel zur klinischen Besserung und letztlich zur Remission der Gelenksymptomatik beobachteten signifikanten Rückgangs der im ELISA nachgewiesenen Antikörper auch die in einem Parallelansatz bestimmten IFT- und IFT-Titer zuletzt rückläufig (initial IFT- bzw. IFT-Abs-Titer 2048/1024, weitere Kontrollen: 1024/1024, 1024/1024, 256/256, 256/128). Im Fall A $_{10}$ mit einem Rückgang der ELISA-E unter die Signifikanzgrenze von 13E/ml blieben im gleichen Zeitraum die IFT- und IFT-Abs-Titer unverändert hoch (2048 bzw. 1024).

Bei den übrigen 5 Patienten mit nicht signifikanten Befundänderungen im ELISA (siehe Abb. 42) ergaben auch die immunfluoreszenzserologischen Verlaufskontrollen keine signifikanten Titeränderungen. Bemerkenswert ist hierbei vor allem, daß auch eine unmittelbar nach Auftreten spezifischer IgG- und IgM-Antikörper (siehe Abb. 18) begonnene parenterale Penicillintherapie trotz sofortiger klinischer Remission keinen unmittelbaren Einfluß auf den Verlauf der Antikörpertiter hatte. Hervorzuheben ist ferner, daß sich in einem Fall (LA $_5$) nach Synovektomie in einem jetzt 2 Jahre dauerndem symptomfreien Intervall keine signifikante serologische Befundänderung zeigte. In diesem Zusammenhang ist auch auf die weitere serologische Verlaufsbeobachtung (A $_1$) mit unverändert hochpositiven serologischen Befunden nach erfolgter Synovektomie hinzuweisen; bei diesem Patienten traten jedoch inzwischen erneut entzündliche Gelenksymptome auf. Der in diesem Fall lange serologische Verlauf über 4 Jahre war möglich, da 1982 zu Beginn der Arthritis anläßlich serologischer Untersuchungen zum Nachweis von Salmonellen- oder Yersinienantikörper, wofür sich keine Anhaltspunkte ergeben hatten, das Serum des Patienten eingefroren worden war. Als der Patient sich 1984 nach der Synovektomie zu einer Kontrolluntersuchung vorstellte, konnte daher das Serum von 1982 nachuntersucht werden.

2.6.2 Acrodermatitis chronica atrophicans

Serologische Verlaufsuntersuchungen über einen Zeitraum von mindestens einem Jahr nach antibiotischer Behandlung lagen nur bei 3 Patienten mit ACA vor (Tabelle 30). Kurzfristigere Verlaufskontrollen hatten in keinem Fall signifikante Befundänderungen ergeben. Trotz der geringen Zahl vorliegender Langzeitverläufe erscheint ein Vergleich mit den Beobachtungen bei der Lyme-Arthritis von Interesse, da bei der ACA Erreger aus befallener Haut nicht nur isoliert, sondern auch kultiviert werden können.

Bei den immunfluoreszenzserologischen Untersuchungen war nur in einem Fall der IFT-Abs-Titer nach 2 Jahren um 3 Titerstufen zurückgegangen, ansonsten ergaben sich keine signifikanten Titeränderungen; bei allen 3 Patienten waren die Immunfluoreszenzbefunde noch deutlich positiv. Die Antikörperbestimmungen im ELISA ergaben dagegen bei allen 3 Patienten rückläufige Befunde, in zwei Fällen mit allerdings niedrigem Ausgangswert lagen die Befunde zuletzt in einem nicht als signifikant erhöht erachteten Bereich.

2.7 Lyme-Borreliose und Schwangerschaft

Da im Analogschluß zu anderen Spirochätosen auch bei der Lyme-Borreliose an eine konnatale Infektion zu denken ist, werden eigene Beobachtungen zu Lyme-Borreliosen während einer Schwangerschaft mitgeteilt.

ECM $_3$ (32 Jahre). Zeckenstich unter der rechten Brust in der 21. Schwangerschaftswoche; zunächst lokaler Juckreiz, zwei Wochen später zentrifugal sich ausbreitende Rötung mit brennenden Schmerzen im Bereich der befallenen Haut. Unter der Verdachtsdiagnose Herpes zoster nur lokale Behandlung. Nachdem die Patientin weitere 2 Wochen später (25. Schwangerschaftswoche) zufällig einen Bericht über die Lyme-Borreliose fand, stellte sie sich zu einer Untersuchung vor.

Befunde: ringförmiges, blasses Erythem, das vom Sternum nach rechts bis zum Rücken reichte; signifikante IgM-Antikörper gegen B. burgdorferi (IFT-Titer ≥256, IFT-Abs-Titer 256), keine spezifischen IgG-Antikörper.

Therapie: Penicillin V 3 x 1,5 Mega/die über 10 Tage. Bereits während der Behandlung blaßte das Erythem vollständig ab. Die Patientin stellte sich nicht mehr zu Kontrollen vor, es wurde lediglich nach 4 Wochen eine Serumprobe zu einer Kontrolluntersuchung übersandt, wobei sich keine signifikante Befundänderung zeigte (siehe Tabelle 15). Telephonisch wurde mitgeteilt, daß

Tabelle 30. Serologische Verlaufsbeobachtungen bei Patienten mit ACA

	IFT-Titer			IFT-Abs-Titer			ELISA-E/ml		
	ACA$_1$	ACA$_2$	ACA$_6$	ACA$_1$	ACA$_2$	ACA$_6$	ACA$_1$	ACA$_2$	ACA$_6$
vor Therapie	4096	1024	4096	1024	512	1024	487	23	22
nach 1 Jahr	2048	1024	2048	512	512	512	133	11	16
nach 2 Jahren	1024		256	256		128	52		7

der weitere Schwangerschaftsverlauf und die Entbindung komplikationslos waren und die Entwicklung des Kindes, das jetzt 2 Jahre ist, normal verlief.

A_7 (26 Jahre). Akute Kniegelenkschwellung in der 24. Schwangerschaftswoche, Spontanremission nach 2 Wochen; weiterer Schwangerschaftsverlauf und Entbindung ohne Komplikationen. Zwei Monate nach der Entbindung Rezidiv der Kniegelenkschwellung; nach Persistenz der Arthritis über einen Monat Überweisung zur Diagnostik.

Zeckenstich nicht bekannt, anamnestisch kein Anhalt für eine der Gelenksymptomatik vorausgegangene gastrointestinale oder urogenitale Erkrankung, keine entzündliche Augenerkrankung, keine Hauterkrankung; Familienanamnese bezüglich Psoriasis negativ. Befunde: Kniegelenkerguß rechts; signifikante IgG-Antikörper gegen B. burgdorferi (IFT-Titer 4096, IFT-Abs-Titer 4096, ELISA-E/ml 170); HLA B27 positiv; serologisch kein Anhalt für Salmonellen- oder Yersinieninfektion; zirkulierende Immunkomplexe im Serum positiv (31% im C1q-Bindungstest); übrige Routinelaborparameter regelrecht.

Therapie: Penicillin V 4 x 1,5 Mega/die über 6 Wochen. Bereits während der Behandlung komplette Remission der Kniegelenkschwellung, asymptomatisch seit nun 14 Monaten, jedoch keine signifikante Änderung der spezifischen Antikörpertiter.

Die körperliche und funktionelle Entwicklung des Kindes verlief regelrecht. Die bei dem Kind erhobenen serologischen Befunde sind der Tabelle 31 zu entnehmen. Aufgrund der kontinuierlichen Abnahme der zunächst nachgewiesenen spezifischen IgG-Antikörper-Titer ist anzunehmen, daß es sich hierbei um transplazentar übertragene Antikörper gehandelt hat.

LA_{11} (32 Jahre). Mutter einer 3jähriger Tochter und eines 1jährigen Sohnes; Schwangerschaftsverlauf jeweils komplikationslos. Juli 1983 expandierendes Erythem mit zentral livider Verfärbung an der Innenseite des rechten Unter- und Oberschenkels; nach 1 1/2wöchiger Dauer Therapie durch den Hausarzt mit Kortikosteroidinjektion (i. v.); Remission der Hauterscheinung innerhalb einiger Tage. Etwa eine Woche später akut „ziehende und brennende" Schmerzen in beiden Beinen, kurzzeitig auch ziehende Schmerzen im rechten Arm verbunden mit Schwächegefühl. Behandlung mit verschiedenen Antiphlogistika wegen nicht näher definierter „Nervenentzündung"; allmähliche Remission der Symptomatik über einen Monat.

Einige Wochen danach Beginn intermittierender Arthralgien wandernder Lokalisation, Dauer jeweils Tage, beschwerdefreie Intervalle von einigen Wochen. Im Januar 1985 erstmals aktuelle Schwellung des rechten Kniegelenkes; insgesamt 7 mal Gelenkpunktion. Nach Auftreten einer Baker-Zyste Empfehlung zur Synovektomie; zu diesem Zeitpunkt jedoch Spontanremission. Nach beschwerdefreiem Intervall von 3 Monaten dann attackenförmige Gelenkschwellungen anderer Lokalisation, betroffen waren jeweils ein Ellenbogengelenk, das linke Kniegelenk, die Sprunggelenke und der rechte Fußrücken; zuletzt Schwellung aller Zehen des linken Fußes. Unzählige Untersuchungen durch Ärzte verschiedenster Fachrichtungen, schließlich Vorstellung aus eigener Initiative im Oktober 1985 aufgrund eines Artikels über die Lyme-Borreliose in der Laienpresse.

Befunde: Diffuse („wurstförmige") Schwellung aller Zehen des linken Fußes, Gelenkspalt über allen Zehengelenken druckempfindlich; signifikante IgG-Antikörper gegen B. burgdorferi (IFT- und IFT-Abs-Titer 256, ELISA-E/ml 33); alle übrigen Laborparameter waren unauffällig. Ultraschalluntersuchung des Abdomens: V. a. intrauterine Fruchtblase; bei gynäkologischer Untersuchung Bestätigung des Verdachts einer Frühschwangerschaft.

Tabelle 31. Antikörper gegen B. burgdorferi bei einem Neugeborenen einer Mutter mit serologisch diagnostizierter Lyme-Arthritis (A_7)

Lebensmonat	IgM-IFT Titer	IgG-IFT Titer	IgG-IFT-Abs Titer	ELISA E/ml
4	< 16	≥ 256	256	21
7	< 16	64	32	28
10	< 16	16	–	7

Therapie: Penicillin G (4 x 5 Mega/die, 21 Tage).

Nach ausführlichen Aufklärungsgesprächen über den aktuellen Stand des Wissens über die Wirksamkeit einer antibiotischen Therapie der Lyme-Arthritis sowie über die letztlich nicht bekannte Gefahr einer Fruchtschädigung bei einer möglicherweise persistierenden Borrelieninfektion im ersten Trimenon entschloß sich die Patientin, eine Schwangerschaftsunterbrechung aus medizinischer Indikation zu beantragen. Diesem Antrag wurde stattgegeben, die Interruptio wurde in der rechnerisch 8. Schwangerschaftswoche durchgeführt.

Die Befunde der histologischen Untersuchung des Abortmaterials entsprachen hypersekretorischem Endometrium und Dezidua mit herdförmig geringen Rundzellinfiltraten sowie wenigen unreifen Chorionzotten, vereinbar mit intrauterinem Abortmaterial. Fetales Gewebe konnte nicht nachgewiesen werden. In der Silberfärbung der histologischen Schnitte nach Bosma und Steiner (76, 215, 396) (freundlicherweise durchgeführt von Dr. de Koning, Labor für Volksgesundheit, EN Leeuwarden, Holland) fanden sich ausschließlich im Endometrium Strukturen, die der Form und Größe nach Spirochäten entsprachen (Abb. 43).

2.8 HLA-Typisierungen

Die klassischen Transplantationsantigene A, B und C wurden mit dem Mikrolymphozytotoxizitätstest nach Terasaki und Mc Clelland 1964 (410) bestimmt, die B-zellspezifischen DR-Antigene wurden in einer B-zell angereicherten Lymphzytensuspension mit dem Zytotoxizitätstest nach van Rood et al. 1975 (319) nachgewiesen.

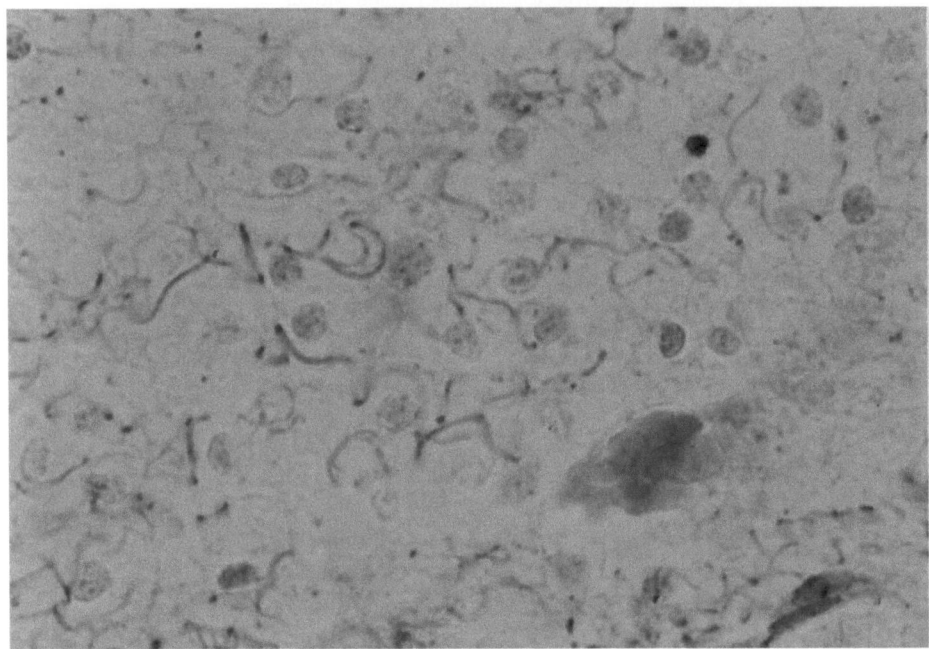

Abb. 43. Spirochäten im Endometrium des Abortmaterials von einer Patientin mit Lyme-Arthritis (Silberfärbung)

HLA-Typisierungen wurden bei 40 Patienten mit Lyme-Arthritis und 10 Patienten mit ACA durchgeführt. Bei der Lyme-Arthritis wurde wiederum differenziert zwischen den Patienten, bei denen aufgrund der Anamnese sowie der serologischen Befunde oder wie in einem Fall aufgrund der serologischen Verlaufskontrollen (Anstieg spezifischer IgM- und IgG-Antikörper) eine Lyme-Borreliose als gesichert gelten konnte („klassische" Lyme-Arthritis, n=20) und den Patienten, bei denen die Diagnose nur auf dem Nachweis signifikanter IgG-Antikörper gegen B. burgdorferi und der Ausschlußdiagnostik beruhte („serologisch diagnostizierte" Lyme-Arthritis, n=20). Die Spezifität der serologischen Testergebnisse bei der letztgenannten Gruppe betrug 99%.

Die bei Patienten bestimmten Phänotypfrequenzen der HLA-A- und HLA-B-Antigene wurden mit denen von 500 Einwohnern Münchens verglichen. Das Kontrollkollektiv (n=1065) für die HLA-C-Antigene entstammte einer Multizenterstudie anläßlich des Histokampatibilitäts-Workshop 1984 in München (18). Die Häufigkeitsverteilung der verschiedenen HLA-DR-Antigene bei untersuchten Patienten wurde derjenigen von 200 Einwohnern Münchens gegenübergestellt. Der statistische Vergleich der Phänotypfrequenzen der HLA-Antigene erfolgte mit der Chi-Quadrat-Vierfeldertafel unter Berücksichtigung der Kontinuitätskorrektur nach Yates und gegebenenfalls mit dem exakten Vierfeldertest nach Fischer; die Wahrscheinlichkeit p wurde mit der Anzahl der Vergleiche bzw. Anzahl der jeweiligen Antigenbestimmungen multipliziert (p_{corr}). Statistische Signifikanz wurde angenommen bei einer Irrtumswahrscheinlichkeit von <5%.

Keine statistisch signifikanten Unterschiede ergaben sich bei der Gegenüberstellung der Phänotypfrequenzen der HLA-A-Antigene sowie der HLA-B-Antigene (Tabelle 32a). Bemerkenswert ist lediglich, daß in der Gruppe der „serologisch diagnostizierten" Lyme-Arthritiden das aus differentialdiagnostischen Erwägungen (Abgrenzung gegenüber Spondylarthritiden) zu berücksichtigende HLA-B27 doppelt so häufig vertreten war wie in der Gruppe der „klassischen" Lyme-Arthritiden (20% gegenüber 10%, nicht signifikant unterschiedlich).

Der signifikant seltenere Nachweis des Antigens HLA-Cw7 bei Patienten mit „serologisch diagnostizierter" Lyme-Arthritis (p=0,016) sowie bei allen Patienten mit Lyme-Arthritis (p=0,017) gegenüber der Kontrollgruppe war nach Multiplikation der Wahrscheinlichkeit p mit der Anzahl (n=8) der getesteten HLA-C-Antigene (p_{corr}=0,13 bzw. 0,14) nicht mehr zu bestätigen (Tabelle 32b). Beim Vergleich der Häufigkeitsverteilung der HLA-DR-Antigene (Tabelle 32c) zeigte sich zunächst ein signifikant häufigerer Nachweis des HLA-DR4 bei Patienten mit „serologisch diagnostizierten" Lyme-Arthritis im Vergleich zur Kontrollgruppe (p=0,018); nach Multiplikation mit der Anzahl (n=10) der untersuchten DR-Antigene war dieser Unterschied ebenfalls nicht mehr signifikant (p_{corr}=0,18).

Hervorzuheben ist vor allem, daß keine Assoziation zwischen dem Antigen DR2 und den verschiedenen Patientengruppen nachzuweisen war. Selbst die gesonderte Betrachtung von Patienten mit chronischer Lyme-Arthritis zeigte keine signifikante Assoziation mit dem Antigen HLA-DR2 (5 von 9 Patienten DR2 positiv gegenüber 70 von 200 Kontrollpersonen); auch bestand bei den Fällen mit chronischer Lyme-Arthritis keine signifikante Assoziation mit einem der anderen untersuchten HLA-Antigene.

Tabelle 32 a–c. Vergleich der Phänotypfrequenzen von HLA-A- und HLA-B-Antigenen (Tabelle 32a), HLA-C-Antigenen (Tabelle 32b) und HLA-DR-Antigenen (Tabelle 32c) bei Patienten mit „klassischer" Lyme-Arthritis (a), „serologisch diagnostizierter" Lyme-Arthritis (b), allen Patienten mit Lyme-Arthritis (c = a+b), Patienten mit ACA und Kontrollen

Tabelle 32a

Antigen	Kontrollen (n = 500) positiv /	%	Lyme-Arthritis[a] (n = 20) positiv /	%	Lyme-Arthritis[b] (n = 20) positiv /	%	Lyme-Arthritis[c] (n = 40) positiv /	%	ACA (n = 10) positiv /	%
A1	128	25,6	2	10	6	30	8	20	3	30
A2	237	47,4	13	65	8	40	21	52,5	4	40
A3	148	29,6	7	35	9	45	16	40	4	40
A9	111	22,7	4	20	1	5	5	12,5	3	30
A10	59	11,8	2	10	1	5	3	7,5	–	–
A11	48	9,6	1	5	3	15	4	10	1	10
A28	32	6,4	3	15	3	15	6	15	–	–
A29	23	4,6	–	–	–	–	–	–	–	–
A30/31	35	7	3	15	2	10	5	12,5	2	20
A32	38	7,6	–	–	3	15	3	7,5	2	20
A33	12	2,4	1	5	1	5	2	5	1	10
B5	81	16,2	3	15	3	15	–	–	–	–
B7	127	25,4	6	30	1	5	7	17,5	3	30
B8	68	13,6	2	10	3	15	5	12,5	3	30
B12	117	23,4	4	20	6	30	10	25	2	20
B13	40	8	1	5	–	–	1	2,5	2	20
B14	19	3,8	1	5	2	10	3	7,5	1	10
B15	72	14,4	4	20	2	10	6	15	1	10
B16	39	7,8	1	5	1	5	2	5	–	–
B17	38	7,6	3	15	1	5	4	10	–	–
B18	35	7	2	10	4	20	6	15	–	–
B21	29	5,8	2	10	–	–	2	5	1	10
B22	17	3,4	–	–	2	10	4	10	2	20
B27	43	8,6	2	10	4	20	6	15	1	10
B35	66	13,2	5	25	6	30	11	27,5	1	10
B37	23	4,6	–	–	–	–	–	–	–	–
B40	84	16,8	2	10	2	10	4	10	2	20
Bw41	6	1,2	–	–	1	5	1	2,5	–	–
B47	5	1	–	–	–	–	–	–	–	–

Keine statistisch signifikanten Unterschiede zwischen den Kontrollen und den einzelnen Gruppen von Patienten, ebenso nicht zwischen den Untergruppen der Patienten mit Lyme-Arthritis.

Tabelle 32b

Antigen	Kontrollen (n = 1065) positiv	%	Lyme-Arthritis[a] (n = 14) positiv	%	Lyme-Arthritis[b] (n = 11) positiv	%	Lyme-Arthritis[c] (n = 25) positiv	%	ACA (n = 10) positiv	%
Cw1	70	6,5	3	21,4	–	–	3	12	1	10
Cw2	86	8	–	–	1	9	1	4	1	10
Cw3	256	24	3	21,4	2	18,1	5	20	3	30
Cw4	245	23	3	21,4	4	36,3	7	28	2	20
Cw5	150	14	2	14,2	2	18,1	4	16	3	30
Cw6	182	17	4	28,5	1	9	5	20	2	20
Cw7	533	50	5	35,7	1	9 §	6	24†	4	40
Cw8	75	7	1	7,1	2	18,1	3	12	1	10

§ p = 0,016 versus Kontrollen (p_corr = 0,13)
† p = 0,017 versus Kontrollen (p_corr = 0,14)

Tabelle 32c

Antigen	Kontrollen (n = 200) positiv	%	Lyme-Arthritis[a] (n = 20) positiv	%	Lyme-Arthritis[b] (n = 20) positiv	%	Lyme-Arthritis[c] (n = 40) positiv	%	ACA (n = 10) positiv	%
DR1	28	14	6	30	4	20	10	25	3	30
DR2	70	35	6	30	5	25	11	27,5	3	30
DR3	27	13,5	4	20	4	20	8	20	2	20
DR4	32	16	4	20	8	40†	12	30	2	20
DR5	33	16,5	6	30	5	25	11	27,5	2	20
DRw6	28	14	4	20	6	30	10	25	3	30
DR7	39	19,5	6	30	4	20	10	25	3	30
Drw8	3	1,5	1	5	–	–	1	2,5	–	–
Drw9	5	2,5	–	–	–	–	1	2,5	1	10
Drw10	2	1	1	5	–	–	1	2,5	–	–

† p = 0,018 versus Kontrollen (p_corr = 0,18)

2.9 Zusammenfassung

Relative Häufigkeit von Arthritiden bei der Lyme-Borreliose

Bisherige Beschreibungen der Lyme-Borreliose in Europa beruhten auf dermatologischen und neurologischen Patientenkollektiven. Hierbei wurde der Eindruck erweckt, daß eine Arthritis (Lyme-Arthritis) als fakultative Manifestation dieser neu definierten Multisystemerkrankung in Europa selten vorkommt und nicht in einer chronisch erosiven Verlaufsform auftritt. Anhand der eigenen Untersuchungen wurde das Krankheitsbild der Lyme-Borreliose erstmals in Europa aus internistisch-rheumatologischer Dicht umfassend beschrieben. Hierbei zeigte sich, daß die bisherigen Beobachtungen zur relativen Häufigkeit der unterschiedlichen Krankheitserscheinungen der Lyme-Borreliose offensichtlich nur die jeweilige fachspezifische Patientenselektion reflektierten und die Lyme-Arthritis in Europa eine bisher weitgehend unerkannt gebliebene Erkrankung war. Von den hier beschriebenen 69 Patienten mit einer Lyme-Borreliose hatten 42 Patienten eine Lyme-Arthritis, ferner war bei einer Patientin mit ACA anamnestisch eine vorausgegangene Lyme-Arthritis anzunehmen. Demgegenüber lag aufgrund von Anamnese und/oder klinischen sowie serologischen Untersuchungsbefunden bei 32 Patienten ein ECM vor, bei 17 Patienten ein Bannwarth-Syndrom, 10 Patienten eine ACA und bei einem Patienten wahrscheinlich eine Lyme-Karditis. Bei den Patienten mit Lyme-Arthritis waren in 19 Fällen anamnestische Hinweise auf ein ECM und/oder Bannwarth-Syndrom innerhalb eines Zeitraumes von 2 Jahren vor Beginn der Arthritis vorhanden („klassische" Lyme-Arthritis), während bei den übrigen 23 Patienten die Diagnose nur mit Hilfe spezifischer Antikörper gegen B. burgdorferi, einem Vergleich mit dem klinischen Bild bei der „klassischen" Lyme-Arthritis und einer rheumatologischen Ausschlußdiagnostik gestellt werden konnte. Die Fälle mit „klassischer" Lyme-Arthritis waren von uns seit der Erstbeschreibung der Lyme-Arthritis 1977 diagnostiziert worden, während die nur serologisch zu verifizierenden Diagnosen bei den 23 Patienten sich auf einen Untersuchungszeitraum von 2 Jahren erstrecken. In der rheumatologischen Diagnostik muß somit häufiger mit der Lyme-Arthritis als einzige Manifestation der Lyme-Borreliose als mit Fällen schon anamnestisch zu vermutender „klassischer" Lyme-Arthritiden gerechnet werden. Die diagnostischen Irrwege bei unseren Patienten lassen eine hohe Zahl nicht erkannter Fälle von Lyme-Arthritis vermuten.

Vektoren

An einen Zeckenstich in einem Zeitraum von 2 Jahren vor Beginn der Lyme-Arthritis konnten sich nur 13 der 42 (31%) Patienten mit Lyme-Arthritis erinnern. Bei 2 weiteren Patienten lag ein Zeckenstich schon mehrere Jahre zurück. Bei 100 gesunden Kontrollpersonen konnten sich hingegen 7 an einen Zeckenstich innerhalb der letzten 2 Jahre erinnern. Bei einem unserer Patienten war die Erkrankung nach einem beobachteten Fliegenstich aufgetreten; die Fliege war von dem Patienten, einem Tierarzt mit entomologischen Kenntnissen, als Stomoxys calcitrans identifiziert worden. Nachdem bereits der Nachweis von B. burgdorferi in Stechfliegen beschrieben worden ist, aber die Vektorkompetenz dieser Fliegen noch nicht erwiesen war, unterstreicht diese Beobachtung die Annahme einer möglichen Übertragung der Lyme-Borreliose durch andere Vektoren als Zecken. Bemerkenswert war die signifikant seltenere Zeckenstichanamnese bei Patienten mit nur serologisch gesicherter Lyme-Arthritis im Vergleich zu den Patienten mit „klassischer Lyme-Arthritis"; es ist daher zu diskutieren, ob in den Fällen, in denen es nur zu einer Arthritis kommt, häufiger eine vom bekannten Infektionsmodus (Zeckenstich) unterschiedliche Übertragungsweise unter Umgehung von Haut und Nervensystem vorliegt.

Erregerisolate

Versuche, den Krankheitserreger B. burgdorferi aus Synovialis (n=1) oder Gelenkpunktaten (n=12) von Patienten mit Lyme-Arthritis zu isolieren, erwiesen sich als unergiebig. Dahingegen konnten Borrelien aus allen entnommenen Hautbiopsien von Patienten mit ECM (n=1) und ACA (n=5) kultiviert werden. Morphologisch und immunfluoreszenzserologisch ließ sich kein Unterschied zum Prototyp-Stamm B. burgdorferi B31 erkennen. Die proteinchemische Charakterisierung der Borrelienisolate ergab zwar eine weitgehende Übereinstimmung der Proteinprofile mit dem Stamm B31, jedoch zeigten sich im niedermolekularen Bereich Abweichungen im Wanderungsverhalten der Hauptproteinbanden im Vergleich zu B31. Darüber hinaus fand sich auch im Vergleich unserer Isolate untereinander eine proteinchemische Heterogenität im niedermolekularen Bereich. Eine mögliche epidemiologische und pathogenetische Relevanz der proteinchemischen und antigenetischen Heterogenität von B. burgdorferi wird zwar diskutiert, in Anbetracht unserer klinischen Beobachtungen zur Lyme-Arthritis erscheint uns jedoch die Überlegung, daß proteinchemische bzw. antigenetische Unterschiede zwischen B. burgdorferi in den USA und Europa bezüglich der Arthritis ein unterschiedliches Krankheitsbild bedingen, gegenstandslos geworden zu sein.

Serodiagnostik der Lyme-Arthritis

Spezifität. Da die Erregerdiagnostik bei der Lyme-Arthritis unergiebig ist, beruht die Labordiagnostik der Lyme-Arthritis auf dem Nachweis spezifischer Antikörper. Bei bisherigen Untersuchungen im IFT und ELISA hatte sich für den Nachweis spezifischer IgG-Antikörper eine Sensitivität von 100% ergeben. Falsch positive IgG-Antikörperbefunde infolge von Kreuzreaktionen waren bei Seren von Patienten mit anderen Spirochätosen bekannt geworden, positive Befunde bei gesunden Kontrollpersonen deuteten aber auch auf die Möglichkeit klinisch inapparent verlaufender Infektionen hin. Die Frage der Spezifität der serologischen Diagnostik der Lyme-Arthritis war aber bisher nicht Gegenstand der Diskussion, da man davon ausging, daß die Diagnose Lyme-Arthritis im wesentlichen auf der Anamnese eines ECM und/oder Bannwarth-Syndroms sowie eines typischen klinischen Bildes begründet werden kann. In Einzelfällen war dann beschrieben worden, daß mit Hilfe serologischer Untersuchungen die Lyme-Arthritis auch als einzige Manifestation einer Lyme-Borreliose diagnostiziert werden kann. In diesen Fällen war jedoch nicht berücksichtigt worden, inwiefern ein solcher Befund als spezifisch erachtet werden kann bzw. welche differentialdiagnostischen Problemstellungen sich trotz des Nachweises spezifischer Antikörper ergeben. Wir untersuchten daher die Spezifität des IFT, IFT-Abs und ELISA beim Nachweis von IgG-Antikörpern gegen B. burgdorferi anhand von Seren von 275 gesunden Kontrollpersonen und 100 Patienten mit anderen rheumatischen Erkrankungen. Als Grenzwerte für die Beurteilung eines positiven serologischen Befundes wurden die Titer mit der höchsten Treffsicherheit festgelegt: IFT-Titer ≥ 256, IFT-Abs-Titer ≥ 64, ELISA-E/ml ≥ 13 (=98ste Perzentile bei den gesunden

Kontrollen). Alle 3 Methoden erwiesen sich als hochspezifisch (IFT-Abs 99%, IFT 98%, ELISA 97%). Die Seren mit signifikanten spezifischen IgG-Antikörpern wurden im TPHA-Test untersucht, wobei sich in keinem Fall ein positiver Befund nachweisen ließ. Fünf Seren der gesunden Kontrollpersonen waren im TPHA-Test positiv, diese Seren ergaben jedoch keinen positiven Befund in der B.-burgdorferi-Serologie. Bei nochmaliger Befragung einer der gesunden Kontrollpersonen mit spezifischen IgG-Antikörpern stellte sich heraus, daß bei dieser Kontrollperson Hinweise auf eine seit 10 Jahren intermittierend auftretende Lyme-Arthritis vorlagen. Bei den übrigen Kontrollpersonen muß angenommen werden, daß die positiven Befunde auf eine klinisch inapparent verlaufene Infektion mit B. burgdorferi zurückzuführen sind.

Sensitivität. Die Sensitivität des ELISA war mit 94% höher als bei den immunfluoreszenzserologischen Tests (jeweils 88%). Der Korrelationskoeffizient der Antikörpertiter bei Patienten mit „klassischer Lyme-Arthritis" betrug für den IFT und IFT-Abs 0,861 ($p<0,001$), IFT und ELISA 0,775 ($p<0,001$) sowie für den IFT-Abs und ELISA 0,527 ($p<0,05$). Anhand der Beobachtung positiver Befunde im IFT und negativer Befunde bei den jeweiligen Seren im IFT-Abs bleibt zu diskutieren, ob nicht auch eine mit B. burgdorferi antigenetisch verwandte Spirochäte als ätiologisches Agens einer Arthritis in Frage kommt.

Spezifische IgM-Antikörper. Untersuchungen zum Nachweis von IgM-Antikörpern gegen B. burgdorferi wurden im IFT und IFT-Abs durchgeführt. Bei positiver Bewertung des Untersuchungsergebnisses ab einem Titer von ≥64 und hierbei einer Spezifität von 99% in beiden Methoden ergab nur das Serum eines Patienten mit „klassischer Lyme-Arthritis" einen signifikanten Antikörpertiter im IFT. Durch die vergleichende Bestimmung des IgM-IFT und IgM-IFT-Abs ergaben sich keine Hinweise auf falsch negative IgM-Antikörperbefunde im IFT bei Patienten oder Kontrollen mit spezifischen IgG-Antikörpern.

Serodiagnostik bei undifferenzierten Arthritiden. Bei 185 Patienten mit undifferenzierter Arthritis, bei denen vor allem anamnestisch keine Hinweise auf Frühmanifestationen einer Lyme-Borreliose in einem Zeitraum von 2 Jahren vor Beginn der Arthritis vorhanden waren, wurden serologische Untersuchungen zum Nachweis von Antikörpern gegen B. burgdorferi durchgeführt. Bei 35 Patienten fanden sich signifikant erhöhte IgG-Antikörpertiter in zumindest einer der angewandten Untersuchungsmethoden; 23 Seren waren im IFT, IFT-Abs und ELISA positiv, 4 Seren ergaben in jeweils 2 der Methoden und 8 Seren in nur je einem Test einen signifikant erhöhten Titer. Auch bei diesen 35 Seren korrelierten die quantitativen Einzelbefunde jeweils signifikant ($p<0,001$). Entgegen der hohen rechnerischen Spezifität der angewandten serologischen Methoden (97 bis 99%), ergaben sich jedoch bei 12 der 35 Patienten (34%) mit serologischem Hinweis auf eine Lyme-Borreliose ungelöste differentialdiagnostische Problemstellungen. Auch bei der Untersuchung dieser 185 Seren zeigte sich, daß die Bestimmung spezifischer IgM-Antikörper bei der Diagnostik der Lyme-Arthritis nur von marginaler Bedeutung ist. Im IFT waren zwar 18 Seren positiv, dagegen waren im IFT-Abs nur 3 Seren positiv. Bei nur 9 der im IFT und 2 der im IFT-Abs positiven Fälle war anhand des zusätzlichen Nachweises spezifischer IgG-Antikörper und der klinischen Ausschlußdiagnostik die Diagnose Lyme-Arthritis anzunehmen; bei dem weiteren Patienten mit positivem Befund im IFT-Abs hat es sich aufgrund der

Anamnese und serologischer Verlaufskontrollen wahrscheinlich um eine frische Infektion mit B. burgdorferi gehandelt, die jedoch die Genese der Arthritis in diesem Fall nicht sicher erklärte.

Serologische Verlaufskontrollen. Nur in einem Fall konnten bei serologischen Verlaufskontrollen parallel zum Krankheitsbeginn neu aufgetretene spezifische IgM- und IgG-Antikörper nachgewiesen werden, so daß der Titerverlauf der spezifischen Antikörper hier als Beweis für die Diagnose Lyme-Arthritis gewertet werden konnte. Bei den übrigen Fällen mit Lyme-Arthritis hatten die spezifischen Antikörper bereits die jeweils maximalen Titer erreicht, rückläufige Titer über Monate und Jahre konnten nur in Einzelfällen beobachtet werden. Somit ergab sich aus diesen serologischen Verlaufskontrollen keine Möglichkeit, die Diagnose Lyme-Arthritis im Einzelfall weiter zu untermauern.

Serologische Untersuchung von Gelenkpunktaten. Die serologische Untersuchung von Gelenkpunktaten bzw. von Serum-Punktat-Paaren ermöglichte keine weitere diagnostische Absicherung. Die Titer im Serum und im jeweiligen Punktat ergaben keine signifikanten Unterschiede. Anhand der Bestimmung von Synovia/Serum-Indizes spezifischer IgG-Antikörper zum Gesamt-IgG, spezifischer IgG-Antikörper zu Albumin sowie Gesamt-IgG zu Albumin war untersucht worden, ob sich hierbei Hinweise auf autochthone Antikörper finden. Bei 7 von 8 untersuchten Serum-Punktat-Paaren ergaben die jeweiligen Indizes zwar Hinweise auf eine intraartikuläre Antikörperproduktion, im Vergleich zu den bei der Bestimmung autochthoner Antikörper im Liquor von Patienten mit Bannwarth-Syndrom als signifikant erachteten Indizes waren die Synovia/Serum-Indizes allerdings von geringer Relevanz.

Antigen. Zur Frage, ob sich die Verwendung verschiedener Borrelienstämme auf die Serodiagnostik auswirkt, wurden Seren von Patienten mit Lyme-Arthritis und ACA sowie von Arthritis-Kontrollen sowohl mit dem Borrelienstamm PKo als auch mit dem Protoytyp-Stamm B31 als Antigen im IFT und IFT-Abs untersucht. Bei allen Untersuchungen ergaben sich übereinstimmend positiv oder negativ bewertete IgM- und IgG-Antikörpertiter. Allerdings fanden sich bei der Untersuchung des Serums einer Patientin mit ACA sowohl im IFT als auch im IFT-Abs signifikant höhere IgG-Antikörpertiter mit dem Stamm PKo (3 bzw. 4 Titerstufen). Dieser Befund zeigt, daß zumindest in Einzelfällen bei Verwendung verschiedener Borrelienstämme als Antigen mit unterschiedlichen Testergebnissen gerechnet werden muß.

Klinik der Lyme-Arthritis

Das Krankheitsbild von 19 Patienten mit „klassischer" Lyme-Arthritis wurde ausführlich beschrieben. Bei 9 dieser Patienten ergaben sich Hinweise sowohl für ein ECM als auch ein Bannwarth-Syndrom. In 7 Fällen waren nur ein ECM und in 2 Fällen nur ein Bannwarth-Syndrom als Leitsymptome anzunehmen. Bei einem Patienten war es wahrscheinlich zunächst zu einer Karditis und anschließend zu einem Bannwarth-Syndrom gekommen. Unspezifische Allgemeinsymptome waren bei 6 der 19 Patienten mit diesen Frühmanifestationen der Lyme-Borreliose assoziiert (Allgemeinsymptome wie z. B. Fieber und Müdigkeit waren aber auch im

Stadium der Arthritis zu beobachten). Die Latenzzeit von erinnerlichen Arthropodenstichen bei diesen Patienten bis zum Beginn der Arthritis betrug zwischen 5 Wochen und 16 Monaten (Median 10 Wochen). Die Latenz zwischen ECM und Arthritis variierte zwischen 4 Wochen und 16 Monaten (Median 14 Wochen). In einem Fall gingen flüchtige Arthritiden ersten neurologischen Symptomen bereits voraus, ansonsten folgte die Arthritis der neurologischen Symptomatik in einem Abstand von 2 Wochen bis 11 Monaten (Median 12 Wochen).

Die Gelenkmanifestationen bei Patienten mit „klassischer" Lyme-Arthritis und bei Patienten mit nur serologisch zu verifizierender Lyme-Arthritis wurden vergleichend dargestellt. Hierbei zeigte sich ein übereinstimmendes klinisches Bild, so daß die Möglichkeit von Neubeschreibungen klinischer Charakteristika infolge von Fehldiagnosen, die durch den alleinigen Nachweis von Antikörpern gegen B. burgdorferi hätten verursacht werden können, ausgeschlossen wurden. Zur Charakterisierung des Krankheitsbildes der Lyme-Arthritis wurde eine strenge Differenzierung zwischen Arthralgien (oder Schmerzzuständen periartikulärer Gewebe) und Symptomen einer Arthritis durchgeführt.

Arthralgien. Arthralgien und Fersenschmerzen gingen bei 12 der 42 Patienten mit einer Lyme-Arthritis den ersten Gelenkschwellungen um Wochen und Monate voraus. Bei 7 dieser Patienten klangen die Symptome mit dem Beginn der Arthritis ab. Bei 8 weiteren Patienten traten Gelenk- und Fersenschmerzen etwa gleichzeitig mit dem Beginn der Arthritis auf. Ein Charakteristikum dieser nicht objektivierbaren rheumatologischen Symptome war ihr flüchtig intermittierendes Auftreten mit ständig wechselnder Lokalisation, wobei nur maximal 2 Gelenke gleichzeitig befallen waren. Sowohl große als auch kleine Gelenke waren betroffen, am häufigsten kam es zu Arthralgien des Schultergelenks. Bei der Schilderung von „Gelenkschmerzen" im Frühstadium der Erkrankung kann es bei der Erhebung der Anamnese schwierig sein, zwischen flüchtigen radikulären Symptomen und einem Gelenkbefall zu unterscheiden. Im Stadium der Arthritis alternierten diese als sehr schmerzhaft geschilderten Symptome oft mit intermittierenden Arthritiden. Dieses Alternieren von Arthralgien und Arthritiden wurde als ein typisches Kennzeichen der Lyme-Borreliose herausgestellt. Arthralgien können auch entzündliche Gelenkschwellungen lange überdauern; in einem Fall traten noch 9 Jahre nach einer letzten Gelenkschwellung akute Gelenkschmerzen, die dann nur Stunden bis Tage dauerten, in Abständen von wenigen Wochen bis Monaten auf.

Arthritiden. Der Beginn der Lyme-Arthritis wies keine jahreszeitliche Häufung auf. Der initiale Gelenkbefall war überwiegend monartikulär (n=36) und nur vereinzelt oligartikulär (3) oder polyartikulär (1); in 2 Fällen kam es initial zu einer diffusen Fingerschwellung (Daktylitis). Bei 14 von 16 Patienten mit einem vorausgegangenen ECM trat die Arthritis zunächst im Bereich der gleichen Extremität auf, die auch vom ECM betroffen war. Der Krankheitsverlauf war bei 37 der 42 Patienten intermittierend, wobei sich in 4 Fällen sekundär ein chronischer Gelenkbefall manifestierte. Bei 5 Patienten war die Arthritis primär chronisch aufgetreten. Die Dauer der einzelnen Arthritisschübe bei intermittierendem Verlauf reichte von einem Tag bis 5 Monate, die Remissionsdauer betrug zwischen einem Tag und 3 Jahren. Bei insgesamt 1165 Beobachtungsmonaten seit Krankheitsbeginn waren bei den einzelnen Patienten zwischen einer und 12 Arthritisattacken aufgetreten. Hierbei blieb das Gelenkbefallsmuster in 28 Fällen weiterhin monartikulär, bei 13 Patienten war der Gelenkbefall dann oligartikulär; bei dem in einem Fall polyartikulären Befallsmuster waren zeitweise beide Knie- und Handgelenke betroffen. Insgesamt waren maximal 9 Gelenke betroffen. Ein diffuser Befall von Fingern und Zehen (Daktylitis) war bei 10 Patienten zu sehen. Diese Form des Befallsmusters ist ebenso wie der entzündliche Befall der Fersenregion (3 Patienten) als ein wichtiges differentialdiagnostisches Kriterium zu betrachten. Am häufigsten war das Kniegelenk betroffen (33 Patienten). Sonographische Untersuchungen befallener Kniegelenke ergaben den Befund einer Baker-Zyste in 11 von 20 untersuchten Fällen. Ansonsten manifestierte sich die Lyme-Arthritis an nahezu allen großen und kleinen Gelenken. Anamnestisch oder klinisch fand sich bei keinem Patienten ein Anhalt für ein Iliosakralarthritis bzw. für einen Befall der Wirbelsäule.

Röntgenbefunde. Röntgenmanifeste Befunde einer chronisch erosiven Arthritis wurden bei 6 Patienten beschrieben, wobei als Besonderheiten die auffallend grobfleckige gelenknahe Osteoporose und scharfe Begrenzung marginaler Usuren an betroffenen Kniegelenken herausgestellt wurden. Ferner wurde der Röntgenbefund einer Kalkaneusarrosion bei einem Patienten mit entzündlicher Fersenschwellung gezeigt. Kalkeinlagerungen im Ligamentum tibiopatellare fanden sich bei einer intermittierenden Gonarthritis. Die szintigraphische Untersuchung bei einem Patienten mit einer diffusen Fingerschwellung belegte, daß es sich hierbei nicht nur um einen Gelenkbefall im Strahl, sondern auch um einen entzündlichen Befall des interartikulären Gewebes und somit um eine Daktylitis gehandelt hat.

Laborbefunde. Bei Laboruntersuchungen war der Nachweis zirkulierender Immunkomplexe der häufigste pathologische Befund (55%). Die BSG war bei nur 40% der Patienten beschleunigt (<20 mm/h). Als weitere pathologische Laborbefunde fanden sich eine Erhöhung des Gesamt-IgM (30%), Kryoglobuline (28%), Leukozytose (21%), Rheumafaktoren in niedrigen Titern (17%) und Linksverschiebung im Differentialblutbild (14%). Synoviaanalysen ergaben unspezifische Befunde einer entzündlichen Gelenkerkrankung mit Leukozytenzahlen zwischen 7500 und 35000/µl und einem Überwiegen von Granulozyten.

Therapie der Lyme-Arthritis

Bei der Therapie der Lyme-Arthritis mit verschiedenen Antibiotika in unterschiedlichen Dosierungen und Verabreichungsformen konnte keine sicher wirksame Therapieform ermittelt werden. Zwei Patienten wurden mit 7,2 Mega Benzathinpenicillin i. m. behandelt, wobei in einem Fall diese Therapie erfolglos war und in dem anderen Fall die unmittelbare Remission einer chronischen Gonarthritis auf einen Therapieeffekt schließen ließ. In 11 Fällen wurde eine intravenöse Penicillintherapie mit Penicillin G 4 x 5 Mega/die durchgeführt, die Behandlungsdauer betrug in einem Fall 2 Wochen und bei den anderen Patienten 3 Wochen. Bei 4 Patienten zeigte diese Therapie keinen Einfluß auf den Krankheitsverlauf, bei den übrigen 7 Patienten kam es zu einer unmittelbaren Besserung der Symptomatik und einer kompletten Remission innerhalb von 3 Monaten (Nachbeobachtung 16 bis 31

Monate). Unter Anwendung gleicher Wirksamkeitskriterien ergab sich bei einer oralen Therapie mit Penicillin V 4 x 1,5 Mega über 6 bis 10 Wochen bei ebenfalls 11 Patienten ein Verhältnis von 7 Therapieversagern zu 4 möglichen Therapieerfolgen (Nachbeobachtung 22 bis 24 Monaten). Eine orale Tetracyclintherapie (Doxycyclin 200 mg pro die über 3 Wochen) erwies sich bei allen 4 behandelten Patienten als erfolglos. Auch erste Behandlungsversuche mit Ceftriaxon in 2 Fällen (2 bzw. 3 g i.v. über 14 Tage) waren erfolglos.

Klassische Jarisch-Herxheimer-Reaktionen wurden bei der antibiotischen Behandlung der Lyme-Arthritis nicht beobachtet. Die Nebenwirkungen (Fieber, Leukopenie bzw. Agranulozytose) bei 5 der 11 mit Penicillin G behandelten Patienten wurden als Hypersensitivitätsreaktionen gedeutet; am ehesten war noch in einem Fall einer Therapie mit Benzathinpenicillin an eine Jarisch-Herxheimer-Reaktion zu denken.

Serologische Verlaufskontrollen nach antibiotischer Therapie ließen keinen Rückschluß auf einen möglichen Therapieerfolg zu, selbst nach angenommener erfolgreicher Therapie zeigten die Titer der spezifischen Antikörper in den meisten Fällen keine signifikante Änderung im gesamten Beobachtungszeitraum.

Die Langzeitbehandlung mit Chloroquin erwies sich bei 2 Therapieversuchen als ineffektiv. In 3 Fällen mußte wegen eines chronischen erosiven Verlaufs eine Kniegelenksynovektomie durchgeführt werden; bei einem dieser Patienten kam es später zu Gelenkmanifestationen anderer Lokalisation, und bei einem Patienten bestand 4 Monate nach Operation noch ein Gelenkerguß.

Klinik bei Patienten mit ECM, ACA und Bannwarth-Syndrom

Anhand der Beschreibung des klinischen Bildes und der Befunde bei Patienten mit ECM, ACA und Bannwarth-Syndrom wurden die allgemeinmedizinischen Aspekte und die Gefahren diagnostischer Irrwege bei diesen Krankheitsbildern verdeutlicht. Bei einer Patientin mit einem atypischen ECM, das sich vor allem als diffuse Zehenschwellung mit livider Verfärbung darstellte, konnte die Diagnose bei negativem serologischem Befund durch eine Erregerisolation gesichert werden. Nachbeobachtungen von insgesamt 13 antibiotisch behandelten Patienten mit einem ECM ergaben in keinem Fall Anhaltspunkte für Spätmanifestationen einer Lyme-Borreliose. Insbesondere bei den Patienten mit ACA konnten zahlreiche Aspekte dargestellt werden, die zu Verwechslungen mit internistischen Krankheitsbildern führen können. Bei einer Patientin mit ACA bestand wahrscheinlich eine Koinzidenz mit einer Lyme-Arthritis, Hinweise auf chronische Gelenk- oder Knochenaffektionen im Bereich befallener Haut fanden wir aber bei keinem der Patienten mit ACA. Fersenschwellung und vor allem auch der Aspekt einer Vergrößerung befallener Füße wurden als eigentümliche klinische Befunde der ACA hervorgehoben. Serologische Verlaufskontrollen bei antibiotisch behandelten Patienten mit ACA zeigten, daß die spezifischen IgG-Antikörper auch hier trotz klinisch erfolgreicher Therapie noch über Jahre erhöht bleiben können. Bei einem Patienten mit Bannwarth-Syndrom wurde der Röntgenbefund einer fleckigen Demineralisation des Fußskeletts beschrieben und somit erstmals auf die Möglichkeit einer neurogenen Osteopathie bei der Lyme-Borreliose hingewiesen.

Lyme-Borreliose und Schwangerschaft

Zur Fragestellung möglicher Schwangerschaftskomplikationen bei einer Lyme-Borreliose wurden 3 Fälle mit einer Lyme-Borreliose bei einer Schwangerschaft berichtet. In einem Fall war ein ECM im 2. Trimenon antibiotisch behandelt worden, der weitere Schwangerschaftsverlauf sowie die kindliche Entwicklung waren in diesem Fall regelrecht. Auch im Fall einer erstmals im 2. Trimenon aufgetretenen und nicht behandelten Lyme-Arthritis verliefen Schwangerschaft und kindliche Entwicklung normal; bei dem Neugeborenen konnten bis zum 10. Lebensmonat IgG-Antikörper gegen B. burgdorferi nachgewiesen werden. Bei einer Patientin mit einer bisher nicht antibiotisch behandelten Lyme-Arthritis bestand zum Zeitpunkt der Diagnosestellung eine Frühschwangerschaft. In der 8. Schwangerschaftwoche nach zunächst durchgeführter intravenöser Behandlung mit Penicillin G war auf Antrag der Patientin eine Schwangerschaftsunterbrechung aus medizinischer Indikation durchgeführt worden. Die histologische Untersuchung des Cürettage-Materials ergab Befunde eines bereits intrauterin erfolgten Fruchttods. Eine Silberfärbung der histologischen Präparate zeigte im Endometrium Strukturen, die auf eine Infiltration mit Spirochäten schließen lassen.

HLA-Antigene

Bei 20 Patienten mit „klassischer" Lyme-Arthritis (als klassisch wurde auch ein Fall gewertet, bei dem aufgrund des beobachteten Anstiegs spezifischer IgM- und IgG-Antikörper parallel zum Krankheitsbeginn die Diagnose untermauert werden konnte) und 20 Patienten mit ausschließlich durch den Nachweis spezifischer IgG-Antikörper sowie durch eine Ausschlußdiagnostik definierter Lyme-Arthritis wurden die Klasse I- und Klasse II(DR)-HLA-Antigene bestimmt und die Phänotypfrequenzen der einzelnen HLA-Antigene mit denen bei Kontrollen verglichen. Es ergab sich kein statistisch signifikanter Unterschied gegenüber den Kontrollen und ebenso nicht zwischen den einzelnen Patientengruppen. Auch die gesonderte Betrachtung von Patienten mit chronischer Lyme-Arthritis zeigte keine Assoziation mit einem der bestimmten HLA-Antigene. Das Konzept einer immungenetischen HLA-assoziierten Disposition für die Entstehung oder Chronifizierung der Lyme-Arthritis konnte somit anhand unserer Patienten nicht bestätigt werden. Auch die HLA-Typisierungen bei 10 Patienten mit einer ACA ergaben keinen Anhalt für eine HLA-Assoziation dieser dermatologischen Spätmanifestation der Lyme-Borreliose.

3 Kritische Betrachtungen

3.1 Epidemiologie

Die Geschichte der Erstbeschreibung der Lyme-Arthritis (371–373) hat gezeigt, daß die Anamnese nicht nur der Schlüssel zur Diagnose einer Gelenkerkrankung ist, sondern auch der Schlüssel für die Differenzierung einer neuen Krankheitsentität sein kann. Mit Berücksichtigung der anamnestischen Frage nach vorausgegangenen Symptomen im Sinne eines ECM oder Bannwarth-Syndroms ist es nun möglich, aus der Vielzahl der in der täglichen rheumatologischen Praxis diagnostisch nicht sicher einzuordnenden Arthritiden Fälle von Lyme-Arthritiden herauszukristallisieren. Mit der Entdeckung der Borrelienätiologie der Lyme-Krankheit in den USA (84) sowie der entsprechenden europäischen Erkrankung (6) und der infolgedessen möglichen ätiologischen und serologischen Nachweisverfahren eröffnete sich die Möglichkeit, die bisher nur aufgrund klinischer Beobachtungen definierten Krankheitsbilder neu zu erforschen und damit das klinische Spektrum dieser vielgestaltigen Infektionskrankheit zu definieren.

3.1.1 Lyme-Arthritis in Europa – eine bislang zu selten bedachte Diagnose

Erste eigene Beobachtungen zur Lyme-Arthritis anhand von 3 Fällen wurden 1983 mit der Frage „Lyme-Arthritis – eine zu selten bedachte Diagnose?" berichtet (166). Die bei den eigenen Untersuchungen (Kap. 2.3.1) ausführlich dargestellte Kasuistik einer Patientin mit einer bereits 1976 aufgetretenen Lyme-Arthritis verdeutlichte bereits, daß die Lyme-Arthritis in Europa keine neue, sondern nur eine neu erkannte Erkrankung ist. Sporadische Hinweise von Patienten auf den Zusammenhang von Arthritis mit Zeckenstich, ECM und neurologischer Symptomatik sind möglicherweise, wie in diesem Fall geschehen, oft als Kausalitätsbedürfnis von Patienten abgetan worden. Die Odyssee der Diagnostik bei den meisten weiteren hier beschriebenen Patienten zeigt, daß das Bewußtsein der Lyme-Arthritis nach wie vor gering ist oder bislang gering war. Bemerkenswert ist vor allem, daß 9 Patienten aufgrund von Berichten über die Lyme-Arthritis in der Laienpresse diese Diagnose selbst erwogen hatten, während nur bei 4 Patienten von überweisenden Internisten und Allgemeinmedizinern an die Lyme-Arthritis gedacht worden war und in keinem Fall anläßlich vorausgegangener internistisch-rheumatologischer und orthopädischer Untersuchungen die Diagnose gestellt worden war. *Dieses fehlende Bewußtsein der Lyme-Arthritis in Europa mag auch ein Grund für die weit verbreitete Meinung sein, daß Gelenkmanifestationen bei der Lyme-Borreliose in Europa seltener vorkommen als in den USA.* Die in der Zeitschrift Lancet sogar noch 1987 publizierte Behauptung, daß die Lyme-Arthritis in Europa überhaupt noch nicht beobachtet worden ist (269), verdeutlicht in diesem Zusammenhang, wie weit sich dieses Vorurteil schon verselbständigt hat und als Gegebenheit akzeptiert wird.

Bei Überlegungen zur Inzidenz der Lyme-Arthritis in Europa muß auch berücksichtigt werden, daß durch die in Europa schon lange praktizierte Penicillintherapie des ECM (181) das häufigere Auftreten der Lyme-Arthritis möglicherweise verhindert worden ist. Dagegen war in den USA zum Zeitpunkt der Erstbeschreibung der Lyme-Arthritis das ECM eine weitgehend unbekannte Erkrankung (259, 354), und so waren auch die meisten Patienten mit einem ECM im endemischen Gebiet von Lyme unbehandelt geblieben (372).

In Europa stimulierten die Berichte über die Lyme-Krankheit zunächst Dermatologen (27, 420) und Neurologen (288, 342, 358, 400), die ihnen bereits bekannten Krankheitsbilder ECM und Bannwarth-Syndrom neu zu erforschen. Die hierbei gemachten Beobachtungen über assoziierte Gelenksymptome erlauben jedoch keine Aussage darüber, ob Arthritiden bei der Lyme-Borreliose in Europa seltener sind oder blander verlaufen als in den USA, da die Lyme-Arthritis gewöhnlich den frühen dermatologischen und neurologischen Manifestationen der Lyme-Borreliose um viele Wochen und Monate nachfolgt. Setzt man die Wirksamkeit einer frühen antibiotischen Therapie voraus (381, 383, 385) so lassen auch die Nachbeobachtungen der überwiegend antibiotisch behandelten Patienten in den genannten europäischen Studien keine Schlußfolgerungen über die Häufigkeit einer Arthritis bei der Lyme-Borreliose zu. Immerhin ist zu bemerken, daß in Schweden bei nur einem von 16 (6%) unbehandelt gebliebenen Patienten mit einem ECM eine Arthritis auftrat (28), während dies in den USA bei 28 von 55 (51%) entsprechenden Patienten der Fall war (393).

Auch der anhand einer seroepidemilogischen Studie über die „Erythema-migrans-Borreliose in der Bundesrepublik Deutschland" (343) am Beispiel des seltenen Vorkommens serologisch verifizierter Lyme-Arthritiden herausgestellte Unterschied zur amerikanischen Lyme-Krankheit mag nur auf die von den Autoren selbst erwähnte seltene Einsendung von Seren mit rheumatologisch differentialdiagnostischer Fragestellung zurückzuführen sein; in dieser Untersuchung waren bei insgesamt 817 Patienten in erster Linie Fälle von ECM (56%) und neurologischen Erkrankungen (54,9%) erfaßt worden, gefolgt von ACA (8,8%), Arthritis (7,7%), Myokarditis (1,6%) und LABC (0,6%). Auch bei der Auswertung klinischer Daten in Verbindung mit serologisch positiven Befunden in Österreich (368) fanden sich nur bei 2,1% der Krankheitsfälle Hinweise auf eine Lyme-Arthritis; ansonsten handelte es sich um Patienten mit ECM (60,9%), neurologischen Manifestationen (23,9%), ACA (11,5%), LABC (1,3%) und Myokarditis (0,3%). Angaben über die Häufigkeit der mit serologischen Einsendungen verbundenen rheumatologisch-differentialdiagnostischen Fragestellungen sind dieser Arbeit nicht zu entnehmen, ebenso wie in einer entsprechenden Untersuchung in England, in der bei 68 Patienten mit serologisch verifizierter Lyme-Borreliose kein Fall einer Arthritis vorlag (269). In diesem Zusammenhang erwähnenswert ist, daß der erste Kongreß in Europa über die Lyme-Borreliose zwar ein großes Echo bei europäischen Dermatologen, Neurologen und Mikrobiologen fand, jedoch kaum Interesse bei europäischen Internisten bzw. Rheumatologen weckte (369).

Bedenkt man, daß Steere et al. 1977 (372) zunächst bei 52 Patienten mit Arthritis in 13 Fällen zufällig auf die Anamnese eines ECM stießen, so kann man anhand der Häufigkeit des ECM (n=16) bei den eigenen 42 Patienten mit Lyme-Arthritis zumindest die Ähnlichkeit der Fragestellung bei der Erstbeschreibung der Lyme-Arthritis in den USA und bei der eigenen Beschreibung des Krankheitsbildes der Lyme-Borreliose ersehen. *Die Differenzierung der verschiedenen Krankheitsmanifestationen bei den hier insgesamt beschriebenen 69 Patienten (Abb. 39) zeigt jedenfalls, daß die bisherigen Feststellungen zur prozentualen Verteilung der einzelnen Krankheitserscheinungen der Lyme-Borreliose in Europa lediglich die jeweilige fachspezifische Patientenselektion reflektierten und daß bei den bisherigen Diskussionen bezüglich der Häufigkeit von Gelenkmanifestationen bei der Erkrankung in den USA und in Europa der jeweils unterschiedliche Zugang zur Beschreibung des Krankheitsbildes außeracht gelassen worden ist (173).*

Die relative Häufigkeit der verschiedenen Krankheitsmanifestationen aller hier beschriebenen 69 Patienten kann, sofern ein therapeutischer Effekt einer antibiotischen Therapie angenommen wird, natürlich ebenfalls nicht den Spontanverlauf der Lyme-Borreliose wiederspiegeln, da alle Patienten mit einem ECM und die meisten Patienten mit Manifestationen des Stadiums 2 und 3 der Erkrankung antibiotisch behandelt worden sind. Anhaltspunkte über den Spontanverlauf geben dann nur die Anamnesen von Patienten, deren frühere Krankheitsmanifestationen einer Lyme-Borreliose nicht als solche erkannt bzw. nicht antibiotisch behandelt worden sind. Aber auch eine solche retrospektive Betrachtungsweise des Krankheitsbildes erlaubt keinen generellen Rückschluß auf die prozentuale Verteilung des Auftretens der unterschiedlichen Krankheitserscheinungen, da z. B. aus internistisch-rheumatologischer Sicht stets offenbleiben müßte, wie oft der Krankheitsverlauf in früheren, der Arthritis vorausgehenden Stadien spontan zum Stillstand kommt. *Aufgrund der eigenen Beobachtungen muß zumindest damit gerechnet werden, daß die Lyme-Arthritis häufiger als einzige Manifestation einer Infektion mit B. burgdorferi diagnostiziert werden kann als in Form der klassischen Lyme-Arthritis mit vorausgehendem ECM und/oder neurologischen Symptomen (175).* In diesem Zusammenhang ist darauf zu verweisen, daß in Europa dem Bannwarth-Syndrom auch nur in 25% (415) bis 53% (290) der Fälle ein ECM vorausgegangen ist. Wie konträr die Geschichte der Lyme-Borreliose in Europa und in den USA verlief, zeigte sich auch daran, daß in den USA erst kürzlich anhand von 8 Fällen eigens darauf hingewiesen worden ist, daß neurologische Manifestationen der Lyme-Borreliose auch ohne vorausgehendes ECM beobachtet werden können (312). Um anhand der prozentualen Häufigkeit der verschiedenen Krankheitsmanifestationen der Lyme-Borreliose Vergleiche zwischen der Erkrankung in den USA und in Europa anstellen zu können, bleibt also auch abzuwarten, welche weiteren klinischen Erfahrungen in den USA nach Etablierung einer antibiotischen Therapie der Lyme-Borreliose und auch aufgrund unterschiedlicher fachspezifischer Betrachtungsweisen des Krankheitsbildes gemacht werden.

Bemerkenswert ist z. B. ein Vergleich der 41 in der Neurologischen Klinik der Universität München zwischen 1981 und 1985 beobachteten Fälle von Bannwarth-Syndrom (290) mit den hier beschriebenen 42 Fällen von Lyme-Arthritis, die seit der Erstbeschreibung der Lyme-Arthritis 1977 diagnostiziert worden waren. Berücksichtigt man, daß die Lyme-Arthritis ohne vorausgehendes ECM und/oder Bannwarth-Syndrom erst seit 1984 von uns serologisch identifiziert werden kann (23 Fälle in 2 Jahren), so muß angenommen werden, daß die Lyme-Arthritis mindestens so häufig ist wie das schon lange nach klinischen Kriterien definierte Bannwarth-Syndrom.

3.1.2 Inzidenz und Verbreitung der Lyme-Borreliose in Europa

Die bisher zur Verfügung stehenden epidemiologischen Daten zeigen, daß die Lyme-Borreliose in Europa eine sehr häufig vorkommende und weit verbreitete Erkrankung ist. So fanden sich anhand der Auswertung klinischer Daten von 2955 Patienten, deren Serum und/oder Liquor innerhalb von 19 Monaten (Januar 1984 bis Juli 1985) zu einer serologischen Untersuchung an die Universitätsnervenklinik Köln eingesandt worden ist, Hinweise auf 817 Krankheitsfälle in der Bundesrepublik Deutschland (343). Von 9383 Patienten, deren Serum in den Jahren 1985 und 1986 am Max-von-Pettenkofer-Institut der Universität München untersucht worden ist, wiesen 1035 (11%) signifikant erhöhte IgM- und/oder IgG-Antikörper gegen B. burgdorferi auf (gegenüber 2,2% positiven Befunden bei gesunden Kontrollpersonen) (438). In Österreich wurden über 873 Erkrankungen in einem Zeitraum von 16 Monaten berichtet, wobei diese Daten auf klinischen Angaben anläßlich serologischer Untersuchungen von 2609 Patienten beruhten (368). Innerhalb von 15 Monaten wurden in der Schweiz 350 Fälle klinisch und serologisch gesichert (12). *Sowohl in der Bundesrepublik Deutschland als auch in Österreich und in der Schweiz zeigte sich bei den genannten Untersuchungen eine universelle geographische Verbreitung der Lyme-Borreliose,* wobei jedoch Gebirgsregionen über 1000 m Höhe weitgehend ausgespart blieben. Berücksichtigt man die in der vorliegenden Arbeit beschriebenen diagnostischen und therapeutischen Irrwege sowohl bei Patienten mit Lyme-Arthritis als auch mit anderen Manifestationen der Lyme-Borreliose, so kann man von einer hohen Zahl nicht erkannter Erkrankungen ausgehen. Die spontane Abheilungstendenz der verschiedenen Krankheitserscheinungen trägt sicher auch zu einer hohen Dunkelziffer von Krankheitsfällen bei.

Die Darstellung der Infektionsorte bei unseren Patienten (siehe Abb. 40) zeigt, daß selbst in einer Großstadt wie München Infektionen durch Zeckenstiche vorkommen können. Die meisten unserer Patienten mit einer Lyme-Borreliose ohne Zeckenstichanamnese stammten darüber hinaus aus München, wobei allerdings Infektionen bei Ausflügen in ländliche oder waldreiche Gebiete, die günstige Biotope für Vektoren und deren Wirte sind, erfolgt sein können. Ein Lyme-Borreliose-Naturherd mit einem besonders hohen Infektionsrisiko sind z. B.

die Isarauen unmittelbar nördlich von München, wo bei 33,8% adulter Zecken eine Durchseuchung mit B. burgdorferi nachgewiesen wurde (438).

Hervorgehoben werden soll auch hier noch, daß die Lyme-Borreliose in Europa offensichtlich weit mehr verbreitet ist als die ebenfalls von Zecken übertragene virale Frühsommer-Meningoenzephalitis, die bislang nur auf wenige Endemiegebiete begrenzt zu sein scheint.

3.1.3 Vektoren der Infektion

Unbestritten ist die zentrale Bedeutung von I. ricinus als Vektor und Dauerreservoir des Erregers der Lyme-Borreliose in Europa, wo bisher in keiner anderen Zeckenart B. burgdorferi nachgewiesen werden konnten (12, 219). Ixodes-ricinus-Zecken aus 7 Gebieten in der Nähe von München, Augsburg und Ulm erwiesen sich zu 13,6% mit Borrelien durchseucht, wobei sich regionale Unterschiede der Durchseuchungsrate von 6,8 bis 29,5% ergaben (438). Bei einer entsprechenden Untersuchung in verschiedenen Gebieten Nordrhein-Westfalens erwiesen sich 16% der adulten Zecken als mit Borrelien infiziert (8). Ähnliche Befunde wurden auch aus der Schweiz berichtet, die Borreliendurchseuchung von Zecken in 25 verschiedenen Regionen betrug hier zwischen 5 und 34% (12).

Bereits Hård 1966 (153) und Sonck 1970 (361) hatten Fälle von ECM nach Stichen fliegender Insekten beschrieben, und Schaltenbrand 1966 (333) sprach allgemein von „durch Arthropoden übertragenen Infektionen der Haut und des Nervensystems", da er außer Zecken auch in einigen Fällen Stechfliegen, z.B. Pferdebremsen, als Krankheitsüberträger annahm. Gleichermaßen weist die Erkrankung des von uns beschriebenen Patienten mit ECM, neurologischer Symptomatik und Arthritis nach einem an der Stelle eines sich entwickelnden ECM beobachteten Fliegenstichs auf die potentielle Rolle von anderen Arthropoden als Zecken bei der Übertragung von B. burgdorferi hin (166). Da der Patient als Tierarzt über entomologische Kenntnisse verfügte, konnte er die Stechfliege als Stomoxys calcitrans identifizieren. Diese Fliege hat eine weltweite Verbreitung, ihr Aufenthaltsort sind vor allem Ställe („Stallfliege") und Viehweiden. Gelegentlich befällt sie auch Menschen und sticht dann vor allem im Bereich der Beinregion, weswegen diese der Stubenfliege ähnlich sehende Fliege im deutschen Sprachgebrauch auch als „Wadenstecher" bezeichnet wird (232). Stomoxys calcitrans ist Überträger zahlreicher Zoonosen; Krankheitsübertragungen auf den Menschen durch diese Stechfliege sind jedoch bisher nicht bekannt gewesen (80). Das Vorkommen dieser Fliegen in ländlichen Regionen, der vorwiegende Befall der Beine beim Menschen sowie die Tatsache, daß sie Menschen nur in warmen Jahreszeiten stechen (80), sind Aspekte, die ebenso auf I. ricinus zutreffen und vereinbar sind mit der geographischen Häufig der Lyme-Borreliose in ländlichen Regionen, der Prädilektionsstelle des ECM im Bereich der Beine und dem vorwiegenden Auftreten des ECM im Sommer und im Herbst. *Nachdem nun über den Nachweis von B. burgdorferi in einer Vielzahl von Stechfliegen verschiedenster Art berichtet wurde (249), wird die Bedeutung der bisherigen und zuletzt zunehmenden kasuistischen Beobachtungen (368) zur Übertragung der Lyme-Borreliose durch andere Vektoren als Zecken unterstrichen,* wenn auch die Vektorkompetenz von Fliegen noch durch experimentelle Übertragung von Borrelien auf Wirtstiere zu beweisen bleibt. Da Fliegenstiche in ländlichen Regionen häufig vorkommen, könnte dieser Übertragungsmechanismus eine Erklärung dafür sein, daß sich viele Patienten mit einer Lyme-Borreliose nicht an einen Zeckenstich erinnern. Hierbei berücksichtigt werden muß jedoch, daß Zeckenstiche aufgrund anästhesierender Stoffe im Zeckenspeichel schmerzlos verlaufen und insbesondere die nur etwa 2 mm großen Larven und die noch kleineren Nymphen leicht übersehen werden können (35).

Abgesehen von einer konnatalen Infektion (338) muß auch noch an die bisher allerdings nicht bewiesene und sehr theoretisch erscheinende Möglichkeit einer Infektion durch eine Bluttransfusion gedacht werden (344). Bemerkenswert ist immerhin die bei Mäusen nachgewiesene Ausscheidung von B. burgdorferi im Urin und die damit mögliche Infektion von Mäusen über infektiösen Urin (75, 87).

Die Häufigkeit erinnerlicher Zeckenstiche bei unseren Patienten (28 von 69, 40,5%) entspricht den Erfahrungen anderer Autoren (27, 290, 374). Verhältnismäßig häufig hatten die Patienten mit ECM (8 von 10) einen Zeckenstich angegeben, wobei der Zeckenstich allerdings auch ein wesentlicher Grund war, eine internistische Klinik aufzusuchen. Bei den Patienten mit Lyme-Arthritis waren nur Zeckenstiche in einem Zeitraum von maximal 2 Jahren vor Beginn der Arthritis als wahrscheinlich krankheitsauslösend erachtet worden, da bislang bei der Lyme-Arthritis eine Latenzzeit von bis zu 2 Jahren beschrieben worden war (380). Da Zeckenstiche auch von unseren Kontrollpersonen recht häufig berichtet wurden (7% hatten einen Zeckenstich während der letzten 2 Jahre), bleibt die Relevanz einer solchen anamnestischen Angabe für eine Erkrankung ohnehin oft fraglich.

Bemerkenswert ist die signifikant seltenere Zeckenstichanamnese bei unseren Patienten mit nur serologisch zu diagnostizierender Lyme-Arthritis gegenüber Patienten mit klassischer Lyme-Arthritis nach ECM und/oder Bannwarth-Syndrom. Denkbar ist, daß bei kurzer Latenz zwischen Zeckenstich und ECM oder Bannwarth-Syndrom dieses Ereignis eher registriert wird. Zu überlegen wäre ferner, ob eine Übertragung des Erregers durch andere Vektoren bzw. alltäglichere und damit anamnestisch irrelevanter Insektenstiche eher unter Umgehung von Haut und Nervensystem zu einer Arthritis führen kann; die mögliche Erregerisolation aus befallener Haut beim ECM weist auf die lokale pathogenetische Bedeutung der Borrelien hin, und aufgrund der meist engen topographischen Beziehung zwischen Zeckenstichstelle oder ECM wird eine Ausbreitung der Erreger vom Infektionsort entlang peripherer Nervenbahnen diskutiert (41, 332). Im Zusammenhang mit dieser Erwägung unterschiedlicher Verbreitungswege des Erregers und damit verbundener unterschiedlicher Krankheitsausprägungen ist die Beobachtung von Dawidenkowa 1961 (110) erwähnenswert, daß bei der Virusenzephalomyelitis nach einer Übertragung durch Zecken häufiger lokale Neuritiden zu beobachten waren als bei alimentärer Infektion.

3.1.4 Saisonale Verteilung der Krankheitsfälle

Entsprechend dem Lebenszyklus von Zecken mit parasitären Entwicklungsphasen vorwiegend im Frühjahr und Herbst sowie den kurzen Inkubationszeiten sind ECM und Bannwarth-Syndrom Erkrankungen, die vorwiegend in den Monaten Mai bis November auftreten (368, 373, 438), wie dies auch bei unseren Patienten mit diesen Krankheitsmanifestationen zu sehen war. Steere et al. 1977 (373) hatten auch für die Lyme-Arthritis eine saisonale Häufung im Sommer und Herbst beschrieben. Hierbei war jedoch keine Differenzierung zwischen Arthralgien, die häufig im Frühstadium der Erkrankung auftreten, und Arthritiden erfolgt. Wie aufgrund der langen und vor allem unterschiedlich langen Inkubationszeit eigentlich zu erwarten war, trat die Lyme-Arthritis (mit objektivierbarer Schwellung) bei unseren Patienten über das ganze Jahr verteilt auf. Ebenso ist die ACA wegen der langen und variablen Latenzzeit von der Infektion bis zur Manifestation keine Erkrankung mit saisonalem Erkrankungsgipfel (438), zudem der Erkrankungsbeginn der ACA wegen ihres schleichenden Auftretens meist nicht genau zu bestimmen ist.

3.2 Erregerisolate und Ätiopathogenese

3.2.1 Bakteriologische Diagnostik der Lyme-Borreliose

Aus diagnostischen Gründen ist die Isolierung des Erregers erstrebenswert in Fällen, in denen die klinische Symptomatik und die serologischen Befunde keine eindeutige Interpretation erlauben.

So konnte von uns gezeigt werden, daß bei noch negativem serologischem Befund im IFT-Abs im Falle eines ECM der Erreger aus der befallenen Haut isoliert werden kann. (Inzwischen gelang auch die Isolierung von Borrelien aus einer Hautbiopsie von einem unserer Patienten mit ECM bei negativem serologischem Befund im IFT und IFT-Abs.) Bei atypischen klinischen Erscheinungsformen des ECM und negativer Serologie bzw. ausschließlichem Nachweis spezifischer IgG-Antikörper kann die Diagnose somit nur durch den direkten Erregernachweis gesichert werden. Weitere Erregerisolate bei 3 konsekutiven, im Kapitel 2 nicht berücksichtigten ECM-Biopsien lassen auf eine hohe Sensitivität der Erregerdiagnostik des ECM schließen. Anderen Autoren gelang allerdings die Kultivierung von Borrelien nur aus einer von 18 (382), einer von 41 (25) bzw. 8 von 31 (307) ECM-Biopsien. Der Erregernachweis in Blutkulturen von Patienten mit ECM ist bisher trotz vielfacher Versuche nur in Einzelfällen gelungen (8, 59, 298, 307, 382).

Aufgrund bisheriger Berichte scheint die Quote positiver Liquorkulturen von Patienten mit neurologischen Krankheitsmanifestationen gering zu sein, positive Befunde ergaben sich bei einer von 14 (299) bzw. einer von 7 (387) Untersuchungen. Da in Einzelfällen die serologischen Befunde bei neurologischen Krankheitserscheinungen der Lyme-Borreliose negativ sein können, könnte dann der Erregernachweis die Diagnose sichern.

Bei klinisch atypischen Erscheinungsformen der ACA kann die Diagnose zwar mit Hilfe histologischer Befunde und der bei dieser Spätform der Lyme-Borreliose meist hochtitrigen spezifischen Antikörper weitgehend gesichert werden (30), der direkte Erregernachweis kann aber auch bei der ACA in Zweifelsfällen die Diagnose untermauern. Bemerkenswert ist, daß in allen 5 Biopsien unserer Patienten mit ACA Erreger isoliert werden konnten, während die Erstbeschreibung der Spirochätenisolierung aus befallener Haut bei der ACA auf nur einer positiven Kultur gegenüber negativen Kulturen von weiteren 9 entnommenen Biopsien beruhte (26).

Dagegen fanden wir in keinem der 12 untersuchten Gelenkpunktate Borrelien, und auch die Kulturen mit Blut (n=3) und Synovialis (n=1) von Patienten mit Lyme-Arthritis waren steril. Ebenso unergiebig erwies sich die bakteriologische Diagnostik der Lyme-Arthritis bei den Untersuchungen von Steere et al. 1984 (387), die den Erreger weder aus Gelenkpunktaten (n=17), Synovialis (n=4) noch Knorpel (n=2) isolieren konnten. Der Nachweis von Spirochäten in der Synovia (307, 341, 360) scheint daher eher eine Ausnahme zu sein.

3.2.2 Proteinchemische und antigenetische Heterogenität von B. burgdorferi

Die bei unseren Untersuchungen demonstrierte proteinchemische Heterogenität der isolierten Borrelien im niedermolekularen Bereich (<36K) wurde auch bei vergleichenden Analysen anderer Isolate beschrieben (51, 52, 436). Vor allem europäische B. burgdorferi-Stämme wiesen hierbei eine große Variabilität auf; so fanden sich z. B. bei 23 Isolaten von Patienten oder aus Zecken insgesamt 9 verschiedene Proteinprofile in der SDS-PAGE (436).

Näher analysiert wurden bislang die in der SDS-PAGE erkennbaren Hauptproteinbanden (60K, 41K, 34–36K, 30–32K, 21–22K). Das 60K-Protein wurde als ein „common antigen" charakterisiert, das mit entsprechenden Proteinen einer Vielzahl von Bakterien kreuzreaktiv ist, womit eine Beeinträchtigung der Spezifität der herkömmlichen serologischen Methoden bei der Diagnostik der Lyme-Borreliose zu erklären wäre. Bei diesen Proteinen handelt es sich wahrscheinlich um sogenannte Streß-(oder „heat-shock"-)Proteine, die bereits bei anderen Bakterien als arthritogene Komponenten diskutiert wurden (152). Das 41K-Protein ist ein periplasmatisches Flagellenprotein („Flagellin"), das sich bisher bei allen B.-burgdorferi-Isolaten fand. Darüber hinaus reagierten alle bisherigen Isolate mit dem 41K-assoziierten monoklonalen Antikörper H604, der allerdings generell ein Marker für die Spirochätengattung Borrelia ist (52, 53). Bei den 30–32K- und 34–36K-Proteinen handelt es sich um Oberflächenproteine („*outer surface protein*"), die aufgrund ihres Polymorphismus bezüglich variabler Molekulargewichte und Immunogenität allgemein als OspA (30–32K) und OspB (34–36K) bezeichnet wurden (47, 50, 191). Die mit einem Antigen im Bereich des OspA-Proteins assoziierten monoklonalen Antikörper H5332 und H3TS reagierten in der Untersuchung von Barbour und Schrumpf 1986 (52) mit allen amerikanischen Isolaten, während nur wenige europäische Isolate mit H3TS reagierten und darüber hinaus ein I.-ricinus-Isolat aus Schweden keine Reaktivität mit H5332 ergab. Weitere europäische Isolate, die nicht mit dem bisher alle amerikanischen Isolate kennzeichnenden monoklonalen Antikörper H5332 reagierten, wurden auch von weiteren Autoren beschrieben (364, 434, 436). Die heterogene Antigenität der OspA-Proteine europäischer Stämme korreliert somit mit deren variablen elektrophoretischen Wanderungseigenschaften bzw. Molekulargewichten, während sich OspA-Proteine amerikanischer Stämme auch diesbezüglich als homogen erwiesen. Im Gegensatz zu den kontinentalen Unterschieden der OspA-Proteine zeigte sich bei der Charakterisierung der OspB-Proteine verschiedener B.-burgdorferi-Stämme diesseits und jenseits des Atlantiks ein Polymorphismus dieser Oberflächenproteine in ihrem Molekulargewicht und ihrer antigenetischen Reaktivität mit verschiedenen monoklonalen Antikörpern (50, 52, 436). Das in einem unserer Isolate beobachtete 22K-Protein wurde auch bei anderen europäischen Isolaten beobachtet und als pC bezeichnet (436). Diese pC-Proteine (21–22K) reagierten in der Western-Blot-Analyse mit keinem der bisher zur Verfügung stehenden monoklonalen Antikörper gegen B. burgdorferi.

Prinzipiell hatten alle bislang untersuchten Isolate von B. burgdorferi das 60K- und 41K-Protein und darüber hinaus eines, 2 oder 3 der oben genannten niedermolekularen Hauptproteine OspA, OspB und pC. Mit Hilfe weiterer monoklonaler und polyklonaler Antikörper wurden inzwischen 7 Serotypen bei insgesamt 25 untersuchten Isolaten von B. burgdorferi definiert (439).

3.2.3 Epidemiologische und pathogenetische Relevanz der Heterogenität von B. burgdorferi

Die Beobachtungen zur proteinchemischen und antigenetischen Heterogenität verschiedener B.-burgdorferi-Isolate könnten sowohl von epidemiologischer als auch pathogenetischer Relevanz sein. Die OspA-Homogenität der Isolate aus den USA im Vergleich zur Heterogenität dieser Proteine bei europäischen Isolaten war z.B. Anlaß zu der Überlegung, daß B. burgdorferi von Europa nach Amerika gebracht worden ist (51). Diese Hypothese erscheint schließlich auch aufgrund der Geschichte der dermatologischen und neurologischen Manifestationen der Lyme-Borreliose berechtigt zu sein (167). Vor allem wurde jedoch diskutiert, ob die phänotypischen Eigenarten der amerikanischen Isolate die vermeintlichen Unterschiede bezüglich die Häufigkeit und Schwere der Arthritis bei der Lyme-Borreliose auf den beiden Kontinenten bedingen (52). Isolate von Patienten mit ECM, ACA und Bannwarth-Syndrom konnten bisher nicht anhand ihrer Proteinprofile oder ihrer Reaktivität mit verschiedenen monoklonalen Antikörpern mit dem jeweiligen Krankheitsbild korreliert werden. Nicht auszuschließen ist, daß mit Hilfe anderer phänotypischer Marker dies noch gelingen mag. Aufgrund der offensichtlich schwierigen Isolation und Kultivierung von B. burgdorferi aus Synovia oder Synovialis konnten entsprechende Untersuchungen noch nicht mit einer „Lyme-Arthritis-Borrelie" durchgeführt werden. Der in der vorliegenden Arbeit untersuchte Stamm ACA $_2$ aus der Hautbiopsie einer Patientin mit ACA könnte zumindest insofern als eine arthritogener Stamm angesehen werden, als bei dieser Patientin wahrscheinlich auch eine Lyme-Arthritis aufgetreten war. Dieser Stamm zeigte auch ein abweichendes Proteinprofil von dem unserer anderen Isolate (nur angedeutete OspA- und OspB-Proteine, dagegen deutlich ausgeprägtes pC-Protein). Die Relevanz eines solchen Einzelbefundes ist jedoch in Anbetracht der unabhängig vom jeweiligen Krankheitsbild sehr variablen Proteinprofile (436) nicht sicher zu werten.

3.2.4 Antigendrift

Auch muß bedacht werden, daß die Phänotypen der Borrelien in Kultur nicht mit denen in vivo übereinstimmen müssen bzw. daß es möglicherweise in vitro und in vivo zu Veränderungen der Antigenität kommen kann. So waren z.B. OspA-Proteine bei einem Borrelienstamm erst nach Subkultivierung nachzuweisen (436), und andererseits wurde auch eine Antigenvariabilität einzelner OspB-Epitope und schließlich der Verlust des OspB-Proteins bei der In-vitro-Kultivierung von B. burgdorferi beschrieben (352). Darüber hinaus war auch der Verlust von Plasmiden infolge von Subkultivierungen mit einem Verlust der Infektiosität einhergegangen (195, 353). Ebenso spricht der Befund einer unterschiedlich starken immunfluoreszenzserologischen Reaktivität von Borrelien mit polyklonalen Antikörpern im Zeckendarm gegenüber Borrelien in anderen Zeckengeweben für eine mögliche Antigenvariabilität bei veränderten Wachstumsbedingungen (86). Es ist somit denkbar, daß ein Phänotypwandel in einem Wirt während des Verlaufs der Erkrankung vorkommt bzw. den chronischen oder intermittierenden Verlauf der Erkrankung ermöglicht. Ein Antigendrift wird z.B. auch bei den Rückfallfieberborrelien als Ursache für deren Persistenz im menschlichen Organismus und vor allem deren periodische Zirkulation im Blut, die mit den intermittierenden Krankheitssymptomen einhergeht, vermutet (44, 404).

3.2.5 Humorale Immunantwort

Ähnlich heterogen wie die Proteinprofile und die Antigenität der verschiedenen Borrelienstämme sind auch die Muster der Immunantwort in der Western-Blot-Analyse bei einzelnen Patienten. Während im Frühstadium der Lyme-Borreliose (ECM) sich die IgM- und dann auch die IgG-Immunantwort fast ausschließlich gegen 41K-Antigene sowie bei Seren europäischer Patienten auch gegen pC-Antigene europäischer Borrelien richtet, kommt es mit der Progression der Erkrankung zur Bildung von weiteren IgG-Antikörpern vorwiegend der Subklassen IgG1 und IgG3 (160) gegen Antigene verschiedenster Molekulargewichtsbereiche, wobei die Western-Blot-Profile jedoch nicht mit dem jeweiligen klinischen Bild zu korrelieren sind (103, 436, 437). Diese Expansion der Immunantwort und vor allem die Beobachtung einer neuen IgM-Immunantwort gegen 34K-Proteine im Stadium der Arthritis sind weitere Argumente für die Annahme von Antigenvariationen bzw. von lebenden Borrelien als Pathogenitätsfaktoren bei chronisch intermittierenden Verlaufsformen der Erkrankung (103).

Die Progression der Erkrankung parallel zur Zunahme der humoralen Immunantwort zeigt darüber hinaus, daß die Borrelienantikörper eher Pathogenitätsfaktoren sind als daß sie eine neutralisierende Wirkung haben (46). Nachdem IgM-Antikörper gegen B. burgdorferi auch mit neuronalen Antigenen reagieren, wird z. B. eine molekulare Mimikry als pathogenetisches Prinzip der Lyme-Neuroborreliose diskutiert (357). Auch Antikörper gegen basische Myelinproteine, die bei einigen Patienten nachgewiesen wurden, könnten hier autoreaktiv sein (125). Andererseits sind spezifische IgG-Antikörper unabdingbar für die Abtötung von B. burgdorferi über die Aktivierung des klassischen Komplementweges (211). Die Phagozytose von B. burgdorferi durch Monozyten und Granulozyten ist dagegen auch ohne Opsonisierung möglich (60).

Untersuchungen der Immunantwort in der Western-Blot-Analyse mit Borrelien verschiedenster Herkunft (Stamm B31, europäische Zecken-, Haut- und Liquorisolate) haben gezeigt, daß die Seren unserer Patienten mit Lyme-Arthritis keine stammspezifischen Reaktionsmuster zeigen. Diese Befunde lassen somit nicht auf bestimmte arthritogene Serotypen von Borrelien schließen. Im Gegensatz dazu reagierten Seren von Patienten mit ACA besonders stark mit den Proteinen eines Hautisolates. Diese Prädominanz der Reaktion bezog sich vor allem auf ein 17/18K-Protein, ein weiteres antigenetisch variables Protein einzelner europäischer Isolate. Es wurde daher diskutiert, ob die ACA nur von bestimmten antigenetisch eng verwandten Serotypen verursacht werden kann und dies die Ursache für die bisher seltene Beobachtung der ACA in den USA ist (437). Für diese Hypothese spricht auch die fehlende Reaktivität des Serums einer ACA-Patientin (ACA $_2$ in der vorliegenden Arbeit) mit den Proteinen zweier amerikanischer B.-burgdorferi-Stämme (436).

3.2.6 Zelluläre Immunantwort

In Übereinstimmung mit der beschriebenen Expansion der humoralen Immunantwort haben Untersuchungen der zellulären Immunität gezeigt, daß die spontane Suppressorzellaktivität während des Frühstadiums (ECM) der Lyme-Borreliose erhöht ist und sich dann im weiteren Verlauf der Erkrankung eine Tendenz zu einer im Vergleich mit Normalpersonen verminderten Suppressorzellaktivität entwickelt (265). Auch die proliferative Reaktion peripherer mononukleärer Zellen (^{3}H-Thymidineinbau) gegenüber B.-burgdorferi-Antigenen zeigte im Stadium 1 der Erkrankung keinen Unterschied gegenüber Kontrollen, während bereits nach Remission des ECM, bei dem immunhistochemisch vorwiegend T-Zellen und Langerhans-Zellen zu finden sind (81), und vor allem bei Patienten mit Lyme-Arthritis eine signifikant erhöhte zelluläre Reaktivität vorhanden war. Bemerkenswert ist auch, daß die antigenspezifische zelluläre Reaktivität mononukleärer Zellen aus Gelenkpunktanten größer war als bei mononukleären Zellen aus peripherem Blut (356). In Analogie zu diesen Untersuchungen bei Patienten mit Lyme-Arthritis fand sich auch bei Patienten mit „Lyme-Meningitis" eine höhere B.-burgdorferi-spezifische zelluläre Immunreaktivität im Liquor als im Blut (279). Der Erregernachweis in der Synovia (307, 341, 360) bzw. der Synovialis (204, 214) sowie im Liquor (299, 382) ist bisher nur in wenigen Fällen gelungen, aber auch diese Befunde einer erhöhten spezifischen Reaktivität mononukleärer Zellen im Gelenkpunktat sowie im Liquor gegenüber der jeweiligen Reaktivität im Blut deuten auf eine lokale Infektion der Synovia oder Synovialis bzw. des Liquors oder der Meningen hin. Bei den histologischen Untersuchungen der lympho-plasmazellulär infiltrierten Synovialis von Patienten mit Lyme-Arthritis wurde hervorgehoben, daß Spirochäten nur vereinzelt und nach Inspektion zahlreicher Schnittebenen gefunden wurden (204). Die geringe Quantität des Erregers ist möglicherweise die Ursache, daß B. burgdorferi in der Synovia oder in der Synovialis bei unseren Untersuchungen nicht nachzuweisen war.

Im Liquor cerebrospinalis fanden sich neben B.-burgdorferi-spezifischen T-Zellklonen auch solche, die mit Antigen des zentralen und peripheren Nervensystems reagierten, so daß auch zelluläre Autoimmunreaktionen als pathogenetisches Prinzip der Demyelinisierung zu diskutieren sind (258).

Möglicherweise spielt auch die durch B. burgdorferi induzierte Bildung von Interleukin 1 (143) eine zentrale Rolle bei der Pathogenese der Lyme-Borreliose; so könnte Interleukin 1 z. B. die Prostaglandinsynthese oder Kollagenasen in der Gelenkflüssigkeit (380) bzw. zelluläre Immunreaktionen aktivieren.

3.3 Serodiagnostik

Da die Kultivierung von B. burgdorferi sehr aufwendig ist und daher nur in wenigen speziell erfahrenen Laboratorien durchgeführt werden kann, ferner die entsprechenden Befunde für die eventuell dringliche Diagnostik zu lange ausstehen würden und vor allem die Treffsicherheit der Erregerdiagnostik zu unsicher ist, hat der serologische Nachweis von Antikörpern gegen B. burgdorferi den primären Stellenwert in der Labordiagnostik der Lyme-Borreliose. *Während in den Frühstadien der Lyme-Borreliose spezifische IgM-Antikörper und Titerverläufe sowie im Falle des Bannwarth-Syndroms der Nachweis von intrathekal gebildeten spezifischen Antikörpern in Verbindung mit den jeweiligen klinischen Symptomen Laborbefunde von hoher diagnostischer Beweiskraft sind, beruht die Serodiagnostik der Lyme-Arthritis als Spätmanifestation der Erkrankung nur auf dem Nachweis von spezifischen IgG-Antikörpern, denen letztlich nur der Stellenwert eines Indizienbeweises zukommt.* Da die Arthritis darüber hinaus die klinisch vieldeutigste Manifestation der Erkrankung ist, bedarf die Serodiagnostik der Lyme-Arthritis einer kritischen Interpretation.

3.3.1 Literatur zur Serodiagnostik der Lyme-Arthritis

Untersuchungen zur Serodiagnostik der Lyme-Arthritis in den USA ergaben im IFT eine Sensitivität von 100%, wobei die Grenzwerte positiver Befunde bei einem IgG-Titer von ≥128 (382) oder bei Verwendung eines polyvalenten Anti-Human-Immunglobulin-FITC-Konjugats bei ≥256 (327) festgelegt worden waren.

Auch Untersuchungen mit der ELISA-Technik zeigten bei allen Patienten mit Lyme-Arthritis signifikant erhöhte IgG-Antikörper gegen B. burgdorferi (102). Steere et al. 1983 (382) fanden für den IFT eine Spezifität von ebenfalls 100%, wobei die gesunden Kontrollpersonen aus nicht für die Lyme-Borreliose endemischen Gebieten stammten und die Herkunft der Arthritis-Kontrollen nicht angegeben worden war. In den Untersuchungen von Russell et al. 1984 (327) sowie Craft et al. 1984 (102) wurde dann darauf hingewiesen, daß die Seren von Patienten mit Treponematosen (Lues, Frambösie und Pinta) und anderen Borreliosen (Rückfallfieber) signifikante Kreuzreaktionen mit B. burgdorferi aufweisen; nach Ausschluß der Seren von Patienten mit solchen Spirochätosen fanden diese Untersucher dann für den IFT eine Spezifität von 97% und für den ELISA von 100%. Die Absorption der Seren mit Tr. phagedenis oder B. hermsii hielten diese Untersucher nicht geeignet zum Ausschluß kreuzreagierender Antikörper, da auch die Antikörpertiter von Patienten mit Lyme-Borreliose durch diese Absorptionsverfahren vermindert wurden.

All diese Untersuchungen in den USA gingen von der Überlegung aus, daß die Diagnose Lyme-Arthritis entweder aufgrund der klassischen Anamnese eines ECM oder des intermittierenden Verlaufs der Arthritis und der Herkunft eines Patienten aus einem für die Lyme-Borreliose endemischen Gebiet gestellt werden kann. Craft et al. 1984 (102) nahmen z.B. an, daß allein mit Hilfe signifikanter IgG-Antikörper gegen B. burgdorferi die Differenzierung der Lyme-Arthritis von der chronischen Polyarthritis, juvenilen Arthritis und dem Reiter-Syndrom möglich ist. Anläßlich serologischer Untersuchungen bei juvenilen Arthritiden in einem für die Lyme-Borreliose endemischen Gebiet in den USA wurde dann aber konstatiert, daß bei negativer ECM-Anamnese der alleinige Nachweis von spezifischen Antikörpern gegen B. burgdorferi nicht in allen Fällen die Diagnose Lyme-Arthritis erlaubt (322).

Spezifische IgM-Antikörper waren bei Patienten mit Lyme-Arthritis in den USA im IFT (382) in 25 von 60 (41%) und im ELISA (102) in 4 von 12 (33%) Fällen nachgewiesen worden. Falsch positive IgM-Antikörperbefunde waren von diesen Autoren nur bei Kontrollpersonen mit infektiöser Mononukleose gefunden worden.

Untersuchungen zur Sensitivität und Spezifität der Lyme-Borreliose in Europa gingen jeweils von dermatologischen oder neurologischen Fragestellungen aus (29, 402, 432). Im folgenden wird die Serodiagnostik der Lyme-Arthritis anhand der eigenen Untersuchungen diskutiert.

3.3.2 Sensitivität und Spezifität der Serodiagnostik der Lyme-Arthritis

Bei den eigenen Untersuchungen wurden anhand einer großen Zahl gesunder Kontrollpersonen und Arthritis-Kontrollen zunächst die Grenzwerte für positive Antikörperbefunde festgelegt, die für diagnostische Zwecke am geeignetsten erschienen. Die Wohnorte der gesunden Kontrollpersonen waren fast ausschließlich München und angrenzende Orte. Bei den Arthritis-Kontrollen handelte es sich um Patienten, die sowohl aus München als auch aus entfernt gelegenen Orten in Bayern stammten.

IgM-Antikörper. Bei der Bestimmung der IgM-Antikörper wurden sowohl für den IFT als auch den IFT-Abs Titer ≥64 als positiv erachtet, wobei die Spezifität sowohl des IFT als auch des IFT-Abs 99% betrug. Da letztlich offen war, in welchem Prozentsatz mit positiven IgM-Befunden bei Patienten mit Lyme-Arthritis zu rechnen war bzw. welche Befunde bei der Lyme-Arthritis richtig positiv oder richtig negativ sind, konnte nur die Spezifität des IgM-IFT und IgM-IFT-Abs als Vorgabe gewählt werden. Zum Vorkommen spezifischer IgM-Antikörper bei der Lyme-Arthritis (Sensitivität) wird noch gesondert Stellung genommen.

IgG-Antikörper. Für den IgG-IFT, IgG-IFT-Abs und IgG-ELISA wurden die Grenzwerte eruiert, die die höchste Treffsicherheit (richtig positive und richtig negative Ergebnisse dividiert durch die Anzahl aller durchgeführten Untersuchungen) ergaben: IFT-Titer 256, IFT-Abs-Titer 64 und ELISA-E/ml 13 (≥98% Perzentile der gesunden Kontrollen). Gemessen an den Arthritis-Kontrollen erwiesen sich alle 3 Methoden als hoch spezifisch, wobei der IFT-Abs sogar 100% spezifisch war (IFT = 99%, ELISA = 97%); bei Berücksichtigung aller Kontrollen war der IFT zu 98%, der IFT-Abs zu 99% und der ELISA zu 97% spezifisch. Die systematische Untersuchung der Treffsicherheit bei einzelnen Titergrenzen zeigte vor allem auch, daß ein Titerrückgang durch die Absorption mit Tr. phagedenis (Reiter-Treponemen) bei Patienten mit einer Lyme-Borreliose nicht zu einer geringeren Sensitivität des Tests führen muß, wie dies bislang (102, 327) angenommen worden war. So war die Sensitivität des IFT ebenso hoch (88%) wie die des IFT-Abs, wenn die jeweiligen Titergrenzen mit der höchsten Treffsicherheit (≥256 im IFT und ≥64 im IFT-Abs) zugrunde gelegt wurden. Im ELISA ergab sich eine Sensitivität von 94%.

3.3.3 Kreuzreaktionen mit Tr. pallidum

In Anbetracht der Epidemiologie der Spirochätosen sind bei der Serodiagnostik der Lyme-Borreliose in Mitteleuropa wahrscheinlich nur kreuzreagierende Antikörper gegen Tr. pallidum zu berücksichtigen. Insgesamt dürfte diese Problematik jedoch von marginaler Bedeutung sein, da z.B. bei keiner unserer Kontrollen und Patienten mit signifikanten Antikörpertitern im IFT oder ELISA der TPHA-Test positiv war. Andererseits hatten 5 der gesunden Kontrollpersonen einen positiven TPHA-Test (und FTA-Abs-Test), die jeweilige Lyme-Borreliose-Serologie war auch ohne Absorption mit Tr. phagedenis negativ. Die Anamnese von 2 dieser 5 Kontrollen ergab, daß sie wegen einer Lues vor einigen Jahren behandelt worden waren; bei den übrigen 3 Kontrollpersonen war eine entsprechende Erkrankung nicht bekannt. Titer im FTA-Abs-Test waren nicht bestimmt worden, so daß eventuell bei unseren Kontrollen nur Titer in geringer Höhe vorlagen, die nicht zu einem signifikant hohen B. burgdorferi-Antikörpertiter führen konnten, wie dies andersweitig der Fall war (432).

In Zusammenhang mit der Kreuzreaktivität von Antikörpern mit B. burgdorferi und Tr. pallidum muß darauf hingewiesen werden, daß auch bei der Lues

Arthritiden vorkommen können (129, 308). Insofern könnte auch gelegentlich bei einer rheumatologisch differentialdiagnostischen Fragestellung die serologische Diskriminierung einer Lyme-Borreliose und einer Lues mit den jeweiligen Tests nach Absorption mit Tr. phagedenis von Bedeutung sein.

3.3.4 Falsch positive IgM-Antikörper

Nachdem falsch positive IgM-Antikörper gegen B. burgdorferi bei der infektiösen Mononukleose von verschiedenen Autoren gefunden wurden (102, 382, 432) ist auch diesbezüglich zu erwähnen, daß die infektiöse Mononukleose mit einer Arthritis einhergehen kann (355) und daß aufgrund der klinischen Symptomatik Gemeinsamkeiten mit unspezifischen Allgemeinsymptomen einschließlich Gelenkmanifestationen im Frühstadium bei der Lyme-Borreliose (mit spezifischen IgM-Antikörpern) vorhanden sein können.

Die Genese der als positiv erachteten IgM-IFT-Titer von ≥64 bei 3 gesunden Kontrollpersonen konnte nicht geklärt werden, da in diesen Fällen keine serologischen Verlaufskontrollen mit der Frage einer möglichen Serokonversion durchgeführt werden konnten. Symptome im Sinne einer Lyme-Borreliose (oder auch infektiösen Mononukleose) wurden in diesen Fällen auch Monate später nicht angegeben. Da in diesen Seren keine spezifischen IgG-Antikörper nachgewiesen werden konnte, kommen falsch positive Befunde durch eventuell vorhandene Rheumafaktoren (432) nicht in Frage.

Auch die positiven IgM-IFT-Befunde der beiden Arthritis-Kontrollen sowie der positive IgM-IFT-Abs bei einer dieser beiden Arthritis-Kontrollen sind letztlich nicht zu erklären; im Fall des negativen Tests nach Absorption waren weder spezifische IgG-Antikörper noch Rheumafaktoren vorhanden. Da in beiden Fällen diese Befunde später nicht bestätigt werden konnte, keine Serokonversion zu spezifischen IgG-Antikörpern stattfand und auch keine Symptome einer Lyme-Borreliose oder infektiösen Mononukleose auftraten, handelte es sich hierbei möglicherweise um falsch positive Befunde im Sinne einer Fehlbestimmung. Andererseits fanden Craft et al. 1986 (103) bei Seren von Patienten mit verschiedenen rheumatischen Erkrankungen im Western Blot eine schwache IgM-Reaktion mit dem 41K-Protein von B. burgdorferi.

Zusammenfassend kann zumindest gesagt werden, daß sich bei unseren Kontrollen keine Hinweise auf falsch positive Befunde durch spezifische IgG-Antikörper und Rheumafaktoren feststellen ließen. Abgesehen von eventuellen Fehlbestimmungen könnte die höhere Spezifität des IFT-Abs nur auf eine Elimination kreuzreagierender Antikörper unbekannter Genese durch die Absorption der Seren mit Tr. phagedenis zurückzuführen sein.

3.3.5 Subklinische Infektionen und Durchseuchungstiter

Die spezifischen IgG-Antikörper gegen B. burgdorferi bei den Kontrollpersonen sind wahrscheinlich zum größten Teil Ausdruck einer klinisch inapparent verlaufenen Infektion. So fanden sich z.B. bei 40 von 242 (16,5%) Waldarbeitern, von denen sich 116 (48%) an Zeckenstiche erinnern konnten, signifikante IgG-Antikörpertiter ($\geq 64-1024$) im IFT-Abs; bei nur 2 der seropositiven Probanden waren anamnestische Anhaltspunkte für mögliche klinische Symptome einer Lyme-Borreliose vorhanden (433). Bei einer weiteren Bevölkerungsgruppe mit engem Kontakt zu zeckenbewohnten Biotopen, schweizerischen Orientierungsläufern, fand sich eine ähnlich hohe Antikörperprävalenz bei einer ähnlich geringen Anzahl von Erkrankungen (120). Von den 200 unserer vor der serologischen Untersuchung befragten Kontrollpersonen konnten sich immerhin 30 an einen Zeckenstich erinnern, wobei sich aber nur in einem Fall ein positiver IgG-Antikörpertiter fand. Aus dem Vergleich dieser Gruppen kann zumindest gesagt werden, daß sich in der Gruppe mit signifikant häufigerer Zeckenstichanamnese (Waldarbeiter) auch signifikant mehr Personen mit spezifischen Antikörpern fanden.

Bemerkenswert ist, daß sich eine unserer „gesunden" Kontrollpersonen mit signifikanten IgG-Antikörpern (ohne Zeckenstichanamnese) bei nochmaliger Befragung an Symptome erinnern konnte, die auf eine seit 10 Jahren rezidivierende Lyme-Arthritis hinwiesen. Diese Kontrollperson hat sich inzwischen mit einem Arthritis-Rezidiv als Patientin vorgestellt, wobei differentialdiagnostisch andere Erkrankungen ausgeschlossen werden konnten.

Bei der diskutierten Borrelienätiologie der eosinophilen Fasziitis (370) ist zu erwähnen, daß einer der 3 Patienten der Arthritis-Kontrollen mit dieser Diagnose signifikante IgG-Antikörper gegen B. burgdorferi im ELISA (nicht jedoch bei den immunfluoreszenzserologischen Untersuchungen) hatte.

In bezug auf die Frage der Durchseuchungsrate einer Population soll darauf hingewiesen werden, daß die Grenzen für die Bewertung positiver Titer, bestimmt durch Mittelwerte bei gesunden Kontrollen plus Standardabweichungen oder wie hier über die Ermittlung der höchsten Treffsicherheit, letztlich willkürlich bestimmt sind. Für die von uns vorgesehenen Untersuchungen waren Tests mit hoher Spezifität erforderlich, entsprechend war die „Durchseuchung" aller unserer Kontrollen gering (1,9% im IFT, 0,8% im IFT-Abs und 2,7% im ELISA). Wenn andererseits von einer Durchseuchung der deutschen Bevölkerung von 10% ausgegangen wird und dann nur aufgrund eines positiven Antikörperbefundes eine antibiotische Therapie erforderlich gehalten wird (11), so würden sich für mindestens 7,3% (bei Zugrundelegung unserer ELISA-Befunde) der deutschen Bevölkerung je nach Beurteilung der Serologie unterschiedliche Konsequenzen ergeben, abgesehen von der noch prinzipiell zu diskutierenden Therapienotwendigkeit „wirklich" positiver Antikörper gegen B. burgdorferi.

Bei der Serodiagnostik der Lyme-Arthritis ist es auf jeden Fall unabdingbar, daß man sich über die unterschiedlich „akzeptierte" Durchseuchungsrate und die sich daraus ergebende Spezifität der angewandten Methode im klaren ist!

3.3.6 Spezifität der mit Tr. phagedenis absorbierbaren Antikörper?

Abgesehen von der unterschiedlichen Beurteilung eines Testergebnisses bleibt auch zu diskutieren, ob ein positiver Befund mit Sicherheit durch eine Infektion mit B. burgdorferi verursacht ist, selbst wenn die bislang bekannten Infektionen (z. B. Lues), die zu Kreuzreaktionen mit B. burgdorferi führen können, ausgeschlossen sind. Diese Frage stellt sich vor allem anhand der Beobachtung, daß einige Seren mit IgG-IFT-Titern von ≥256 nach Absorption mit Tr. phagedenis Titer unter der Signifikanzgrenze ergaben. Es ist bislang nicht bekannt, welcher Spezifität diese Antikörper sind. Bei der offensichtlich erheblichen antigenetischen Kreuzreaktivität innerhalb der Familie der Spirochaetaceae (38) käme hierfür eine Vielzahl z. B. oraler und intestinaler Spirochäten infrage, die möglicherweise auch die bei Kontrollen unterhalb der Signifikanzgrenze liegenden Antikörperreaktionen gegen B. burgdorferi bedingen. Unsere Beobachtung bei serologischen Verlaufskontrollen, daß bei 2 Patienten zu Beginn der Erkrankung (ECM $_1$, A $_8$) der nicht absorbierte Test (IFT) vor dem absorbierten Test (IFT-Abs) positiv war bzw. positiv wurde, läßt z. B. an eine immunologische Sekundärantwort gegenüber einem Gruppenantigen mit schnellerer Proliferation der Gedächtniszellen denken. In die gleiche Richtung deutet auch die längere Persistenz positiver IgG-Titer im IFT als im IFT-Abs bei 2 Patienten (LA $_{4, 7}$) nach Remission der Arthritis. Bei Patienten, deren klinische Symptomatik mit einer Lyme-Arthritis vereinbar ist, der serologische Befund aber nur im IFT positiv ist, könnte man daher die Frage stellen, ob nicht B. burgdorferi, sondern eine antigenetisch verwandte Spirochäte (Tr. phagedenis?) als ätiologisches Agens in Frage kommt; diese Überlegung liegt vor allem nahe in Fällen mit einem IgG-IFT-Titer von ≥256 und IgG-IFT-Abs-Titer von <16. Die Konstellation von positivem IFT-Titer und knapp unterhalb der Signifikanzgrenze (32 und eventuell auch 16) liegendem IgG-IFT-Abs-Titer mag dagegen nur unterschiedliche Sensitivitäten der Methoden bei der Untersuchung eines Serums reflektieren, wie dies auch mit dem absorbierten und nicht absorbierten IgG-ELISA bei Seren von Patienten mit Lyme-Krankheit in den USA beobachtet worden ist (102). Barbour et al. 1983 (46) fanden in der Western-Blot-Analyse mit 2 Seren von Patienten mit Lyme-Borreliose (ECM bzw. Arthritis) Antikörper gegen mehrere Tr.-phagedenis- und B. burgdorferi-Proteine jeweils gleicher Molekulargewichtsbereiche (≥41K); die Absorption dieser Antikörper mit Tr. phagedenis könnte somit diskrepante Befundwertungen im IFT und IFT-Abs erklären. Solange jedoch die genaue Spezifität der mit Tr. phagedenis absorbierbaren Antikörper nicht geklärt ist, wird man sich nur an rechnerischen Spezifitäten der herkömmlichen serologischen Methoden ausrichten können. Eine wesentlich höhere Spezifität durch Absorption mit Tr. phagedenis, wie dies bei der Lues-Serologie der Fall ist (111), konnten wir zumindest anhand unserer serologischen Untersuchungen zur Serodiagnostik der Lyme-Arthritis nicht feststellen.

3.3.7 Vergleich IFT und ELISA

Diskrepanzen zwischen immunfluoreszenzserologischen Befunden und im ELISA ermittelten Befunde waren auch von anderen Autoren vereinzelt beobachtet worden (102, 246, 327), wobei in beiden Methoden infolge der unterschiedlichen Antigenzubereitung wahrscheinlich unterschiedliche Antigenspezifitäten erfaßt werden.

Abgesehen von den in Einzelfällen diskrepant positiven bzw. negativen Ergebnissen im Vergleich der einzelnen Methoden ergaben die Vergleiche der quantitativen Ergebnisse (Titer oder E/ml) jeweils signifikante Korrelationen. Bemerkenswert ist, daß wir für die IFT-Titer und ELISA-E/ml der Patienten mit klassicher Lyme-Arthritis einen nahezu identischen Korrelationskoeffizienten (r = 0,775) fanden wie Craft et al. 1984 (102) (r = 0,79) und Russell et al. 1984 (327) (r = 0,73) bei deren Untersuchung der Seren von Patienten mit verschiedenen Manifestationen der Lyme-Borreliose. Bei der entsprechenden Untersuchung von Magnarelli et al. 1984 (246) betrug der Korrelationskoeffizient r = 0,47.

3.3.8 Grenzwertige Antikörpertiter

Die geringere Sensitivität des IgG-IFT bei unserer Untersuchung der Seren von Patienten mit klassicher Lyme-Arthritis im Vergleich zu den entsprechenden Befunden von Steere et al. 1983 (382) (88% gegenüber 100%) ist lediglich auf eine unterschiedliche Bewertung der Titer zurückzuführen. Wäre der von uns als Grenzwert für einen positiven Befund erachtete IFT-Titer von 256 den Untersuchungen dieser Autoren zugrunde gelegt worden, dann hätte sich für den IFT nur eine Sensitivität von 90% ergeben, oder umgekehrt, bei einem Grenztiter von 128 wäre der IFT bei unseren Untersuchungen in 94% (nach Ausschluß des Serums eines frühzeitig antibiotisch behandelten Patienten in 100%) positiv gewesen. Inzwischen wird auch in den USA der IFT erst ab einem Titer von 256 positiv bewertet (264). Wahrscheinlich muß aber bereits ab einem IgG-Titer von 128 zumindest der Verdacht auf einen diagnostisch relevanten Befund ausgesprochen werden, wobei man dann aber von einer geringeren Spezifität ausgehen muß.

Auch in bezug auf den von uns gewählten Grenztiter von 64 im IFT-Abs ist zu bemerken, daß Titer von 32 zumindest als verdächtige serologische Befunde bewertet werden müssen. Mit Berücksichtigung solcher Grenzbefunde erwies sich auch der IFT-Abs von hoher Sensitivität, wiederum mit Ausnahme des Serums des einen antibiotisch behandelten Patienten hatten alle anderen Seren Titer von ≥32.

Bei der Bewertung immunfluoreszenzserologisch grenzwertiger Befunde muß daran erinnert werden, daß die Beurteilung des Tests bzw. der Intensität der Immunfluoreszenz im Grenzbereich auch von subjektiven Kriterien des Untersuchers abhängt.

Mit Berücksichtigung all dieser Überlegungen relativiert sich somit die bei unseren Untersuchungen errechnete höhere Sensitivität (94%) des IgG-ELISA. Die signifikanten Korrelationen der quantitativen Befunde in den einzelnen

Methoden sowohl bei den Patienten mit klassischer Lyme-Arthritis als auch bei den ausschließlich serologisch diagnostizierten Fällen reflektieren darüberhinaus die weitgehende Übereinstimmung der von uns angewandten Methoden.

3.3.9 Spezifische IgM-Antikörper bei der Lyme-Arthritis

Im IgM-IFT waren bei insgesamt 10 aller 42 Patienten (24%) mit Lyme-Arthritis als signifikant bewertete Titer von ≥64 nachgewiesen worden, womit sich kein signifikanter Unterschied gegenüber den Befunden von Steere et al. 1983 (382) ergab. Auffallend war der häufigere Nachweis erhöhter IgM-Titer bei unseren Patienten mit nur aufgrund spezifischer IgG-Antikörper diagnostizierter Lyme-Arthritis (9 von 23) im Vergleich zu Patienten mit klassischer Lyme-Arthritis (1 von 19 bzw. 17 mit aktiver Arthritis). Dieser Unterschied ist möglicherweise darauf zurückzuführen, daß bei 7 der 9 nur serologisch diagnostizierten Fälle die Untersuchung relativ kurzzeitig nach Beginn der Arthritis durchgeführt worden ist. Nach Ausschluß einerseits der Seren von Patienten mit klassischer Lyme-Arthritis, die erst lange nach Remission der Arthritis untersucht worden waren, und andererseits des Serums der Patientin (A_8), bei der es sich in der Phase der spezifischen IgM-Immunantwort wahrscheinlich um eine Arthritis des Stadiums 1 der Erkrankung gehandelt hat, war dieser Unterschied auch nicht mehr signifikant.

Hinzuweisen bleibt auch noch auf die offensichtlich falsch positiven IgM-IFT-Titer von ≥64 bei 8 Patienten mit undifferenzierten Arthritiden, die sich nicht als Lyme-Arthritis erklären ließen. Auch in diesem Zusammenhang müssen die Befunde einer IgM-Reaktion mit dem 41K Protein von B. burgdorferi bei Patienten mit verschiedenen rheumatischen Erkrankungen (103) erwähnt werden.

Die Anzahl positiver IgM-Titer verminderte sich bei unseren Untersuchungen im IgM-IFT-Abs auf insgesamt nur 2 Fälle ($A_{8,16}$) von Lyme-Arthritis und einen Fall einer differentialdiagnostisch möglichen Lyme-Arthritis (A_b), wobei diese Seren jeweils auch im IgM-IFT Titer von ≥64 ergeben hatten. *Hinweise auf falsch negative IgM-IFT-Befunde durch kompetitive Hemmung spezifischer IgG-Antikörper fanden sich bei unseren Patienten somit nicht.* Da im IgM-IFT-Abs sowohl eine IgG-Fällung als auch Absorption mit Tr. phagedenis durchgeführt worden ist, kann im Einzelfall nicht gesagt werden, ob ein diskrepant positiver Befund im IgM-IFT und negativer Befund im IgM-IFT-Abs durch die IgG-Fällung oder durch die Absorption mit Tr. phagedenis bedingt ist. Rheumafaktoren im Waaler-Rose-Test, die in Verbindung mit spezifischen IgG-Antikörpern zu falsch positiven IgM-IFT-Titern geführt haben könnten, fanden sich nur bei 2 Patienten mit Lyme-Arthritis. Allerdings konnte z.B. bei der Immunfluoreszenzdiagnostik der Lues gezeigt werde, daß auch Rheumafaktoren, die nicht mit den herkömmlichen Methoden wie Latex-Agglutinationstest und Waaler-Rose-Test erfaßt werden, zu falsch positiven IgM-Befunden führen können (271). Schließlich konnten bei der Lyme-Borreliose auch mit der ELISA-Technik häufiger Rheumafaktoren nachgewiesen werden als mit dem Latex-Agglutinationstest (223).

Die Tatsache, daß die Seren aller 8 Patienten mit einer Arthritis ungeklärter Genese, die im IgM-IFT Titer von ≥64 ergaben, im IgM-IFT-Abs keine signifikanten Titer hatten, kann eventuell als Hinweis gewertet werden, daß der IgM-IFT-Abs gerade in der rheumatologischen Diagnostik von höherer Spezifität ist als der IgM-IFT, obwohl sich in beiden Methoden anhand der Untersuchung aller Kontrollseren kein Unterschied der Spezifität gezeigt hat.

3.3.10 Serologische Untersuchung von Gelenkpunktaten

Bei der serologischen Untersuchung von Gelenkpunktaten stellte sich vor allem die Frage, ob sich hierbei Hinweise auf eine intraartikuläre Bildung spezifischer Antikörper finden lassen; der Nachweis autochthoner Antikörper hätte sicher eine wesentlich größere diagnostische Wertigkeit als spezifische Serum-IgG-Antikörper. Bei Patienten mit Bannwarth-Syndrom waren z. B. Liquor/Serum-Indizes spezifischer Antikörper zu Gesamt-IgG von 3,3 bis 77 als Zeichen der intrathekalen Bildung spezifischer Antikörper gewertet worden (435). Die entsprechenden Indizes bei den von uns untersuchten Serum-Gelenkpunktat-Paaren ergaben lediglich Werte von 1,0 bis maximal 1,4. Selbst bei einem Index von 1,0 bliebe aber offen, ob die spezifischen IgG-Antikörper im gleichen Maße wie das Gesamt-IgG vom Serum in das Gelenk gelangt sind oder ob autochthone Antikörper durch die Lymphdrainage vom Gelenk ins Serum gewandert sind.

Da ähnlich wie bei der Blut-Liquor-Schranke die Passage von Proteinen vom Serum in die Synovia mit dem Molekulargewicht bzw. der Molekulargröße der Proteine invers korreliert und infolge einer Synovialitis diese molekulare Permeabilitätsselektion vermindert wird (225, 234), lag es auch nahe zu prüfen, ob in Analogie zu der von Reiber 1980 (309) beschriebenen Methode zum Nachweis einer intrathekalen Immunglobulinproduktion auch anhand vergleichender Bestimmungen von Synovia/Serum-Quotienten für Immunglobuline und Albumin Hinweise auf eine intraartikuläre Immunglobulinproduktion ermittelt werden können. In der Diagnostik des Bannwarth-Syndroms wurde z. B. ein Liquor/Serum-Index IgG zu Albumin von ≥2 als Zeichen der intrathekalen Produktion gewertet (402). Mit Berücksichtigung dieses Grenzwertes ergab sich bei den von uns untersuchten Serum-Gelenkpunktaten-Paaren ebenfalls kein sicherer Hinweis auf autochthone Antikörper, aber zumindest in einem Fall (LA $_{13}$) sprachen alle von uns erhobenen Befunde für eine intraartikuläre Bildung sowohl spezifischer als auch unspezifischer IgG-Antikörper. Einerseits war hier die Konzentration der spezifischen IgG-Antikörper und des Gesamt-IgG jeweils im Punktat höher als im Serum (Quotient 1,21 bzw. 1,10), und andererseits betrug der entsprechende Albumin-Quotient nur 0,64. Bei Arthritiden anderer Genese waren Synovia/Serum-Quotienten für IgG von 0,67 (normal ≈ 0,13) und für Albumin von 0,65 (normal ≈ 0,37) beschrieben worden (234). Da ein Verlust der molekularen Selektion der Synovialis bzw. eine disproportionale Schrankenfunktionsstörung lediglich zu einem gleich großen Synovia/Serum-Quotienten für IgG und Albumin und damit zu einem Index von 1 führen dürfte, wie dies auch bei Arthritiden anderer Genese der Fall ist, wäre der Vergleich der jeweiligen Quotienten (Index 1,9 für spezifische IgG-Antikörper und 1,7 für Gesamt-IgG) in diesem Fall als ein

Hinweis auf autochthone IgG-Antikörper zu werten. Der Beweis einer solchen Annahme müßte aber sicher durch den direkten Nachweis der Antikörperbildung durch Plasmazellen aus Synovialisbiopsien erfolgen.

Es ist denkbar, daß eine schnelle Drainage der Gelenke den indirekten Nachweis autochthoner Antikörper mit den hier angewandten Berechnungen erschwert bzw. nicht zuläßt. Bemerkenswert ist immerhin, daß bei 7 der 8 untersuchten Serum-Punktat-Paaren die verschiedenen Synovia/Serum-Indizes eine Tendenz zu Werten >1 zeigten und daß vor allem die verschiedenen Indizes in ihrer Aussage jeweils übereinstimmten.

3.3.11 Serologische Befunde bei Patienten mit ECM, ACA und Bannwarth-Syndrom

Die bei unseren Patienten mit ECM, Bannwarth-Syndrom und ACA erhobenen Befunde ergaben keine neuen Aspekte im Vergleich zu früheren Untersuchungen anderer Autoren (siehe Kap. 1.4.2). Bemerkenswert ist jedoch der ausschließliche Nachweis von spezifischen IgG-Antikörpern bei einer Patientin mit ECM (ECM $_1$). Da in diesem Fall im IFT-Abs noch ein Anstieg der IgG-Antikörper beobachtet werden konnte, ist es unwahrscheinlich, daß die IgM-Immunantwort bereits spontan zurückgegangen war. Mit Berücksichtigung der bei dieser Patientin um 6 Monate vorausgegangene Fazialisparese war an eine Reinfektion mit Boosterung der IgG-Antwort zu denken. Reinfektionen bei der Lyme-Borreliose waren wiederholt beschrieben worden (182, 291, 358, 427), wobei der Fall eines ECM, das 2 Jahre nach einem antibiotisch behandelten Bannwarth-Syndrom aufgetreten war (291), eine Parallele im klinischen Ablauf der möglichen Reinfektion bei dem hier erwähnten Fall bieten würde.

Aufgrund einzelner serologischer Befunde bei unseren Patienten sowie anderer Autoren (427) ist noch zu bemerken, daß offensichtlich eine frühe antibiotische Therapie eine humorale Immunantwort bzw. eine Serokonversion von spezifischen IgM- zu IgG-Antikörpern verhindert.

3.3.12 Wahl des Antigens

Die proteinchemische und antigenetische Heterogenität der verschiedenen Borrelienstämme warf die Frage auf, ob sich stammspezifische Unterschiede auf die Serodiagnostik auswirken können. Bei entsprechenden immunfluoreszenzserologischen Untersuchungen mit 6 verschiedenen Borrelienstämmen aus den USA und Europa unter Verwendung von polyvalentem Anti-Human-Immunglobulin-FITC-Konjugat fanden Russell et al. 1984 (327) bei 12 Seren von Patienten mit einer nicht näher definierten Form einer Lyme-Borreliose keine signifikanten Titerunterschiede (innerhalb von 2 Titerstufen), wobei aber nicht erwähnt wurde, ob hierbei unterschiedliche positive oder negative Befundwertungen zustande gekommen sind. Mazzonelli und Dufresne 1986 (260) berichteten dagegen über eine höhere Sensitivität der Serodiagnostik der Lyme-Borreliose in Frankreich im IFT mit einem französischen Borrelienisolat (71%) im Vergleich zu Untersuchungen mit einem Isolat aus den USA (55%); in dieser Arbeit waren ebenfalls die genauen Krankheitsmanifestationen nicht angegeben worden, ferner ist nicht ersichtlich, ob nur IgG-Antikörper oder IgM- und IgG-Antikörper bestimmt worden sind.

Unsere vergleichenden immunfluoreszenzserologischen Untersuchungen der Seren von Patienten (Lyme-Arthritis und ACA) und Arthritis-Kontrollen mit dem amerikanischen Stamm B31 und dem Hautisolat PKo ergaben unabhängig vom Antigen jeweils übereinstimmende positiv oder negativ erachtete IgM- und IgG-Antikörpertiter. Lediglich das Serum einer Patientin mit ACA wies mit dem Stamm PKo einen signifikant höheren Titer auf. Diese Befunde zeigen somit, daß der immunfluoreszenzserologische Nachweis von Antikörpern gegen B. burgdorferi mit einem Stamm durchgeführt werden kann, daß aber auch mit einer unterschiedlich starken Reaktivität mit verschiedenen Testantigenen gerechnet werden muß. Denkbar ist, daß es im Einzelfall je nach Wahl eines Borrelienstammes auch zu einem diskrepant positivem oder negativem Befund kommen kann.

Bislang wurde noch nicht systematisch untersucht, ob durch eine Antigenvariabilität von B. burgdórferi durch Subkultivierung (352, 436) diskordante serologische Befunde zustande kommen können.

3.3.13 Serologische Verlaufskontrollen

Während bei anderen infektbedingten Arthritiden wie z.B. den reaktiven Arthritiden spezifische IgM-Antikörper oder ein Titeranstieg sowie Titerabfall spezifischer IgG-Antikörper wichtige diagnostische Kriterien sind (15), haben spezifische IgM-Antikörper und serologische Verlaufskontrollen in der Diagnostik der Lyme-Arthritis nur eine untergeordnete Bedeutung. Lediglich bei Gelenkmanifestationen im Stadium 1 der Lyme-Borreliose kann der Nachweis spezifischer IgM-Antikörper und vor allem die Serokonversion zu spezifischen IgG-Antikörpern die Diagnose sichern, wie dies auch hier beschrieben worden ist. Dagegen sind bei der Lyme-Arthritis als Spätmanifestation der Infektion nur selten spezifische IgM-Antikörper nachweisbar, die IgG-Immunantwort ist bereits maximal stimuliert, und mit einem kurzfristigen Titerrückgang ist nicht zu rechnen. Steere et al. 1983 (382) beschrieben bereits, daß die IgG-Antikörpertiter im IFT bei Patienten mit rezidivierender Lyme-Arthritis über Jahre unverändert hoch bleiben. Ein entsprechender serologischer Verlauf wurde von uns über einen Zeitraum von 4 Jahren dokumentiert (A_1), und aus der Anamnese und der serologischen Untersuchung einer unserer seropositiven Kontrollpersonen ist zu folgern, daß offensichtlich auch noch nach 10 Jahren, während denen es zu intermittierenden Gelenkschwellungen kam, die IgG-Antikörper erhöht sein können. Bei serologischen Verlaufskontrollen bis zu 16 Monate nach Remission der Lyme-Arthritis fanden Craft et al. 1984 (102) noch signifikante IgG-Antikörper im ELISA. Entsprechende prospektive Beobachtungen mit unveränderten Titern wurden von uns über 2 Jahre gemacht. In diesem Zusammenhang ist vor allem auf die deutlich erhöhten Antikörpertiter bei einer Patientin 9 Jahre nach damals nur klinisch diagnostizierter Lyme-Arthritis hinzuweisen, wobei serologische Untersuchungen während der letzten 2 Jahre keine Befundänderung ergaben.

Von besonderem Interesse ist auch die Tatsache, daß sich beim Vergleich von Spontanverläufen und Verläufen nach antibiotischer Therapie keine prinzipiellen Unterschiede ergaben. Signifikante Titerrückgänge in einem Zeitraum von vielen Monaten wurden in beiden Kollektiven nur vereinzelt beobachtet, wobei sich zum Teil die Titerverläufe je nach Methode unterschiedlich verhielten. Bei keinem der Patienten kam es bisher zu einem Rückgang der Antikörper unter die Signifikanzgrenze aller 3 Methoden, beim ELISA wurde ein Titerabfall auf negative Werte bei ohnehin nur grenzwertigen Ausgangsbefunden beobachtet. Die Bedeutung solcher diskrepanter Tendenzen der Titer bei Verlaufskontrollen mit verschiedenen Methoden bleibt unklar, zumal sich hierbei kein homogenes Bild ergab.

Anhand der bisher gemachten Erfahrungen kann aufgrund von serologischen Einzelbefunden weder ein Rezidiv der Lyme-Arthritis vorausgesagt werden noch auf eine endgültige Remission oder die Wirksamkeit einer Therapie geschlossen werden. Aus der Parallelität der ELISA-Titrationskurven bei Verlaufskontrollen ergab sich auch kein Anhaltspunkt für qualitative Unterschiede z. B. bezüglich der Affinität der Antikörper zu verschiedenen Zeitpunkten bzw. in Stadien der Krankheitsaktivität oder Remission, wie dies bei anderen Infektionskrankheiten der Fall sein kann (145, 240).

Da bei der Lyme-Arthritis letztlich noch nicht sicher gesagt werden kann, ob die Erkrankung durch intakte bzw. lebende Erreger unterhalten wird, wie dies offenbar bei der ACA der Fall ist, ist ein Vergleich der serologischen Verlaufsbeobachtungen von Patienten mit Lyme-Arthritis mit entsprechenden Untersuchungen bei Patienten mit ACA von besonderem Interesse. Wir fanden hier bei allen 3 Patienten, bei denen serologische Kontrollen über 1 bzw. 2 Jahre nach antiobiotischer Therapie durchgeführt worden waren, signifikant rückläufige ELISA-E, aber nur in einem dieser Fälle einen signifikant niedrigeren IFT-Abs nach 2 Jahren. Negative serologische Befunde lagen zuletzt bei 2 Patienten nur im ELISA vor, wobei hier die Werte vor Therapie nur gering erhöht waren. Auch Åsbrink et al. 1985 (29) fanden bei 26 Patienten mit ACA in einem Zeitraum bis 13 Monate nach oraler antibiotischer Therapie stets rückläufige ELISA-Titer (in 58% signifikant). Bei 50% dieser Patienten waren auch die IFT-Titer im gleichen Zeitraum signifikant zurückgegangen, in 3 Fällen waren die IFT-Titer aber völlig unverändert geblieben. Negative serologische Befunde (häufiger im IFT als im ELISA) wurden im Verlauf nur bei niedrigen Ausgangswerten gesehen. Prinzipiell wurde von diesen Autoren die Tendenz zu rückläufigen Titern als Zeichen einer erfolgreichen antibiotischen Therapie interpretiert.

3.4 Klinik und Differentialdiagnostik der Lyme-Arthritis

Die Entdeckung der Lyme-Arthritis war zwar der Ausgangspunkt für die Erforschung der Multisystemerkrankung der Lyme-Borreliose, aber gerade einer weiteren Charakterisierung des klinischen Bildes der Arthritis wurde seit der Erstbeschreibung kaum mehr Aufmerksamkeit geschenkt. Während sich das klinische Spektrum der dermatologischen und neurologischen Manifestationen infolge der neuen ätiopathogenetischen Betrachtung der ursprünglich nur klinisch zu definierenden Erkrankungen stetig erweitert hat, faßten neuere Übersichtsarbeiten aus den USA letztlich nur die bei den Erstbeschreibungen erwähnten Charakteristika der Lyme-Arthritis zusammen (391). Demnach ist die Lyme-Arthritis als eine typischerweise über Monate und Jahre intermittierend verlaufende Mon- oder Oligarthritis vorwiegend großer Gelenke (vor allem der Kniegelenke) definiert, aber auch der Befall kleiner Gelenke sowie symmetrische Polyarthritiden wurden als mögliche Erscheinungsformen angesehen. Bei etwa 10% der Patienten in den USA kam es nach einer initial intermittierenden Arthritis zu einer chronischen Arthritis großer Gelenke. Das von uns erweiterte klinische Spektrum der Lyme-Arthritis wurde dann aber auch in den USA bestätigt (393).

Als diagnostische Marker der Lyme-Arthritis galten vor allem die Anamnese eines ECM oder die Herkunft eines Patienten mit intermittierender Oligarthritis aus dem endemischen Gebiet von Lyme und Umgebung; bei Patienten mit ECM wurden auch Arthralgien ohne Gelenkschwellungen unter dem Bild der Lyme-Arthritis subsumiert (373). Die später möglichen serologischen Nachweismethoden der Infektion vermittelten dann den Eindruck, daß damit die Diagnose endgültig gesichert werden kann (102, 382). Entsprechend selten wurde die Lyme-Arthritis dann auch unter klinisch differentialdiagnostischen Gesichtspunkten betrachtet. Bisher wurden klinische Gemeinsamkeiten mit der juvenilen oligartikulären rheumatoiden Arthritis (373), wobei es sich hierbei aber nicht um ein definiertes Krankheitsbild sondern eher um einen Gruppenbegriff handelt, sowie mit dem Reiter-Syndrom (376), dem rheumatischen Fieber, der Gonokokken-Arthritis (388) und allgemein mit der septischen Arthritis (197) herausgestellt. Bei der chronischen Verlaufsform der Lyme-Arthritis sahen Steere et al. 1979 (376) auch auf die chronische Polyarthritis zutreffende Kriterien.

Epidemiolgische Aspekte wie die Herkunft eines Patienten sind jedoch, wie sich inzwischen herausgestellt hat, wenig tauglich, die Diagnose einer Lyme-Arthritis zu erhärten. Es muß im Gegenteil sogar darauf hingewiesen werden, daß z.B. bei Personen mit einer häufigen Zeckenexposition eher mit einer inapparent verlaufenden Infektion gerechnet werden muß (433) und dann Durchseuchungstiter leicht zu einer Fehlinterpretation führen können. Auch fanden wir im Gegensatz zu Steere et al. 1977 (373) keine saisonale Häufung des Krankheitsbeginns. Die Serodiagnostik der Lyme-Arthritis stützt sich in erster Linie auf den Nachweis spezifischer IgG-Antikörper. Trotz hoher rechnerischer Spezifität der IgG-Antikörperdiagnostik sind positive Befunde im Einzelfall jedoch nicht beweisend für die Diagnose, entsprechende differentialdiagnostische Problemstellungen wurden in der vorliegenden Arbeit ausführlich beschrieben. Spezifische IgM-Antikörper und Serokonversion oder ein Anstieg der Titer spezifische Antikörper sind bei der Lyme-Arthritis äußerst selten beobachtet worden, eine verläßliche Methode zum Nachweis autochthoner Antikörper (falls überhaupt vorhanden) steht nicht zur Verfügung. Die Erregerdiagnostik scheint bei der Lyme-Arthritis eine unergiebige Methode zu sein. Befallsmuster und Krankheitsverlauf der Arthritis können zwar charakteristisch sein, aber auch seitens der Klinik gibt es keinen diagnostisch beweisenden Einzelaspekt. *Während bei den anderen Manifestationen der Lyme-Borreliose meist klassische klinische Befundkonstellationen und*

Laborbefunde von hoher Beweiskraft die Diagnose sichern, ist somit die Diagnose Lyme-Arthritis immer nur als Schlußfolgerung aus einer Indizienkette von Anamnese, klinischen und serologischen Befunden und vor allem einer gründlichen Ausschlußdiagnostik anzusehen.

3.4.1 Anamnese

Die Anamnese ist im allgemeinen der Schlüssel zur Diagnose einer „klassischen" Lyme-Arthritis. Die ausführliche Befragung von Patienten nach Zeckenstichen sowie Zeichen eines ECM oder Bannwarth-Syndroms muß zu einem unabdingbaren Bestandteil einer rheumatologischen Anamnese werden. Die Anamnesen unserer Patienten haben gezeigt, daß bei vorausgegangenen Untersuchungen entweder entsprechende Fragen nicht gestellt worden waren oder gar spontanen Berichten von Patienten hierzu keine Bedeutung beigemessen worden war. Die Lyme-Arthritis zeigt somit wie viele andere rheumatische Erkrankungen auch, daß die Kunst der rheumatologischen Diagnostik auf der Fähigkeit beruht, ein Symptom im Bereich des Bewegungsapparates unter Berücksichtigung fachgebietsübergreifender Aspekte zu betrachten. Auf die fragliche Relevanz ausschließlich eines der Arthritis vorausgegangenen Zeckenstichs wurde bereits verschiedentlich hingewiesen. Unmittelbar folgende unspezifische Allgemeinsymptome, Hauterscheinungen im Sinne eines ECM oder neurologische Symptome lassen jedoch den Zeitpunkt einer Infektion eingrenzen.

Allgemeinsymptome. Die Wertigkeit anamnestisch angegebener Allgemeinsymptome ohne direkten Zusammenhang mit Zeckenstich, ECM oder Bannwarth-Syndrom wird oft zweifelhaft bleiben. Bei langer Latenz bis zum Beginn der Arthritis wären entsprechende Symptome auch durch eine interkurrente Infektionskrankheit anderer Genese bzw. durch einen grippalen Infekt zu erklären. Als eine besondere Eigenart der Allgemeinsymptome im Stadium 1 der Lyme-Borreliose wäre lediglich die oft schnell wechselnde Symptomatik und der intermittierende Verlauf der Krankheitserscheinungen hervorzuheben (384). Aus rheumatologischer Sicht ist vor allem zu beachten, daß Diarrhoe und Konjunktivitis als unspezifische Symptome einer Lyme-Borreliose die diagnostischen Überlegungen in die falsche Richtung einer postenteritischen Arthritis bzw. eines Reiter-Syndroms lenken könnten. Andere Allgemeinsymptome wie z. B. Fieber und Lymphadenopathie können darüber hinaus mit vielen systemisch rheumatischen Erkrankungen assoziiert werden (169). Bislang war erwähnt worden, daß die meisten unspezifischen Allgemeinsymptome bis zum Beginn der Arthritis abklingen und lediglich eine vermehrte Müdigkeit noch häufig mit der Arthritis assoziiert ist (388). Dies war auch bei unseren Patienten zu beobachten, aber in einigen Fällen waren Fieber und Nachtschweiß noch im Stadium der Arthritis vorhanden. Ferner traten bei 3 Patienten erhöhte Temperaturen erstmals mit dem Beginn bzw. im Verlauf der Arthritis auf; in einem Fall kam es nach dem Beginn der Arthritis zu einer rezidivierenden Konjunktivitis. Letztlich wurden auch in den USA häufiger Allgemeinsymptome in Verbindung mit der Lyme-Arthritis beobachtet. Bemerkenswert ist vor allem auch die Beschreibung subkutaner Knoten (393).

ECM. Die Schilderung von Hautlösionen durch unsere Patienten deutete regelmäßig auf die klassischen Erscheinungsformen eines ECM hin. Bei der Wertung der dermatologischen Anamnese ist im Gegensatz zur Arthritis zu bedenken, daß das ECM eine Erkrankung mit saisonaler Häufung in den warmen Jahreszeiten ist und Ausnahmen hiervon selten sind (31). Multiple Hautläsionen, wie sie von einem unserer Patienten beschrieben wurden, waren in den USA in 25% (65) bis 48% (384) der Fälle beobachtet worden, während eine solche Aussaat des ECM in Europa nur bei 4% (426) oder 8% (31) der Patienten vorkam.

Kardiale Symptome. Kardiale Manifestationen gelten außer der erst in einem Fall beobachteten Augenbeteiligung als die seltenste Organmanifestation der Lyme-Borreliose (392). Wir fanden lediglich in der Anamnese eines Patienten Hinweise auf eine mögliche Herzbeteiligung. Vor allem die Aufeinanderfolge von kurzdauernder ventrikulärer Extrasystolie, neurologischer Symptomatik und Arthritis berechtigt in diesem Fall die Verdachtsdiagnose einer Lyme-Karditis. Da die Herzbeteiligung eine Frühmanifestation der Lyme-Borreliose ist, werden entsprechende objektive Befunde zum Zeitpunkt der Arthritis kaum mehr zu erheben sein. Die Lyme-Karditis wird somit ebenso wie das ECM und Bannwarth-Syndrom für den Rheumatologen in erster Linie ein anamnestisches Phänomen sein. Falls nicht, wie in unserem Fall geschehen, elektrokardiographische Aufzeichnungen pathologischer Veränderung vorliegen, wird die retrospektive Annahme einer Lyme-Karditis meist fraglich bleiben. Es ist der Beschreibung einer Erkrankung sicher auch nicht dienlich, vieldeutige subjektive Symptome mit einer Herzbeteiligung bei der Lyme-Borreliose gleichzusetzen oder gar die Prinzmetal-Angina als neues Symptom der Lyme-Borreliose zu beschreiben, ohne daß hierfür objektive Befunde vorliegen, wie dies bei Patienten mit ECM geschehen ist (426).

Neurologische Manifestationen. Auch anamnestische Hinweise auf ein Bannwarth-Syndrom können im Einzelfall schwierig zu deuten sein, falls es nicht zu objektiven Krankheitserscheinungen gekommen ist. Unter anderem ist zu bedenken, daß es im Stadium 1 der Erkrankung auch zu flüchtigen neurologischen Symptomen (z.B. Kopfschmerzen, Meningismus, Photophobie) kommen kann, ohne daß zu diesem Zeitpunkt ein durch Liquorbefunde zu objektivierendes Bannwarth-Syndrom vorliegen muß. Aus eigener Erfahrung kann es auch sehr schwierig sein, bei der Anamnese zwischen Arthralgien und radikulärer Symptomatik zu unterscheiden (170). So hatte z.B. eine Patientin mit Bannwarth-Syndrom wegen Schmerzen im Arm auf einer rheumatologischen Untersuchung bestanden. Bei unseren Patienten mit „klassischer" Lyme-Arthritis und vorausgegangenen radikulären Schmerzen war jedoch die Schilderung des Schmerzcharakters bezeichnend für ein Bannwarth-Syndrom ebenso wie die enge topographische Beziehung der radikulären Symptomatik zur Lokalisation des vorausgegangenen Zeckenstichs bzw. ECM. Ferner waren die vereinzelt vorliegenden neurologischen Untersuchungsbefunde vereinbar mit der Diagnose Bannwarth-Syndrom.

3.4.2 Latenzzeit bis zum Beginn der Arthritis

Die klassische Anamnese von Frühmanifestationen einer Lyme-Borreliose ist zwar ein wichtiger Baustein für die Diagnose einer Lyme-Arthritis, sie darf aber nicht automatisch zur Diagnose einer „klassischen" Lyme-Arthritis führen. Es bleibt z. B. noch zu diskutieren, wie lange die Latenzzeit von der Infektion bis zum Beginn der Arthritis sein kann. Steere et al. 1980 (380) hatten eine Latenzzeit von maximal 2 Jahren beschrieben. In Anlehnung an diese Beobachtung haben wir nur Zeckenstiche oder Hauterscheinungen im Sinne eines ECM innerhalb des Zeitraums von 2 Jahren vor Beginn der Arthritis als Argumente für eine typische Anamnese einer Lyme-Borreliose berücksichtigt. Unter dieser Voraussetzung fanden wir Latenzzeiten von 5 Wochen bis 16 Monaten (Median 2 1/2 Monate). Wie fragwürdig aber eine solche obere Zeitgrenze für die Wertung eines Zeckenstichs oder auch einer Frühmanifestation einer Lyme-Borreliose als relevant für eine Spätmanifestation der Infektion ist, zeigt die Anamnese einer Patientin (A_{19}) mit einem Zeckenstich und unmittelbar nachfolgendem ECM in einem Abstand von 12 Jahren vor dem Beginn der serologisch diagnostizierten Lyme-Arthritis. Die Diskussion eines Zusammenhanges bei einem solch langen Intervall mag zwar müßig erscheinen, allerdings stellten sich erst kürzlich auch 2 weitere Patienten vor, bei denen Zeckenstich und ECM jeweils 4 Jahre dem Beginn einer Arthritis vorausgegangen waren. In beiden Fällen wurden signifikant erhöhte IgG-Antikörper gegen B. burgdorferi nachgewiesen, aber nur in einem Fall war aufgrund der klinischen Symptomatik die Diagnose Lyme-Arthritis anzunehmen, während in dem anderen Fall das Gelenkbefallsmuster eher mit der Diagnose einer chronischen Polyarthritis vereinbar war. Bei nicht zweifelsfreier klinischer Ausschlußdiagnostik wäre es somit durchaus von differentialdiagnostischem Interesse, wie lange tatsächlich das Latenzstadium zwischen Infektion und Lyme-Arthritis sein kann. Bei sehr langen Intervallen zwischen Früh- und Spätformen einer Lyme-Borreliose muß aber auch an die Möglichkeit einer unbemerkt gebliebenen Reinfektion gedacht werden. Andererseits muß prinzipiell berücksichtigt werden, daß die „Seronarbe" einer lange zurückliegenden Lyme-Borreliose ebenso wie eine inapparent verlaufende Infektion besonders leicht zur Fehldiagnose einer Lyme-Arthritis führen kann. *Die klassische Anamnese einer Lyme-Borreliose könnte sich somit auch als ein diagnostisches Irrlicht erweisen.*

3.4.3 Charakterisierung rheumatologischer Krankheitserscheinungen

Die Kenntnis des klinischen Bildes und der möglichen Differentialdiagnosen ist die primäre Voraussetzung für die Diagnostik der rheumatologischen Manifestationen der Lyme-Borreliose und damit auch für den gezielten Einsatz serologischer Untersuchungen zum Nachweis von Antikörpern gegen B. burgdorferi bei rheumatologischen Fragestellungen.

Bei der in den hier vorliegenden Untersuchungen erfolgten Charakterisierung des Krankheitsbildes wurde zunächst nur von Fällen mit „klassischer" Lyme-

Arthritis ausgegangen, da sich hier nach Ausschluß von rheumatologischen Differentialdiagnosen die größtmögliche diagnostische Sicherheit bietet. Der Vergleich der nur serologisch diagnostizierten Lyme-Arthritiden mit den „klassischen" Fällen diente dazu, auch hier die Möglichkeit von eventuellen Neubeschreibungen klinischer Charakteristika der Lyme-Arthritis auf dem Boden von Fehldiagnosen so gering wir möglich zu halten bzw. auszuschließen. Der signifikant niedrigere Mittelwert in der kumulativen Anzahl der befallenen Gelenke bei den serologisch diagnostizierten Fällen könnte darauf zurückzuführen sein, daß die Selektion der serologisch untersuchten Patienten durch das von als vorherrschend beschriebene Bild einer Monarthritis der Kniegelenke (373) beeinflußt war und bei Oligarthritiden oder gar bei Polyarthritiden die Bereitschaft größer ist, andere Diagnosen oder Differentialdiagnosen zu favorisieren. Ein prinzipiell unterschiedliches klinisches Bild ist durch diesen beobachteten Unterschied bei den serologisch diagnostizierten Fällen jedoch nicht gegeben. Eine klinisch zu vermutende und aufgrund szintigraphischer Untersuchung verifizierte Coxitis war zwar von uns nur in einem Fall einer serologisch diagnostizierten Lyme-Arthritis beobachtet worden, jedoch hatten Lawson und Steere 1985 (228) auch eine Coxitis bei einer Patientin mit typischer Anamnese einer Lyme-Arthritis beschrieben. Lediglich die nur serologisch verifizierte Lyme-Arthritis mit Befall des Sternoklavikulargelenks fand bisher weder bei unseren Patienten noch bei den in der Literatur beschriebenen ein entsprechendes Gegenbeispiel. Weniger die Remission während einer oralen Penicillintherapie als vielmehr das Fehlen jeglicher differentialdiagnostischer Aspekte bestärkt jedoch in diesem Fall die Vermutung einer Lyme-Arthritis.

Aufgrund der eigenen Erfahrungen und der Berücksichtigung der Literatur können die rheumatologischen Manifestationen der Lyme-Borreliose in 3 Kategorien unterteilt werden:

1. Arthralgien und Myalgien (intermittierend),
2. Arthritiden (intermittierend oder chronisch) und
3. chronische Knochen- oder Gelenkveränderungen unter befallener Haut bei der ACA.

Zum letzten Aspekt liegen keine eigenen Erfahrungen vor, die klinischen und röntgenologischen Befunde bei unseren Patienten mit ACA ergaben keine Hinweise auf eine Gelenkbeteiligung oder ossäre Veränderungen im Bereich der befallenen Haut. Die in der Literatur (Kap. 1.3.6) hierzu beschriebenen Befunde wiesen auf eine chronische Periostitis und unseres Erachtens auf Gelenkdeformierungen im Sinne einer Jaccoud-Arthropathie hin. Diese Form des Gelenkbefalls bei der ACA muß unterschieden werden von einer Koinzidenz mit einer Lyme-Arthritis, wie dies offensichtlich bei einem unserer Patienten sowie bei anderen in der Literatur (123, 329) beschriebenen Patienten mit ACA der Fall war.

3.4.4 Arthralgien

Bei der Schilderung von Arthralgien durch unsere Patienten ergab sich ein weitgehend übereinstimmendes Bild im Vergleich zu den bisherigen Beschreibungen dieser typischerweise früh auftretenden und einer Arthritis vorausgehenden Krankheitserscheinung einer Lyme-Borreliose (384, 388, 391, 393). Wie bereits von diesen Autoren beschrieben, waren diese nicht objektivierbaren Symptome durch einen *flüchtig intermittierenden Verlauf mit ständig wechselnder Lokalisation* charakterisiert. Die Schmerzsymptomatik betraf zum Teil auch periartikuläre Gewebe. Unsere Beobachtungen stimmten selbst im Verteilungsmuster mit dem bevorzugten Befall der Schultergelenke mit den Beschreibungen von Steere et al. 1977 (373) überein. Wie bereits erwähnt, war es jedoch in Einzelfällen schwer, zwischen flüchtigen radikulären Symptomen und Arthralgien im Schulter- und Ellenbogengelenk zu unterscheiden. Aus differentialdiagnostischen Gründen ist der von 5 unserer Patienten berichtete Befall der Fersenregion hervorzuheben, auf den wir bereits früher hingewiesen haben (173).

Elf unserer insgesamt 42 Patienten litten auch noch im Stadium der Lyme-Arthritis unter heftigen Arthralgien anderer als der geschwollenen Gelenke, wobei diese Arthralgien zum Teil mit Phasen der Arthritis alternierten und vor allem meist schmerzhafter geschildert wurden als manifeste Arthritiden. Gerade dieses abwechselnde Auftreten von Arthralgien und Arthritiden kann unseres Erachtens ein typischer klinischer Marker der Lyme-Borreliose sein. Bemerkenswert ist auch, daß intermittierende Arthralgien bei einer Patientin die Remission der Lyme-Arthritis nun schon 9 Jahre überdauern. Steere et al. 1986 (392) berichteten über einen ähnlichen Fall, in dem retrospektiv vermutet werden konnte, daß die Patientin vor 17 Jahren an einer Lyme-Arthritis erkrankt war. Nach Remission der Arthritis litt diese Patientin schon seit 15 Jahren unter Episoden von Gelenkbeschwerden und vermehrter Müdigkeit; eine serologische Untersuchung ergab hochsignifikante IgG-Antikörper gegen B. burgdorferi. Bei 10 von 55 Patienten mit einem unbehandelt gebliebenen ECM waren einen Tag bis 8 Wochen nach Beginn der Hautsymptomatik Arthralgien aufgetreten und persistierten zwischen einem Monat und 6 Jahren (Medianwert 3,1 Jahre) (393). Diese Beobachtungen sollten Anlaß sein, auch bei Patienten mit Arthralgien ungeklärter Genese an eine Lyme-Borreliose zu denken. Der intermittierende Verlauf solcher nicht faßbarer Symptome könnte ein diagnostischer Wegweiser sein.

3.4.5 Lyme-Arthritis

Arthritis als Frühmanifestation

Die Lyme-Arthritis ist zwar die klassische Spätmanifestation der Lyme-Borreliose, flüchtige Gelenkschwellungen waren jedoch auch vereinzelt in Verbindung mit den typischen Manifestationen des Stadiums 1 und 2 der Lyme-Borreliose gesehen worden (391) bzw. schon 4 Tage nach Beginn eines ECM aufgetreten (393). Abgesehen von der Erwähnung der flüchtigen Natur dieser entzündlichen Gelenkschwellungen waren keine Angaben zum Befallsmuster gemacht worden bzw. dazu, ob sich diese frühen Arthritiden hierin von späten Arthritiden unterscheiden. Aufgrund des von uns in einem Fall einer Arthritis dokumentierten Titeranstiegs spezifischer IgM-Antikörper ist zu vermuten, daß es sich hierbei um eine solche frühe Form einer Arthritis gehandelt hat. Das Gelenkbefallsmuster bei dieser Patientin zeigte auch im Vergleich zu den anderen Patienten einige Besonderheiten, indem zunächst rechtsseitig ein Befall aller Finger in Form einer Daktylitis zu sehen war und sich dieses Befallsmuster dann auch auf die linke Hand ausbreitete. Ebenso wurde von einem Patienten mit „klassischer" Lyme-Arthritis berichtet, daß eine diffuse Schwellung einer Hand bereits vor dem Beginn der Fazialisparese aufgetreten war. Nachdem wir darüber hinaus gerade kürzlich eine Patientin mit ECM und dem gleichen Befallsmuster an einer Hand gesehen haben, in diesem Fall weder signifikante IgM- noch IgG-Antikörper gegen B. burgdorferi vorhanden waren, aber Borrelien aus der vom ECM befallenen Haut isoliert werden konnten, stellt sich die Frage, ob die Daktylitis eine charakteristische Befallsform der frühen Lyme-Arthritis ist. Allerdings traf die Bezeichnung „flüchtig" bezüglich des Krankheitsverlaufs nur für den Patienten mit der Fazialisparese zu, während bei den beiden anderen Patientinnen die massiven Schwellungen erst unter antibiotischer Therapie rückläufig waren.

Krankheitsbeginn und Krankheitsverlauf

Steere et al. 1977 (373) hatten nur bei 5 von 19 Patienten eine enge topographische Beziehung zwischen der Lokalisation eines vorausgegangenen ECM und dem initialen Gelenkbefall gesehen; bei 8 der 19 Patienten waren jedoch nur Arthralgien als Lyme-Arthritis bezeichnet worden. Bei unseren Patienten waren immerhin in 14 von 16 Fällen mit vorausgegangenem ECM erste Gelenkschwellungen im Bereich der auch vom ECM betroffenen Extremität aufgetreten, womit sich diesbezüglich eine Parallele zum Bannwarth-Syndrom (289) ergibt. Ansonsten treffen die bisherigen Beschreibungen (372, 373, 393) zum akuten Krankheitsbeginn und intermittierenden Verlauf mit extrem variabler Dauer einzelner Attacken und Phasen der Remission sowie oft wanderndem Gelenkbefall auch auf die meisten unserer Patienten zu. Einerseits scheint es in einigen Fällen nur zu einer einmaligen Episode einer Arthritis zu kommen, andererseits wurden bei unseren Patienten bisher maximal 12 Arthritis-Attacken registriert. Auf die unseres Wissens bisher längste Gesamtdauer intermittierender Arthritiden läßt paradoxerweise die dargestellte Anamnese einer unserer „gesunden" Kontrollpersonen mit hochsignifikanten spezifischen IgG-Antikörpern schließen, bei der inzwischen schon seit mehr als 10 Jahren Gelenkschwellungen auftreten. In diesem Fall wie auch in dem von uns seit 1981 verfolgten Fall einer „klassischen" Lyme-Arthritis (LA $_2$) sowie bei einem Patienten mit serologisch diagnostizierter Lyme-Arthritis (A $_{14}$) ergaben sich Hinweise auf die Möglichkeit selbst jahrelanger (5, 3 bzw. 6 Jahre) Remissionsphasen. Auch hier stellt sich jedoch wie bei der Diskussion sehr langer Latenzzeiten zwischen ECM und Lyme-Arthritis die Frage, ob nicht zwischenzeitliche Reinfektionen eingetreten sind. Die bei einem dieser Patienten (LA $_2$) vorliegende serologische Verlaufsuntersuchung mit unveränderten Antikörpertitern in der Remissionsphase und zum Zeitpunkt des Rezidivs nach 3jährigem symptomfreien Intervall ergab hierfür allerdings keinen Anhalt.

Befallsmuster

Auch bezüglich des Befallsmusters zeigte sich bei unseren Patienten ein ähnliches Bild wie das bereits in den USA beschriebene, obschon gerade in diesem Punkt von uns auf verschiedene Besonderheiten hingewiesen wurde, die insbesondere in Anbetracht der differentialdiagnostischen Problemstellung von evidenter Bedeutung sind (170–175). Zunächst soll aber die übereinstimmende Beobachtung des mon- oder oligartikulären Befallsmusters sowie des bevorzugten Befalls großer Gelenke und hierbei vor allem des Kniegelenks hervorgehoben werden. Bei einem Befall des Kniegelenks imponiert vor allem die meist massive Schwellung sowie das häufige Auftreten von zum Teil rupturierenden Baker-Zysten. *Die frühe Entstehung von Baker-Zysten ist unseres Erachtens ein weiterer klinischer Marker der Lyme-Arthritis*. So ist es auch nicht verwunderlich, daß bei einer Patientin mit einer bis in die Wade reichenden Baker-Zyste die Überweisung mit der Verdachtsdiagnose einer tiefen Beinvenenthrombose erfolgte. Bemerkenswert halten wir auch den von uns beschriebenen sonographischen Befund heller Binnenechos in sichtbaren Baker-Zysten, wobei Fibrinflocken in der Gelenkflüssigkeit hierfür verantwortlich waren. Auch bei pathologisch-anatomischen Untersuchungen von Synovialisbiopsien oder Synovektomiematerial von Patienten mit Lyme-Arthritis war auf die oft ausgeprägten Fibrinansammlungen hingewiesen worden (204). In Übereinstimmung mit Steere und Malawista 1985 (388) soll aufgrund eigener Erfahrungen hervorgehoben werden, daß selbst bei monströsen Kniegelenkergüssen die Patienten nur selten über Schmerzen klagten und eher durch die Bewegungseinschränkung beeinträchtigt waren. Auch wir fanden die befallenen Gelenke meist überwärmt und nur vereinzelt gerötet. Solche oft nur diskreten periartikulären Rötungen waren bei einer akuten Karpalarthritis sowie in Fällen mit akutem Großzehengrundgelenkbefall gesehen worden. Das klinische Bild einer *Podagra*, das sich uns wiederholt und in einem Fall sogar als initiale Manifestation der Lyme-Arthritis bot (170, 175), war bisher im Zusammenhang mit der Lyme-Arthritis noch nicht erwähnt worden. Auch wurde von uns erstmals der *entzündliche Befall der Ferse* hervorgehoben (170, 172), der ebenso wie das von uns erstmals beschriebene *daktylitische Befallsmuster* („Wurstfinger" und „Wurstzehen") (171) ein klinisch-rheumatologisches Zeichen von wichtiger differentialdiagnostischer Implikation ist. Diese klinischen Erscheinungsformen, die ein Kennzeichen der Spondylarthritiden sind, waren bei unseren Patienten mit Lyme-Arthritis nicht mit HLA B27 assoziiert.

Daktylitis und Enthesopathie wurden dann auch in den USA als mögliche Erscheinungsformen einer Lyme-Arthritis beschrieben (393). Ebenso wie von uns wurde auch von diesen Autoren der fehlende Befall der Iliosakralgelenke hervorgehoben.

Polyarthritischer Befall?

Steere und Malawista 1985 (388) bzw. Steere et al. (393) erwähnten, daß es bei der Lyme-Arthritis vereinzelt zu einem polyartikulär symmetrischen Befall kleiner Gelenke kommen kann. Wir haben ein solches Befallsmuster nur in Verbindung mit Daktylitiden gesehen, die von uns gesondert dargestellt wurden. Bei der Berechnung der Anzahl befallener Gelenke war ein solcher im strengen Sinne zwar polyarthritischer Befall an je einer Hand oder an einem Fuß bewußt nur als Befall eines Gelenkes berücksichtigt worden, um gerade aus differentialdiagnostischen Erwägungen eine Abgrenzung zur chronischen Polyarthritis oder anderen typischerweise polyartikulär verlaufenden entzündlichen Gelenkerkrankungen wie z. B. viralen Arthritiden oder der Arthritis beim systemischen Lupus erythematodes aufzuzeigen. Der Befall von Gelenken im Strahl und die entzündliche Schwellung auch interartikulärer Gewebe ist schließlich kein Charakteristikum der Gelenkerkrankungen mit polyarthritischem Befall im eigentlichen Sinn. Bei dem von uns erwähnten Fall mit einem polyarthritischen Gelenkbefall handelte es sich im übrigen auch nur um einen passageren Befall beider Knie- und Handgelenke, im weiteren Verlauf bot sich in diesem Fall dann wieder das Bild einer intermittierenden Oligarthritis. Bei der Diskussion der möglichen Latenzzeiten bis zum Beginn der Arthritis war bereits ein Fall mit klassischer Anamnese (ECM), spezifischen Antikörpern und dem klinischen Bild wie bei einer chronischen Polyarthritis erwähnt worden. In diesem Fall gingen wir von der Koinzidenz bzw. der Aufeinanderfolge zweier Erkrankungen aus. Ein Beweis für diese Annahme ist jedoch ebenso nicht vorhanden wie für die Diagnose einer polyartikulären verlaufenden Lyme-Arthritis. Bei der unsicheren Wirksamkeit der antibiotischen Therapie der Lyme-Arthritis ist ein Beweis oder vor allem Gegenbeweis für die Diagnose Lyme-Arthritis selbst ex juvantibus nicht zu führen. Nachdem aber schon in einem Übersichtsartikel über die Lyme-Borreliose (10) eine Polyarthritis als typische Spätmanifestation der Erkrankung erwähnt worden ist, scheint es angebracht, hier eine prinzipielle Skepsis zu äußern. Die akribische klinische Befunderhebung ist neben der Anamnese das wichtigste diagnostische Handwerkszeug des Rheumatologen, und deswegen erscheint uns auch eine weitere differenzierte Beschreibung des klinischen Bildes der Lyme-Arthritis vonnöten, da ansonsten Fehlinterpretationen von serologischen Befunden und Fehldiagnosen vorprogrammiert sind.

Chronische Verlaufsform

Nach initial intermittierendem Gelenkbefall war es bei 10% der Patienten von Steere et al. 1979 (378) zu einem chronischen Gelenkbefall gekommen; in einer späteren Untersuchung fand sich ein Anteil von 11%, bei dem sich Arthritiden zwischen 4 Monaten und 4 Jahren nach Beginn der Erkrankung chronifizierten (393). Eine primär chronische Lyme-Arthritis war von diesen Autoren nur in einem Fall erwähnt worden. Im Vergleich dazu sahen wir bei 9 unserer 42 Patienten chronische Arthritiden, wobei in 5 Fällen die Arthritis bereits von Anfang an einen chronischen Verlauf hatte. Der bei unseren Patienten relativ höhere Anteil chronischer Arthritiden mag dadurch bedingt sein, daß bei Patienten mit einer Arthritis die Überweisung in eine Spezialambulanz meist erst dann erfolgt, wenn Versuche mit symptomatischer Therapie fehlgeschlagen sind. Hierauf deutet auch die in vielen Fällen lange Zeitdauer vom Beginn der Erkrankung bis zur Untersuchung hin. Aufgrund dieser Tatsache und der Erfahrung, daß die Lyme-Arthritis selbst bei Rheumatologen und Orthopäden weitgehend unbekannt war oder noch ist, ist sicher davon auszugehen, daß gerade Fälle mit kurzer Krankheitsdauer bzw. wenigen Arthritis-Attacken unerkannt bleiben. Zumindest konnte hier gezeigt werden, daß die Lyme-Arthritis in Europa genau wie in den USA zu chronischen Gelenkbefall führen kann und sich damit die Anamnese einer blanderen Verlaufsform der Arthritis in Europa nicht bestätigt hat.

Röntgenbefunde

Ebenso wie von uns erstmals auf entzündliche Fersenschwellungen als Manifestation der Lyme-Borreliose hingewiesen wurde, zeigten wir auch erstmals röntgenologische Befunde einer arrosiven Fersenläsion bei einem Patienten mit Lyme-Arthritis (170). Bemerkenswert ist hierbei, daß sich dieser Befund bereits nach 3monatiger Dauer der Fersenschwellung zeigte; eine Röntgenaufnahme zu Beginn der Symptomatik hatte noch einen unauffälligen Befund ergeben. Die Lokalisation des röntgenologischen Befundes sowie der klinische Befund ließen auf eine retrokalkaneale Bursitis und Enthesitis schließen. Ansonsten sahen wir in Einzelfällen die typischen röntgenologischen Zeichen einer chronisch erosiven Arthritis mit juxtaartikulärer Osteoparose, Gelenkspaltverschmälerung und marginalen Usuren, wie dies auch von Lawson und Steere 1985 (228) bei Patienten mit chronischer Lyme-Arthritis beschrieben worden war. Auffallend erschien uns bei den von uns gesehenen pathologischen Röntgenbefunden die *grobfleckige gelenknahe Osteoporose*. Die *marginale Lokalisation der beschriebenen Usuren* könnte als Hinweis dafür dienen, daß in diesem als „Borderline-tissue" bezeichneten Bereich (Grenzgebiet zwischen vaskularisiertem Gewebe und avaskulären Geweben) eine Antigenpersistenz die chronische Entzündung unterhält (350). Entsprechend gelten auch die periartikulären Gewebe wie Sehnenansätze und Bänder als mögliche Prädilektionsstellen für eine Antigendeposition bzw. Antigenpersistenz. Die postulierte Antigendeposition in solchen „Borderline-tissues" würde auch eine Erklärungsmöglichkeit für den entzündlichen Fersenbefall und den daktylitischen Befall bei der Lyme-Arthritis wie auch bei anderen infektbedingten Arthritiden geben ebenso wie für die bei diesen Erkrankungen oft periartikulär lokalisierte Schmerzsymptomatik. Möglicherweise sind auch die von Lawson und Steere 1985 (228) beschriebenen und auch von uns dargestellten Sehnenverkalkungen bei Patienten mit Lyme-Arthritis durch chronisch entzündliche Affektionen bradytropher Gewebe zu erklären.

Unspezifische Laborbefunde

Die bei unseren Patienten erhobenen Laborbefunde wiesen keine neuen Aspekte im Vergleich zu den bereits in der Einleitung (Kap. 1.4.1) anhand der entsprechenden Literaturübersicht ausführlich dargestellten Befunden auf. BSG-Beschleunigung, Leukozytose und Linksverschiebung im Differentialblutbild, erhöhte Gesamt-IgM-Werte, zirkulierende Immunkomplexe und Kryoglobuline sind nur fakultative Befunde bei der Lyme-Arthritis. Bei der Mehrzahl unserer Patienten fanden sich durchweg unauffällige unspezifische Laborparameter. Die in Einzelfällen nachgewiesenen Rheumafaktoren würden aufgrund niedriger Titer ohnehin nur bedingt wertbar sein. Hervorzuheben ist auch nochmals, daß sich bei Verlaufsbeobachtungen keiner der fakultativen Befunde als prädiktiver Parameter für eine endgültige Remission oder Persistenz der Lyme-Arthritis tauglich erwies. Synoviaanalysen ergaben keine differentialdiagnostisch hilfreichen Aspekte.

3.4.6 Differentialdiagnostik

Die unterschiedlichen Verlaufsformen und Befallsmuster, die bei der Lyme-Arthritis vorkommen können, haben eine Vielzahl klinisch-differentialdiagnostischer Aspekte zufolge (Tabelle 33).

Krankheitsverlauf und Befallsmuster sind außer der Anamnese die wichtigsten Wegweiser der rheumatologischen Diagnostik (169). Da auch das Alter und Geschlecht des Patienten rheumatologisch-diagnostische Erwägungen leiten können, soll hier zunächst darauf hingewiesen werden, daß sich bei unseren Patienten keine auffällige Alters- und Geschlechtsverteilung gezeigt hat.

Der akute Beginn der Lyme-Arthritis läßt differentialdiagnostisch vor allem an *infektiöse* und *kristallinduzierte Arthritiden* (Gicht und Pseudogicht) denken. Periartikuläre Rötung, Linksverschiebung im Differentialblutbild und erhöhte Temperaturen sind Kennzeichen dieser Erkrankungen, die auch bei der Lyme-Arthritis vorkommen können. Der Nachweis von Erregern bzw. Kristallen im Gelenkpunktat kann hier eine schnelle differentialdiagnostische Klärung herbeiführen. Wie von uns ausführlich dargestellt worden ist, kann ansonsten in Einzelfällen z. B. nicht zwischen einer Gicht und Lyme-Arthritis unterschieden werden. Auch die Podagra, die als das sicherste klinische Zeichen der Gicht gilt, kann tatsächlich eine Lyme-Arthritis sein. Signifikante IgG-Antikörper gegen B. burgdorferi und Hyperurikämie können sich als gegensätzliche diagnostische Indizien bei einem Patienten gegenüberstehen. Initial wandernde Arthralgien oder Arthritiden und erhöhte Temperaturen weisen darüber hinaus auch die Differentialdiagnose *Gonokokken-Arthritis* und *rheumatisches Fieber* hin. Die Herzbeteiligung ist zwar ein gemeinsames Kennzeichen des rheumatischen Fiebers und der Lyme-Borreliose, die Karditis geht aber der Lyme-Arthritis lange voraus. Auch die *Sarkoidosearthritis* beginnt meist akut und befällt darüber hinaus wie die Lyme-Arthritis vorwiegend Knie- und Sprunggelenke; da das Erythema nodosum als diagnostisches Leitsymptom (Löfgren-Syndrom) bei der akuten Sarkoidosearthritis nicht obligat vorhanden ist, sollte eine Röntgenaufnahme des Thorax ohnehin zum differentialdiagnostischen Procedere bei der Abklärung einer Mon- oder Oligarthritis gehören.

Der anfallsweise Beginn und intermittierende Krankheitsverlauf ist ein Kennzeichen des *Hypdrops genus intermittens* und des *palindromen Rheumatismus*. Bei diesen Krankheitsbildern handelt es sich jedoch eher um deskriptive Diagnosen, unter denen möglicherweise verschiedene bisher noch nicht definierbare oder noch inkomplett ausgebildete rheumatologische Krankheitsbilder subsumiert werden. Ohne die Möglichkeit der Bestimmung von Antikörpern gegen B. burgdorferi hätte man bei vielen unserer Patienten mit Lyme-Arthritis nur diese deskriptiven Diagnosen vermuten können. Hieraus ergibt sich die zwingende Indikation zur Bestimmung von Antikörpern gegen B. burgdorferi, bevor die Diagnose eines Hydrops intermittens oder eines palindromen Rheumatismus gestellt wird (173). Intermittierende Arthritiden können auch die Erstsymptomatik eine *Morbus Whipple* darstellen, wobei auch beim Morbus Whipple neurologische Krankheitserscheinungen mit der Arthritis assoziiert sein können.

Das bei unseren Patienten mit Lyme-Arthritis beobachtete Befallsmuster bot vielfältige Überschneidungen mit der klinischen Charakteristik bzw. dem peripheren Gelenkbefall der *seronegativen Spondylarthritiden* einschließlich der *Arthritis psoriatica*. Auch diese Erkrankungen stellen sich als Mon- oder Oligarthritiden dar und befallen vorwiegend große Gelenke der unteren Extremitäten. Ein besonderes Kennzeichen dieser Erkrankungsgruppe ist der Befall von Finger- und Zehengelenken im Strahl bzw. in Form einer Daktylitis sowie der entzündliche Fersenbefall. Nachdem von uns Daktylitis und Fersenschwellung auch als Zeichen einer Lyme-Arthritis erkannt worden sind (170, 171), können diese klinischen Befunde nicht mehr als Marker nur der Spondylarthritiden angesehen werden. Bei inkompletten Verlaufsformen der Spondylarthritiden (z.B. inkomplettes Reiter-Syndrom) und der Lyme-Arthritis (z.B. ohne ECM) können sich unlösbare differentialdiagnostische Probleme ergeben. So können sich hier HLA B27 und spezifische Antikörper gegen B. burgdorferi als Diagnosekriterien gegenüberstehen. Auf die mögliche Konjunktivitis im Frühstadium der Lyme-Borreliose war bereits extra hingewiesen worden, da die Konjunktivitis auch mit reaktiven Spondylarthritiden assoziiert sein kann bzw. zur klassischen Reiter-Trias gehört*. Anhand einer Fallbeschreibung war auch gezeigt worden, daß in Einzelfällen die definitive Differenzierung zwischen einer Arthritis psoriatica und Lyme-Arthritis unmöglich sein kann. Aufgrund unserer bisherigen Erfahrungen kann jedoch der Befall der Iliosakralgelenke bzw. des Stammskeletts als ein sicheres zeichen für eine Erkrankung aus dem Formenkreis der seronegativen Spondylarthritiden angesehen werden, bei keinem unserer Patienten mit Lyme-Arthritis fanden sich hierfür entsprechende klinische Symptome.

Wie bereits erwähnt, kann zum gegebenen Zeitpunkt vor allem ein Gegenbeweis gegen die Diagnose einer Lyme-Arthritis ex juvantibus nicht sicher geführt werden. Bei dem unvorhersehbaren Verlauf der meisten differentialdiagnostisch in Frage kommenden Erkrankungen ist selbst die Remission der Arthritis nach antibiotischer Therapie nicht als Beweis für eine Lyme-Arthritis wertbar. *Eine umfassende klinische Ausschlußdiagnostik ist somit bei der Diagnostik der Lyme-Arthritis unabdingbar.*

Tabelle 33. Differentialdiagnostik der Lyme-Arthritis unter den Aspekten Krankheitsbeginn, Krankheitsverlauf und Gelenkbefallsmuster

---

Gicht und Pseudogicht
Septische Arthritis
Sarkoidosearthritis
Rheumatisches Fieber

Palindromer Rheumatismus
Hydrops genus intermittens
Morbus Whipple

Seronegative Spondylarthritiden
Arthritis psoriatica

---

* Bemerkenswert ist in diesem Zusammenhang, daß Reiter 1916 [314] eine Spirochäteninfektion bei dem später nach ihm benannten Syndrom annahm und darüber hinaus erwog, daß die Stechfliege Stomoxys calcitrans, die nun von uns als möglicher Vektor der Lyme-Borreliose diskutiert wird, die Erreger übertragen haben.

3.4.7 Die Lyme-Arthritis im Spektrum infektbedingter Arthritiden

Aufgrund der Tatsache, daß bei der Lyme-Arthritis in der Synovia und in der Synovialis Spirochäten nachgewiesen werden konnten (204, 307, 341, 360), wäre die Lyme-Arthritis als eine „infektiöse" Arthritis zu klassifizieren, wobei aber die bei den infektiösen Arthritiden typische schnelle Gelenkdestruktion bei der Lyme-Arthritis nicht vorkommt. Die häufig akuten Gelenkattacken bei der Lyme-Arthritis würden auch dem Bild einer infektiös-septischen Arthritis entsprechen. Betrachtet man jedoch das Befallsmuster, so teilt die Lyme-Arthritis viele Gemeinsamkeiten mit den postenteritischen und posturethritischen „reaktiven" Arthritiden (bzw. seronegativen Spondylarthritiden), bei denen per definitionem die kausalen Mikroorganismen nicht im Gelenk nachgewiesen werden können (16). Nachdem sich allerdings die Hinweise vermehren, daß auch bei den als reaktiv definierten Arthritiden zumindest Erregerantigene im Gelenk vorhanden sind (227), würde sich die definitionsgemäße Abgrenzung gegenüber der Lyme-Arthritis aufheben. Ein wesentlicher Unterschied wäre dann nur, daß der genetische Marker dieser reaktiven Arthritiden, das HLA B27, und der potentielle Befall der Iliosakralgelenke unseren Untersuchungen zufolge und auch entsprechend den Befunden anderer Autoren (393, 394) keine Kennzeichen der Lyme-Arthritis sind (siehe hierzu auch Kap. 3.8).

Die Lyme-Arthritis kann zum gegebenen Zeitpunkt in der Klassifikation der infektbedingten Arthritiden nur zwischen den infektiösen und reaktiven Arthritiden angesiedelt werden, was sich auch in der Problematik der nur partiell wirksamen antibiotischen Therapie widerspiegelt. Weitere Kenntnisse über die Pathogenese der Lyme-Arthritis sowie der anderen infektbedingten Arthritiden werden wahrscheinlich die aktuell mögliche Diskussion einer Klassifikation zu einem semantischen Relikt werden lassen.

3.5 Allgemeinmedizinische Aspekte dermatologischer und neurologischer Manifestationen der Lyme-Borreliose

Durch die Beschreibung der Lyme-Borreliose als nosologische Entität wurden bereits lange bekannte dermatologische und neurologische Krankheitsbilder (siehe Teil 1) Teil eines klinischen Spektrums, das nun auch in der Inneren Medizin, Orthopädie, Augenheilkunde, Hals-Nasen-Ohren-Heilkunde und vor allem in der Allgemeinmedizin Berücksichtigung finden muß. In der Gynäkologie wird man mit der Frage möglicher Implikationen einer Lyme-Borreliose bei einer Schwangerschaft konfrontiert werden. Die einzelnen Fachrichtungen werden sich auch mit dem fachgebietsübergreifenden Aspekten dieser Multisystemerkrankung beschäftigen müssen, da vor allem die Anamnese früherer Erscheinungsformen der

Schlüssel zum aktuellen Krankheitsbild sein kann. Nur die Kenntnis der verschiedenen klinischen Bilder der Erkrankung ermöglicht eine gezielte Anamnese sowie die Interpretation anamnestischer Angaben. Die Krankengeschichten unserer Patienten verdeutlichen, daß bei frühen Krankheitserscheinungen in Verbindung mit einem Zeckenstich zwar an die Frühsommer-Meningoenzephalitis gedacht wurde und entsprechende Immunisierungen durchgeführt wurden, die Krankheitsbilder ECM oder Bannwarth-Syndroms jedoch offensichtlich unbekannt waren.

3.5.1 Erythema chronicum migrans

Das ECM ist gewöhnlich aufgrund der beschriebenen charakteristischen Morphologie leicht zu erkennen. Es muß jedoch vereinzelt mit atypischen Erscheinungsformen gerechnet werden. Die Interpretation als eine harmlose Insektenstichreaktion könnte leicht zur Unterlassung einer adäquaten Therapie führen, während eine Verwechslung mit einem Erysipel oder Erysipeloid zumindest keine falschen therapeutischen Konsequenzen zur Folge haben dürfte. Jeder Patient mit einem ECM sollte über das mögliche Auftreten möglicher Spätfolgen aufgeklärt werden, da es im Einzelfall trotz antibiotischer Therapie zu Spätmanifestationen der Lyme-Borreliose kommen kann (383).

3.5.2 Neurologische Manifestationen (Bannwarth-Syndrom)

Die neurologischen Krankheitserscheinungen der Lyme-Borreliose sind für Patienten nicht unbedingt als „Nervenerkrankung" zu erkennen, aus diesem Grund wird sich ein Patient mit z. B. radikulärer Symptomatik zunächst beim Hausarzt oder bei einem Orthopäden vorstellen. Wie aus den von uns geschilderten Kasuistiken deutlich wird, wird oft fälschlicherweise eine banale Lumbago oder ein Diskusprolaps vermutet. Falls die erhobenen technischen Befunde wie z.B. röntgenologisch oder computertomographisch nachweisbare degenerative Wirbelsäulenveränderungen mit einer Diagnose gleichgesetzt werden, kann ein solcher Irrtum fatale Folgen haben, wie in dem von uns geschilderten Fall einer unnötigen Bandscheibenoperation. Bei diesem Patienten, der nach postoperativer Diagnosestellung eines Bannwarth-Syndroms und entsprechender antibiotischer Therapie wegen persistierender brennender Schmerzen im rechten Vorfuß zu einer rheumatologischen Abklärung zu uns kam, fanden wir röntgenologisch eine diffuse Vorfuß- und Mittelfußosteoporose. Dieser Befund wurde von uns in Verbindung mit der Diagnose einer residualen Polyneuropathie als Zeichen einer neurogenen Osteopathie interpretiert.

Es soll nochmals hervorgehoben werden, daß es gelegentlich schwierig sein kann, eine Lyme-Neuroborreliose von einer Polymyalgia rheumatica zu unterscheiden. Bei beiden Erkrankungen haben die Patienten vor allem nachts unerträgliche Schmerzen.

3.5.3 Acrodermatitis chronica atrophicans

Aus der vielfältigen Symptomatik der ACA erklärt sich, daß Patienten oft mit der Verdachtsdiagnose einer Kollagenose, unklaren rheumatischen Erkrankung (Tabelle 34) oder arteriellen Durchblutungsstörung zum Internisten überwiesen werden (176). Die livide Verfärbung der Haut bei der ACA führt zur Fehldiagnose einer venösen oder arteriellen Angiopathie (73, 134). Im atrophischen Stadium kann die Erkrankung mit einer zirkumskripten Sklerodermie verwechselt werden. Das gleichzeitige Vorkommen einer systemischen Sklerodermie bei einer unserer Patientinnen mit ACA ist als Koinzidenz zweier verschiedener Erkrankungen zu betrachten. Auf die bei der ACA möglichen verschiedenen Formen der Gelenkmanifestationen (gleichzeitiges Auftreten einer Lyme-Arthritis, Osteoarthropathien unter befallener Haut) wurde bereits hingewiesen. Für den Rheumatologen außerdem wichtig ist die Kenntnis der fibroiden Knoten bei der ACA, da sie aufgrund ihrer meist juxtaartikulären Lokalisation als Rheumaknoten fehlgedeutet werden können. Eine weitere Parallelität zu einem möglichen rheumatologischen Symptom ist die von uns beschriebene Fersenschwellung bei 2 Patientinnen mit einer ACA, die aber im Gegensatz zu entzündlichen Fersenschwellungen infolge einer Enthesitis oder retrokalkanealen Bursitis bei den seronegativen Spondylarthritiden und bei der Lyme-Arthritis von weicher, schwammiger Konsistenz und nicht schmerzhaft war. Im Stehen imponierte auch eine massive Verbreiterung des gesamten befallenen Fußes. Dieser Aspekt führte z.B. dazu, daß eine Patientin zuletzt mit der Verdachtsdiagnose Akromegalie überwiesen wurde. Möglicherweise entsteht dieses klinische Bild durch eine postinflammatorische Cutis laxa, aber auch lymphödematöse Schwellungen werden bei der ACA diskutiert (30). Letzlich ist auch zu beachten, daß eine begleitende Polyneuropathie (184) bei der ACA zu Schmerzzuständen der Extremitäten führt, die für Patienten der erste Anlaß sein können, einen Arzt aufzusuchen.

Tabelle 34. Rheumatologische Aspekte bei der Acrodermatitis chronica atrophicans.

* Die Hautläsionen bei der ACA sind vor allem über den Gelenken am ausgeprägtesten („Arthrodermatitis")
* ACA und Lyme-Arthritis können bei einem Patienten gleichzeitig vorhanden sein oder nacheinander auftreten
* Arthritiden (und Periostitiden) können bei der ACA ausschließlich unter der befallenen Haut auftreten und zu Gelenkdeformierungen (ähnlich einem Jaccoud-Syndrom) führen
* Juxtaartikuläre fibroide Knoten bei der ACA können mit Rheumaknoten verwechselt werden
* Pseudosklerodermiforme Hautveränderungen bei der ACA können zur Fehldiagnose einer Sklerodermie führen
* Fersenverbreiterung bei der ACA (weich, schwammig, schmerzlos) – Fersenschwellung bei Spondylarthritiden und der Lyme-Arthritis (schmerzhafte Enthesiopathie)

3.6 Therapie der Lyme-Arthritis

Obschon wir keine kontrollierte Therapiestudie durchgeführt haben, erscheinen unsere Verlaufsbeobachtungen bei Patienten mit Lyme-Arthritis nach antibiotischer Therapie vor allem auch im Vergleich zu den entsprechenden Beschreibungen in der Literatur erwähnenswert.

3.6.1 Parenterale Penicillintherapie

Bisher liegt nur eine placebokontrollierte Doppelblindstudie bei 20 mit Benzathinpenicillin (i. m.) behandelten Patienten mit Lyme-Arthritis vor (389). In dieser Art ergaben sich Hinweise auf eine Wirksamkeit dieser Therapie, da es bei 7 mit Penicillin behandelten Patienten zu einer Remission kam, dagegen bei allen Patienten der Placebo-Gruppe die Arthritis persistierte. Das insgesamt jedoch unbefriedigende Therapieergebnisse veranlaßte die Autoren zu dem Behandlungsversuch mit intravenös verabreichten Penicillin G in einer Dosierung von 20 Mega/die über 10 Tage, der bei 11 von 20 behandelten Patienten zu einer Remission der Arthritis führte. Bei diesen Patienten war es bereits während der Therapie zu einer Besserung der Symptomatik gekommen, die komplette Remission war erst „einige" Wochen später eingetreten. Die Nachbeobachtungszeit betrug im Durchschnitt 14 Monate. Es war von diesen Autoren diskutiert worden, daß eventuell die Dauer der von ihnen durchgeführten intravenösen Therapie nicht lang genug war. Auch ergaben sich Hinweise, daß vorausgegangene intraartikuläre Injektionen mit Kortikosteroiden den Therapieeffekt negativ beeinflußt hatten. Eine Überlegenheit der intravenösen Penicillintherapie gegenüber der intramuskulären Benzathinpenicillintherapie war nur insofern zu begründen, daß 2 erfolglos mit Benzathinpenicillin behandelte Patienten auf die intravenöse Penicillinbehandlung ansprachen.

Eigene Therapieerfahrungen mit Benzathinpenicillin-Injektionen liegen nur in 2 Fällen vor, wobei in einem Fall nach Behandlung die Symptomatik sogar zunahm und in dem anderen Fall die unmittelbare Remission einer bereits chronischen Gonarthritis auf eine Wirksamkeit der Therapie hindeutete.

Eine Behandlung mit intravenösem Penicillin in der gleichen Dosierung wie bei der genannten Untersuchung wurde von uns bei insgesamt 11 Patienten durchgeführt, die Behandlungsdauer betrug in einem Fall 2 Wochen und bei den übrigen Patienten 3 Wochen. Sieht man das unmittelbare Ansprechen auf die Behandlung und die kontinuierliche Remission der Arthritis als Therapieerfolg an, so ergibt sich hier ein ähnliches Verhältnis von Therapieerfolgen (n=7) zu Therapieversagern (n=4) wie bei den Beobachtungen von Steere et al. 1985 (389). Die Nachbeobachtungszeit unserer Patienten (nach kompletter Remission) betrug zwischen 6 und 21 Monate (Median 10 Monate).

3.6.2 Orale Penicillintherapie

Die von uns gemachten Beobachtungen zur oralen Penicillintherapie (6 Mega/die über einen Zeitraum von 6 bis 10 Wochen) lassen den Eindruck zu, daß auch mit dieser Therapieform ein therapeutischer Effekt erzielt werden kann. Ein direkter Vergleich bei Anwendung gleicher Kriterien für einen Therapieerfolg der Ergebnisse bei oraler Therapie mit denen bei intravenöser Therapie würde nicht einmal signifikant unterschiedliche Aussagen zulassen, allerdings war die Wahl der oralen Therapie bei den meisten Patienten durch eine geringere Krankheitsaggressivität beeinflußt. Da die Ergebnisse der bereits zitierten placebokontrollierten Studie (389) auf eine prinzipiell mögliche Heilung unter antibiotischer Therapie schließen lassen, wird eine placebokontrollierte Untersuchung über die Wirksamkeit der oralen Therapie nicht mehr vertretbar sein.

3.6.3 Andere Antibiotika – oder ist die Lyme-Arthritis prinzipiell eine „infektiöse" Arthritis?

Da alle bisher erfolgten Behandlungsversuche mit oralem und parenteralem Penicillin, die trotz einer nur mäßigen Wirksamkeit von Penicillin bei Resistenzprüfungen in vitro (203) zumindest bei uns durch Analogschlüsse zur Therapie der Lues induziert waren, nicht zu einem befriedigenden Ergebnis geführt haben, wird auch die Wirksamkeit anderer Antibiotika zu untersuchen sein. Eine orale Tetracyclintherapie bei 4 unserer Patienten hat sich zumindest unwirksam gezeigt, und auch das bei In-vitro- und In-vivo-Untersuchungen ebenso wie Tetracyclin gut wirksame Ceftriaxon führte in 2 hier berichteten Fällen (2 bzw. 3 g i.v. über 14 Tage) ebenfalls nicht zum Erfolg. Auch wurde von uns inzwischen mit Ceftriaxon in einer Dosierung von 4 g/die über 14 Tage ein Therapieversager beobachtet (neben guten Erfolgen in anderen Fällen), so daß die Verwendung des in vitro und bei Tierversuchen besser als Penicillin wirksamen Ceftriaxons offensichtlich nicht das Problem einer ineffektiven antibiotischen Therapie der Lyme-Arthritis prinzipiell löst. Kritische Anmerkungen zu diesen Studien sind bereits gemacht worden (Kap. 1.5). Auch wurde die vermeintlich bessere Wirksamkeit von Ceftriaxon (107, 108,) durch eine andere Therapiestudie in Abrede gestellt (237). Diese letztgenannte Studie propagierte zunächst einmal die Wirksamkeit einer 4wöchigen oralen antibiotischen Therapie der Lyme-Arthritis, da 13 von 18 Patienten (72%) wohl auf eine Therapie mit Doxycyclin 200 mg/die und 11 von 18 Patienten (61%) auf Amoxicillin/Probenecid 2000 mg/die ansprachen. Therapieversager nach oraler antibiotischer Therapie sprachen nur noch in 5 von 14 Fällen (36%) auf eine 14tägige intravenöse Therapie mit Penicillin G (20 Mega/die) oder in 6 von 15 Fällen (40%) auf Ceftriaxon (2 oder 4 g/die, ebenfalls 14 Tage) an.

Weitere kontrollierte Therapiestudien zur antibiotischen Therapie sind zwar noch dringend erforderlich, aber bei den bisherigen Therapieerfahrungen drängt sich auch die Frage auf, ob die Lyme-Arthritis prinzipiell eine „infektiöse" Arthritis ist. Es wäre z.B. denkbar, daß die Lyme-Arthritis auch unabhängig von intakten Erregern infolge einer durch die Persistenz von einzelnen Erregerantigenen

(Bakterienfragmenten) unterhaltenen Immunreaktion verlaufen kann. Die offenen Fragen der Therapie der Lyme-Borreliose allgemein sind daher auch im Zusammenhang mit der letztlich noch ungeklärten Pathogenese der verschiedenen Krankheitsmanifestationen zu sehen.

3.6.4 Jarisch-Herxheimer-Reaktionen?

Jarisch-Harxheimer-ähnliche Reaktionen wurden bei der antibiotischen Therapie des ECM (383, 423) oder auch der neurologischen Manifestationen (359) berichtet und sind auch in einem Fall einer Benzathinpenicillin-Therapie bei einer unserer Patienten mit Lyme-Arthritis zu diskutieren. Die bei unseren Patienten in Verbindung mit parenteraler Penicillintherapie ansonsten beobachteten Nebenwirkungen (vorwiegend Fieber und reversible Leukopenie) sind aufgrund des protrahierten Auftretens dagegen als Zeichen einer Hypersensitivitätsreaktion (Serumkrankheit) zu deuten. Als eine solche Reaktion ist möglicherweise auch die bei einer Patientin mit ACA nach der 2. Benzathinpenicillin-Injektion aufgetretene Symptomatik (Perikarderguß) zu deuten. Ein Teil der als Jarisch-Harxheimerähnliche Reaktion in der Literatur beschriebenen Symptome bei antibiotischer Behandlung von Patienten mit ECM entspricht unseres Erachtens auch eher der Definition einer Hypersensitivitätsreaktion.

3.6.5 Chloroquin, Sulfasalazin und Synovektomien

Therapieversuche mit Chloroquin erwiesen sich bei 2 unserer Patienten mit Lyme-Arthritis als ineffektiv; die berichtete erfolgreiche Therapie mit Hydroxychloroquin in einem Fall (98) ist bei einer Erkrankung mit solch variablem Krankheitsverlauf ohnehin von fraglicher Bedeutung. Bei 2 Patienten mit chronischer Lyme-Arthritis haben wir nach erfolgloser antibiotischer Therapie den Versuch einer Behandlung mit Sulfasalazin (4g/die) unternommen, wobei ebenfalls kein remissionsinduzierender Effekt vermerkt werden konnte.

Erwähnenswert ist noch die von uns und anderen Autoren (262) in je einem Fall gemachte Beobachtung, daß es nach Synovektomie eines von einer chronischen Lyme-Arthritis betroffenen Kniegelenks zu Gelenkmanifestationen an anderer Stelle gekommen ist.

3.7 Schwangerschaft und Lyme-Borreliose

Schlesinger et al. 1985 (338) beschrieben erstmals eine konnatale Infektion mit B. burgdorferi. In diesem Fall war es während des ersten Trimenons der Schwangerschaft zu einem ECM gekommen, das unbehandelt geblieben war. Das Kind verstarb kurz nach der Geburt an den Folgen kardialer Mißbildungen. Bei der histologischen Untersuchung der Organe des Neugeborenen fanden sich Spirochäten in der Milz, in Nierentubuli und im Knochenmark. Spirochäten fanden sich jedoch nicht im Herz, das auch keine entzündlichen Veränderungen aufwies. Der Zusammenhang der kardialen Mißbildung mit der Spirochäteninfektion erschien somit fraglich.

Inzwischen wurden auch 4 Fälle von Totgeburten, davon 3 mit kardialen Fehlbildungen bekannt, wobei jeweils immunfluoreszenzserologisch als B. burgdorferi identifizierte Spirochäten in verschiedenen Organen und in einem Fall auch im Myokard gefunden wurden (241). Anamnestische Hinweise auf eine Lyme-Borreliose der Mütter waren offensichtlich nicht vorhanden, bei 2 Patientinnen war in der Schwangerschaft eine Gestose aufgetreten.

Ferner wurde der Nachweis von B. burgdorferi im Hirn und in der Leber eines kurz nach der Geburt verstorbenen Neugeborenen, dessen Mutter in der 12. Schwangerschaftswoche an einem ECM erkrankt und mit oralem Propicillin (3 Mega/die über eine Woche) behandelt worden war, berichtet (428). Der Tod des Kindes war aber wahrscheinlich infolge einer perinatalen Hirnschädigung eingetreten.

Markowitz et al. 1986 (257) beschrieben in einer retrospektiven Studie in 2 Fällen die Assoziation von kindlichen Mißbildungen (Syndaktylie bzw. Rindenblindheit) bei Müttern mit antibiotisch behandelten ECM im 2. Trimenon der Schwangerschaft; eine serologische Untersuchung, die nur bei dem Kind mit Rindenblindheit im Alter von 1 Jahr durchgeführt worden war, ergab keine Antikörper gegen B. burgdorferi. Ferner fanden diese Autoren einen Fall von intrauterinem Fruchttod bei einer Patientin mit ECM und Arthritis im 1. Trimenon der Schwangerschaft. Eine im 3. Trinemon an einem ECM und Meningoenzephalitis erkrankte Patientin brachte ein Kind mit einem generalisierten petechial-vesikulösen Exanthem zur Welt. Im Gegensatz zu den beschriebenen Komplikationen verlief die Schwangerschaft bei 14 Patientinnen in dieser Studie, die jeweils während verschiedener Zeitpunkte der Gravidität an einem ECM und/oder einer Lyme-Arthritis erkrankt waren, normal, die Neugeborenen wiesen keine Auffälligkeiten auf. Wenn auch der Verdacht eines Zusammenhangs der Komplikationen mit der mütterlichen B.-burgdorferi-Infektion hier naheliegend war, ist ein diesbezüglicher Beweis im Einzelfall jedoch kaum zu führen gewesen.

Berger 1988 (66) erwähnte 4 Patientinnen, bei denen in der 12., 14., 22. bzw. 24. Schwangerschaftswoche ein ECM auftrat. Die Behandlung erfolgte in diesen Fällen mit Penicillin V 4 × 500 mg über 21 bis 30 Tage. In allen Fällen verlief die Schwangerschaft komplikationslos, die Geburt erfolgte termingerecht, die Neugeborenen wiesen keine Krankheitszeichen auf.

Bei dem auch im Analogieschluß zu anderen Spirochätosen zu befürchtenden Risiko einer Schwangerschaftskomplikation infolge einer Lyme-Borreliose ist die Dokumentation entsprechender Fälle von großem Interesse. In einem der von uns beobachteten Fälle handelte es sich um ein antibiotisch behandeltes ECM im 2. Trimenon, Hinweise auf mütterliche oder kindliche Komplikationen infolge der Infektion ergaben sich nicht. Auch im Fall einer mütterlichen Lyme-Arthritis, die sich erstmals im 2. Trimenon manifestierte und während der Schwangerschaft nicht behandelt wurde, verliefen Schwangerschaft, Entbindung und kindliche Entwicklung normal; die beim Kind bis zum 10. Lebensmonat nachgewiesenen Antikörper gegen B. burgdorferi waren als eine transplazentare Übertragung anzusehen. Der

Zeitpunkt der Infektion der Mutter war in diesem Fall aufgrund der Anamnese nicht eruierbar. Besonders hervorzuheben ist die Kasuistik einer Patientin mit Lyme-Arthritis, bei der sich zufällig bei einer Ultraschalluntersuchung der Befund einer Frühschwangerschaft ergab. Wie bereits erwähnt, hatte sich die Patientin wegen des nicht abschätzbaren Risikos zu einer Interruptio entschlossen. Die histologische Untersuchung des Cürettage-Materials zeigte den Befund eines wahrscheinlich verhaltenen Aborts, im Endometrium fanden sich in der Silberfärbung spirochätenförmige Strukturen. Es ist zu diskutieren, ob eine Infektion des Endometriums in diesem Fall die Ursache eines intrauterinen Fruchttods war.

Die hier beschriebenen Fälle zeigen, daß künftig mögliche Komplikationen infolge einer Lyme-Borreliose in Assoziation mit einer Schwangerschaft bedacht werden müssen.

Bedenkt man, daß wir z.B. bei unseren gesunden Kontrollpersonen häufiger serologische Befunde einer Lyme-Borreliose als einer Lues fanden, wäre sogar zu erwägen, die serologische Untersuchung zum Nachweis von Antikörpern gegen B. burgdorferi ebenso wie die Lues-Serologie in das Schwangerschaftsvorsorgeprogramm aufzunehmen. Erste prospektive Untersuchungen zeigen jedoch, daß die Schwangerschaftskomplikationen infolge einer Lyme-Borreliose wohl eher eine Rarität darstellen. Bei serologischen Untersuchungen von 1416 Müttern und ihren 1434 Neugeborenen in der Schweiz (273) zeigte sich zum Zeitpunkt der Geburt eine Prävalenz spezifischer Antikörper gegen B. burgdorferi von 0,85%. Anhand klinischer und serologischer Verlaufskontrollen der Kinder fand sich jedoch kein Hinweis auf eine neonatale Infektion. Diese Autoren kamen daher zu dem Schluß, daß in einer Region mit einer solch niedrigen Durchseuchungsrate eine generelle serologische Untersuchung zum Nachweis von Antikörpern gegen B. burgdorferi nicht erforderlich ist. Anhand serologischer Untersuchungen von 143 Schwangeren in den USA fand sich kein Zusammenhang zwischen der Häufigkeit von Fehlgeburten und dem Nachweis von Antikörpern gegen B. burgdorferi (115). Ferner konnte bei serologischen Untersuchungen von 463 Neugeborenen in den USA kein Zusammenhang zwischen kindlichen Mißbildungen und serologischen Hinweisen auf eine Lyme-Borreliose festgestellt werden (431). Sechs Neugeborene hatten signifikante IgG-Antikörper gegen B. burgdorferi; bei 2 Fällen hatten die Mütter während der Schwangerschaft eine klinisch manifeste Lyme-Borreliose. Genauere Angaben zur Klinik bei diesen Müttern wurden nicht gemacht.

Es ware durchaus denkbar, daß je nach Stadium der Erkrankung einer schwangeren Patientin die Gefahren für die Schwangerschaft bzw. den Föten unterschiedlich sind. So könnte z.B. gerade die frühe Infektion mit einer Borreliämie relevant sein. Ferner bleibt zu klären, ob B. burgdorferi zu jedem Zeitpunkt einer Schwangerschaft die Plazenta passieren kann.

3.8 HLA-Antigene

In der Annahme einer Autoimmunpathogenese der Spätmanifestationen der Lyme-Borreliose lag es nahe, anhand der Untersuchung von Histokompatibilitätsantigenen der Frage einer möglichen immungenetischen Disposition zur Manifestation einer der nur fakultativ auftretenden späten Erscheinungsformen dieser Erkrankung nachzugehen. Steere et al. 1979 (376, 378) fanden eine signifikante Assoziation der Lyme-Arthritis sowie der neurologischen Manifestationen der Lyme-Borreliose mit dem B-Zell-Alloantigen DR2. Diese Untersuchungen beruhten auf der Untersuchung von insgesamt 23 Patienten, wovon 11 Patienten nur eine Lyme-Arthritis, 7 Patienten sowohl eine Lyme-Arthritis als auch neurologische Symptome und 5 Patienten nur neurologische Symptome einer Lyme-Borreliose hatten; HLA-DR2 war bei 12 der 18 Patienten (67%) mit Lyme-Arthritis und 7 der 12 Patienten (58%) mit neurologischen Krankheitserscheinungen nachgewiesen worden, während die Häufigkeit dieses Antigens bei Kontrollen mit 22% angegeben worden war.

Bei 16 Patienten mit Bannwarth-Syndrom in Österreich zeigte sich jedoch keine Assoziation mit einem der bestimmten HLA-DR-Antigene (220). Die Autoren dieser Studie nahmen an, daß die Diskrepanz ihrer Befunde im Vergleich zu den in den USA erhobenen die unterschiedliche Häufigkeit der Arthritis bei den untersuchten Patienten reflektiert und möglicherweise die Assoziation mit HLA-DR2 nur auf die in den USA häufige und in Europa vermeintlich seltene Lyme-Arthritis zutrifft.

Kristoferitsch et al. 1986 (221) fanden dann bei der Untersuchung der HLA-DR-Antigene von 23 Patienten mit ACA eine signifikante Assoziation dieser chronisch verlaufenden Spätmanifestationen der Lyme-Borreliose mit HLA-DR2; dieses Antigen war bei 12 der 23 Patienten (52%) vorhanden, während nur 35 von 160 gesunden Kontrollpersonen (22%) HLA-DR2 positiv waren.

Die von uns ausführlich dargestellten Untersuchungsergebnisse der Bestimmungen der HLA-A, -B-, -C-, und DR-Antigene bei 40 Patienten mit Lyme-Arthritis und 10 Patienten mit ACA ergaben jedoch keinerlei Hinweise für eine HLA-Assoziation der Lyme-Arthritis oder der ACA. Selbst wenn wir die etwas niedrigere Häufigkeit des HLA-DR2 bei den Kontrollen von Steere et al. 1979 (378) unseren Untersuchungen zugrunde legen würden, ergäbe sich bei unseren Patienten mit Lyme-Arthritis nicht die von diesen Autoren beschriebene Assoziation. Lediglich bei unseren Patienten mit chronischer Lyme-Arthritis (5 von 9 Patienten HLA-DR2-positiv) könnte sich hierfür ein Trend abgezeichnet haben. Die Überlegung, daß möglicherweise alle chronischen Formen der Lyme-Borreliose mit HLA-DR2 assoziiert sind (221), muß allerdings auf Grund unserer Untersuchungen von Patienten mit ACA ebenfalls in Frage gestellt werden.

Überraschenderweise wurden inzwischen die früheren Daten zur DR2-Assoziation der Lyme-Arthritis von Steere et al. 1988 (394) widerrufen. Bei Typisierungen von 80 Patienten mit Lyme-Arthritis ergaben sich nur für die 22 Fälle mit chronischem Verlauf signifikante Assoziationen mit HLA-DR4 (68% vs. 21% der Kontrollen, $p < 0,0001$) und HLA-DR3 (36% vs. 14%, $p < 0,03$). Bei 6 der 8 HLA-DR3-positiven Patienten fand sich auch HLA-DR4, während diese Kombination bei keinem der Patienten mit intermittierender Lyme-Arthritis vorhanden war ($p < 0,00024$). Auch diese Befunde können durch unsere Untersuchungen nicht bestätigt werden. So war vor allem kein einziger unserer Patienten mit chronischer Lyme-Arthritis HLA-DR4-positiv (174). Da Steere et al. 1988 (394) die Assoziation der chronischen Lyme-Arthritis mit HLA-DR4 zum Anlaß nahmen, Parallelen zur immungenetischen Disposition bzw. Pathogenese der chronischen Polyarthritis zu ziehen, soll hier nur auf die klinischen Unterschiede der beiden Erkrankungen und die klinische Verwandtschaft der Lyme-Arthritis mit den HLA-B27 assoziierten reaktiven Arthritiden hingewiesen werden. Die fehlende Assoziation der Lyme-Arthritis mit dem HLA-B27 ist dabei mit Berücksichtigung der Aussparung der Iliosakralgelenke, die typischerweise bei den HLA-B27 assoziierten reaktiven Arthritiden betroffen sein können, bemerkenswert. Immerhin decken sich in bezug auf diese letztgenannte Konstellation unsere Beobachtungen mit denen von Steere et al. 1987 (393).

Dagegen waren in einer Studie von Weyand und Goronzy 1989 (430) 5 von 9 Patienten mit dem klinischen Bild einer reaktiven Arthritis (entsprechend einer dieser Arbeit eigentümlichen Definition) und dem Nachweis von Antikörpern gegen B. burgdorferi HLA-B27-positiv, und darüber hinaus hatten 6 dieser Patienten radiologische Befunde einer Iliosakralarthritis. So ausführlich sonst die klinischen Daten dieser Patienten dargestellt wurden, so undurchsichtig blieben die Hinweise für andere Indizien einer Lyme-Borreliose. Somit blieben Zweifel an der Diagnose, worüber auch die exemplarisch dargestellten und vermeintlich spezifischen zellulären Stimulationen nicht hinwegtäuschen konnten. Seit der Erstellung der von uns hier dargestellten Daten haben wir inzwischen bei 65 Patienten sorgfältig auf klinische Hinweise für eine Iliosakralarthritis geachtet (179). Die Durchführung entsprechender radiologischer Untersuchungen war nur in Einzelfällen indiziert, wobei dann aber bei keinem Patienten Zeichen einer Iliosakralarthritis zu finden waren.

Abschließend sei noch auf eine umfangreiche Studie aus Deutschland (294) zur möglichen Assoziation der Lyme-Borreliose mit HLA-Antigenen hingewiesen. Hierbei waren 37 Individuen mit asymptomatischer Infektion und 183 Patienten mit verschiedenen Manifestationen einer Lyme-Borreliose (außer einer Lyme-Arthritis) untersucht worden. Diese Studie wies auf eine Assoziation der Erkrankung mit HLA-CW3 oder mit der Phänotypkombination HLA-A2 und HLA-CW3 hin. Dagegen zeigte sich vor allem auch eine konstante Abnahme der Häufigkeit von HLA-DR2 und HLA-DR3 vom Stadium 0 (klinisch inapparente Infektion) bis hin zum Stadium 3 der Erkrankung. Erwähnt werden muß aber, daß sich bei dieser Untersuchung nur signifikante Daten ergaben, wenn die Stadien 1–3 zusammengefaßt wurden, Untersuchungen der einzelnen Manifestationen ergaben keinen Unterschied zu Kontrollen. Unsere Befunde würden die hier anhand der Zusammenfassung verschiedener Manifestationen aufgezeigten Trends nicht unterstützen, übereinstimmend wäre aber die fehlende HLA-Assoziation bei Betrachtung definierter Krankheitserscheinungen.

Literatur

1. Aberer E, Neumann G, Stanek G (1985) Is localised scleroderma a Borrelia infection? Lancet II:278
2. Aberer E, Stanek G, Ertl M, Neumann R (1987) Evidence for spirochetal origin of circumscribed scleroderma (morphea). Acta Derm Venereol (Stockh) 67:225–231
3. Aberer E, Stanek G (1987) Histological evidence for spirochetal origin of morphea and lichen sclerosus et atrophicus. Am J Dermatopathol 9:374–379
4. Aberer E (1988) Bésondere Hautmanifestationen der Borrelia burgdorferi-Infektionen. Zbl Haut 154:566
5. Ackermann R, Runne U, Klenk W, Dienst C (1980) Erythema chronicum migrans mit Arthritis. Dtsch Med Wochenschr 105:1779–1781
6. Ackermann R (1983) Erythema chronicum migrans und durch Zecken übertragene Meningopolyneuritis (Garin-Bujadoux, Bannwarth): Borrelien-Infektionen? Dtsch Med Wochenschr 108:577–580
7. Ackermann R, Boisten HP, Kabatzki J, Runne U, Krüger K, Herrmann WP (1984) Serumantikörper gegen Ixodes-ricinus-Spirochäte bei Acrodermatitis chronica athropicans. Dtsch Med Wochenschr 109:6–10
8. Ackermann R, Kabatzki J, Boisten HP, Steere AC, Grodzicki RL, Hartung S, Runne U (1984) Spirochäten-Ätiologie der Erythema-chronicum-migrans-Krankheit. Dtsch Med Wochenschr 109:92–97
9. Ackermann R, Gollmer E, Rehse-Küpper B (1985) Progressive Borrelien-Enzephalomyelitis. Chronische Manifestation der Erythema-chronicum-migrans-Krankheit am Nervensystem. Dtsch Med Wochenschr 110:1039–1042
10. Ackermann R (1986) Erythema-migrans-Borreliose und Frühsommer-Meningoenzephalitis. Dtsch Ärztebl 83:1765–1774
11. Ackermann R (1986) Borrelien-Infektion (Lyme-Krankheit): Was besagt eine positive Serologie? Dtsch Med Wochenschr 111:77–78
12. Aeschlimann A, Chamot E, Gigon F, Jeanneret JP, Kesseler D, Walther C (1986) B. burgdorferi in Switzerland. Zbl Bakt Hyg A 263:450–458
13. Afzelius A (1910) Verhandlungen der dermatologischen Gesellschaft zu Stockholm. Sitzung vom 28. Oktober 1909. Arch Derm Syph (Berlin) 101:404
14. Afzelius A (1921) Erythema chronicum migrans. Acta Derm Venereol (Stockh) 2:120–125
15. Aho K, Leirisalo-Repo M, Repo H (1985) Reactive arthritis. Clin Rheum Dis 11:25–40
16. Ahvonen P, Sievers K, Aho K (1969) Arthritis associated with Yersinia enterocolitica infection. Acta Rheumatol Scand 15:232–255
17. Ai C, Wen Y, Zhang Y, Wang S, Qiu Q, Shi Z, Li D, Chen D, Liu X, Zhao J (1988) Clinical manifestations and epidemiological characteristics of Lyme disease in Hailin County, Heilongjian Province, China. Ann NY Acad Sci 539:302–313
18. Albert ED, Baur MP, Mayr WR (1984) Histocompatibility testing 1984. Springer, Berlin, Heidelberg, New York
19. Alexander JOD, Pasieczny T (1954) Follicular lymphoma of the skin. Dermatologica 109:1–13
20. Anderson JF, Magnarelli LA, Burgdorfer W, Barbour AG (1983) Spirochetes in Ixodes dammini and mammals from Connecticut. Am J Trop Med Hyg 32:818–824

21. Anderson JF, Magnarelli LA (1984) Avian and mammalian hosts for spirochete-infected ticks and insects in a Lyme disease focus in Connecticut. Yale J Biol Med 57:627–641
22. Anderson JF, Johnson RC, Magnarelli LA, Hyde FW (1985) Identification of endemic foci of Lyme disease: isolation of Borrelia burgdorferi from feral rodents and ticks (Dermacentor variabilis). J Clin Microbiol 22:36–38
23. Anderson JF, Johnson RC, Magnarelli LA, Hyde FW (1986) Involvement of birds in the epidemiology of the Lyme disease agent Borrelia burgdorferi. Infect Immun 51:394–396
24. Anderson JF, Doby JM, Coutarmanac'h A, Hyde FW, Johnson RC (1986) Différences antigéniques entre des souches de Borrelia burgdorferi isolées d'Ixodes ricinus en Bretagne. Méd Malad Infect 3:171–175
25. Åsbrink E, Hederstedt B, Hovmark A (1984) The spirochetal etiology of erythema chronicum migrans Afzelius. Acta Derm Venereol (Stockh) 64:291–294
26. Åsbrink E, Hovmark A, Hederstedt B (1984) The spirochetal etiology of acrodermatitis chronica atrophicans Herxheimer. Acta Derm Venereol (Stockh) 64:506–512
27. Åsbrink E (1985) Erythema chronicum migrans Afzelius and Acrodermatitis chronica atrophicans. Early and late manifestations if Ixodes ricinus-borne Borrelia spirochetes. Akademisk Avhandling, Stockholm
28. Åsbrink E, Olsson I (1985) Clinical manifestations of erythema chronicum migrans Afzelius in 161 patients. A comparison with Lyme disease. Acta Derm Venereol (Stockh) 65:43–52
29. Åsbrink E, Hovmark A, Hederstedt B (1985) Serological studies of erythema chronicum mirgans Afzelius and acrodermatitis chronica atrophicans with indirect immunofluorescence and enzyme-linked immunsorbent assays. Acta Derm Venereol (Stockh) 65:509–514
30. Åsbrink E, Brehmer-Andersson E, Hovmark A (1986) Acrodermatitis chronica atrophicans – a spirochetosis. Clinical and histopathological picture based von 32 patients; course and relationship to erythema chronicum migrans Afzelius. Am J Dermatopathol 8:209–219
31. Åsbrink E, Olsson I, Hovmark A (1986) Erythema chronicum migrans Afzelius in Sweden. A study on 231 patients. Zbl Bakt Hyg A 263:229–236
32. Åsbrink E, Hovmark A (1987) Cutaneous manifestations in Ixodes-borne Borrelia spirochetosis. Int J Dermatol 26:215–223
33. Åsbrink E, Hovmark A (1988) Early and late cutaneous manifestations in Ixodes-borne Borreliosis (Erythema migrans Borreliosis, Lyme Borreliosis). Ann NY Acad Sci 539:4–15
34. Atlas E, Novak SN, Duray PH, Steere AC (1988) Lyme myositis: muscle invasion by Borrelia burgdorferi. Ann Intern Med 109:245–246
35. Babos S (1964) Die Zeckenfauna Mitteleuropas. Akadémiai Kiadó, Budapest
36. Bäfverstedt B (1943) Über Lymphadenosis benigna cutis. Eine klinische und pathologisch-anatomische Studie. Acta Derm Venereol (Stockh) 24 (Suppl 11) :1–102
37. Bäfverstedt B (1960) Lymphadenosis benigna cutis (LABC) its nature, course and prognosis. Acta Derm Venereol (Stockh) 40:10–18
38. Baker-Zander SA, Lukehart SA (1984) Antigenic cross-reactivity between Treponema pallidum and other pathogenic members of the family Spirochaetaceae. Infect Immun 46:116–121
39. Balban W (1910) Erythema annulare, entstanden durch Insektenstiche. Arch Derm Syph (Berlin) 105:423–430
40. Ballmer PE, Hany A (1988) Lyme-Karditis. Schweiz Med Wochenschr 118:358–362
41. Bammer H, Schenk K (1965) Meningo-Myelo-Radiculitis nach Zeckenbiß mit Erythem. Dtsch Z Nervenheilk 187:25–34
42. Bannwarth A (1941) Chronische lymphocytäre Meningitis, entzündliche Polyneuritis und „Rheumatismus". Ein Beitrag zum Problem „Allergie und Nervensystem" in zwei Teilen. Arch Psychiatr Nervenkr 113:284–376
43. Bannwarth A (1944) Zur Klinik und Pathogenese der „chronisch lymphocytären Meningitis". Arch Psychiatr Nervenkr 117:161–185
44. Barbour AG, Tessier SL, Stoenner HG (1982) Variable major proteins of Borrelia hermsii. J Exp Med 156:1312–1324
45. Barbour AG, Burgdorfer W, Hayes SF, Péter O, Aeschlimann A (1983) Isolation of a cultivable spirochete from Ixodes ricinus ticks of Switzerland. Curr Microbiol 8:123–126

46. Barbour AG, Burgdorfer W, Grunwaldt E, Steere AC (1983) Antibodies of patients with Lyme disease to components of the Ixodes dammini spriochete. J Clin Invest 72:504–515
47. Barbour AG, Tessier SL, Todd WJ (1983) Lyme disease spirochetes and Ixodid tick spirochetes share a common surface antigenic determinant defined by a monoclonal antibody. Infect Immun 41:795–804
48. Barbour AG (1984) Immunochemical analysis of Lyme disease spirochetes. Yale J Biol Med 57:581–586
49. Barbour AG (1984) Isolation and cultivation of Lyme disease spirochetes. Yale J Biol Med 57:521–525
50. Barbour AG, Tessier SL, Hayes SF (1984) Variation in a major surface protein of Lyme disease spirochetes. Infect Immun 45:94–100
51. Barbour AG, Heiland RA, Howe TR (1985) Heterogeneity of major proteins in Lyme disease Borreliae: a molecular analysis of North American and European isolates. J Infect Dis 152:478–484
52. Barbour AG, Schrumpf ME (1986) Polymorphisms of major surface proteins of Borrelia burgdorferi. Zbl Bakt Hyg A 263:83–91
53. Barbour AG, Hayes SF, Heiland RA, Schrumpf ME, Tessier SL (1986) A Borrelia genus-specific monoclonal antibody binds to a flagellar epitope. Infect Immun 52:549–554
54. Barbour AG, Hayes SF (1986) Biology of Borrelia species. Microbiol Rev 50:381–400
55. Barbour AG, Garon CF (1987) Linear plasmids of the Bacterium Borrelia burgdorferi have covalently closed ends. Science 237:409–411
56. Barbour AG (1988) Plasmid analysis of Borrelia burgdorferi, the Lyme disease agent. J Clin Microbiol 26:475–478
57. Baum J, Barza M, Weinstein P, Groden J, Aswad M (1988) Bilateral keratitis as a manifestation of Lyme disease. Am J Ophthalmol 105:75–77
58. Beck G, Habicht GS, Benach JL, Coleman JL (1985) Chemical and biologic characterization of a lipopolysaccharide extracted from the Lyme disease spirochete (Borrelia burgdorferi). J Infect Dis 152:108–117
59. Benach JL, Bosler EM, Hanrahan JP, Coleman JL, Habicht GS, Bast TF, Cameron DJ, Ziegler JL, Barbour AG, Burgdorfer W, Edelman R, Kaslow RA (1983) Spirochetes isolated from the blood of two patients with Lyme disease. N Engl J Med 308:740–742
60. Benach JL, Fleit HB, Habicht GS, Coleman JL, Bosler EM, Lane BP (1984) Interactions of phagocytes with the Lyme disease spirochete: role of Fc receptor. J Infect Dis 150:497–507
61. Benach JL, Coleman JL, Skinner RA, Bosler EM (1987) Adult Ixodes dammini on rabbits: a hypothesis for the development and transmission of Borrelia burgdorferi. J Infect Dis 155:1300–1306
62. Bendig JWA, Ogilvie D (1987) Severe encephalopathy associated with Lyme disease. Lancet I:681–682
63. Benjamowitsch E, Maschkilleisson LN (1933) Weitere Beiträge zur Frage über die Atrophie der Haut. III. Acrodermatitis chronica atrophicans und ihre Beziehungen zur Sclerodermia. Acta Derm Venereol (Stockh) 14:313–341
64. Berardi VE, Weeks KE, Steere AC (1988) Serodiagnosis of early Lyme disease: analysis of IgM and IgG antibody responses by using an antibody-capture enzyme immunoassay. J Infect Dis 158:754–760
65. Berger BW (1984) Erythema chronicum migrans of Lyme disease. Arch Dermatol 120:1017–1021
66. Berger BW (1988) Treatment of erythema chronicum migrans of Lyme disease. Ann NY Acad Sci 539:346–351
67. Bertuch AW, Rocco E, Schwartz EG (1987) Eye findings in Lyme disease. Conn Med 51:151–152
68. Bialasiewicz AA, Ruprecht KW, Naumann GO, Blenk H (1988) Bilateral diffuse choroiditis and exudative retinal detachments with evidence of Lyme disease. Am J Ophthalmol 105:419–420
69. Bianchi GE (1950) Die Penicillinbehandlung der Lymphozytome. Dermatologica 100:270–273

70. Bigaignon G, Goubau P, Desmyter J, Vandepitte J (1987) Lyme borreliosis in Belgium. Lancet I:557
71. Binder E, Doepfmer R, Hornstein O (1955) Übertragung des Erythema chronicum migrans von Mensch zu Mensch in zwei Passagen. Klin Wochenschr 33:727–728
72. Blaauw AA, van der Linden S, Kuiper H (1989) Lyme Carditis in the Netherlands. Ann Intern Med 111:261–262
73. Bollinger A, Harnischberg F, Schneider E, Lüthy R (1983) Acrodermatitis chronica atrophicans als Quelle angiologischer Fehldiagnosen. Schweiz Rundsch Med Prax 72:1577–1581
74. Bosler EM, Coleman JL, Benach JL, Massey DA, Hanrahan JP, Burgdorfer W, Barbour AG (1983) Natural distribution of the Ixodes dammini spirochete. Science 220:321–322
74a. Bosler EM, Ormiston BG, Coleman JL, Hanrahan JP, Benach JL (1984) Prevalence of the Lyme disease spirochete in populations of white-tailed deer and white-footed mice. Yale J Biol Med 57:651–659
75. Bosler EM, Schulze TL (1986) The prevalence and significance of Borrelia burgdorferi in the urine of feral reservoir hosts. Zbl Bakt Hyg A 263:40–44
76. Bosma RB (1984) De gemodificieerde Gabriel Steiner techniek voor het aantonen van spirochaeten. Histotechniek 3:161–163
77. Bowen GS, Griffin M, Hayne C, Slade J, Schulze TL, Parkin W (1984) Clinical manifestations and descriptive epidemiology of Lyme disease in New Jersey, 1978 to 1982. JAMA 251:2236–2240
78. Braun-Falco O, Guggenberger K, Burg G, Fateh-Moghadam A (1978) Immunozytom unter dem Bild einer Acrodermatitis chronica atrophicans. Hautarzt 29:644–647
79. Broderick JP, Sandok BA, Mertz LE (1987) Focal encephalitis in a young woman 6 years after the onset of Lyme disease: Tertiary Lyme disease? Mayo Clin Proc 62:313–316
80. Brown HW (1975) Stomoxys: stable flies. In: Brown HW (ed) Basic clinical parasitology. Appleton-Century-Crofts, New York, pp 287–288
81. Büchner SA, Rufli T (1987) Erythema chronicum migrans: evidence for cellular immune reaction in the skin lesions. Dermatologica 174:144–149
82. Buchwald A (1883) Ein Fall von diffuser idiopathischer Haut-Atrophie. Arch Derm Syph (Berlin) 15:553–556
83. Burgdorf WHC, Worret WI, Schultka O (1979) Acrodermatitis chronica atrophicans. Int J Dermatol 18:595–601
84. Burgdorfer W, Barbour AG, Hayes SF, Benach JL, Grunwaldt E, Davis JP (1982) Lyme disease – a tick-borne spirochetosis? Science 216:1317–1319
85. Burgdorfer W, Barbour AG, Hayes SF, Péter O, Aeschlimann A (1983) Erythema chronicum migrans – a tickborne spirochetosis. Acta Trop (Basel) 40:79–83
86. Burgdorfer W, Lane RS, Barbour AG, Gresbrink RA, Anderson JR (1985) The western black-legged tick, Ixodes pacificus: a vector of Borrelia burgdorferi. Am J Trop Med Hyg 34:925–930
87. Burgess EC, Amund TE, Davis JP, Kaslow RA, Edelman RT (1986) Experimental inoculation of peromyscus spp. with Borrelia burgdorferi: evidence of contact transmission. Am J Trop Med 35:355–359
88. Burgess EC, Mattison M (1987) Encephalitis associated with Borrelia burgdorferi infection in a horse. J Am Vet Med Ass 191:1457–1458
89. Burgess EC, Gendron-Fitzpatrick A, Wright WO (1987) Arthritis and systemic disease caused by Borrelia burgdorferi infection in a cow. J Am Vet Med Ass 191:1468–1470
90. Burke WA, Steinbaugh JR, O'Keefe EJ (1986) Lyme disease mimicking secondary syphilis. J Am Acad Dermatol 14:137–139
91. Caflisch U, Tönz O, Schaad UB, Aeschlimann A, Burgdorfer W (1984) Die Zecken-Meningoradikulitis – eine Spirochätose. Schweiz Med Wochenschr 114:630–634
92. Camponovo F, Meier C (1986) Neuropathy of vasculitic origin in a case of Garin-Bujadoux-Bannwarth syndrome with positive borrelia antibody response. J Neurol 233:69–72
93. Canale-Parola E, Breznak JA, Smibert RM, Kelly RT, Johnson RC (1984) The spirochetes. In: Krieg NR, Holt JG (eds) Bergey's manual of systematic bacteriology, Vol. 1, 9th edn. Williams & Wilkins, Baltimore London, pp. 38–70

94. Carlsson M, Malmvall B-E (1987) Borrelia infection as a cause of presenile dementia. Lancet II:798
95. Charmot G, Rodhain F, Perez C (1982) Un cas d'arthrite de Lyme observé en France. Presse Med 11:207–208
96. Chavanet P, Pillon D, Lancon JP, Waldner-Combernoux A, Maringe E, Portier H (1987) Granulomatous hepatitis associated with Lyme disease. Lancet II:623–624
97. Clark JR, Carlson RD, Sasaki CT, Pachner AR, Steere AC (1985) Facial paralysis in Lyme disease. Laryngoscope 95:1341–1345
98. Coblyn JS, Taylor P (1981) Treatment of chronic Lyme arthritis with hydroxychloroquine. Arthritis Rheum 24:1567–1569
99. Coleman JL, Benach JL (1987) Isolation of antigenic components from the Lyme disease spirochete: their role in early diagnosis. J Infect Dis 155:756–765
100. Cornuau C, Bardet M, Baudoin P, Daumas PL, Oblet B, Poirot G, Valois M (1984) Bloc auriculo-ventriculaire aigu, syncopal, au cours de la maladie de Lyme. Presse Med 13:888
101. Costello CM, Steere AC, Pinkerton RE, Feder Jr HM (1989) Prospective study of tick bites in an endemic area for Lyme disease. J Infect Dis 159:136–139
102. Craft JE, Grodzicki RL, Steere AC (1984) Antibody response in Lyme disease: evaluation of diagnostic tests. J Infect Dis 149:789–795
103. Craft JE, Fischer DK, Shimamoto GT, Steere AC (1986) Antigens of Borrelia burgdorferi recognized during Lyme disease. Appearance of a new immunoglobulin M response and expansion of the immunoglobulin G response late in the illness. J Clin Invest 78:934–939
104. Crovato F, Nazzari G, Fumarola D, Rovetta G, Cimmino MA, Bianchi G (1985) Lyme disease in Italy: first reported case. Ann Rheum Dis 44:570–571
105. Danda J (1963) Die Weltfrequenz der Akrodermatitis chronica atrophicans. Hautarzt 14:337–340
106. Dattwyler RJ, Halperin JJ (1987) Failure of tetracycline therapy in early Lyme disease. Arthritis Rheum 30:448–450
107. Dattwyler RJ, Halperin JJ, Pass H, Luft BJ (1987) Ceftriaxone as effective therapy in refractory Lyme disease. J Infect Dis 155:1322–1325
108. Dattwyler RJ, Halperin JJ, Volkman DJ, Luft BJ (1988) Treatment of late Lyme borreliosis – randomised comparison of ceftriaxon and penicillin. Lancet I:1191–1194
109. Dattwyler RJ, Volkman DJ, Luft BJ, Halperin JJ, Thomas J, Golightly MG (1988) Seronegative Lyme disease. Dissociation of specific T- and B-lymphocyte responses to Borrelia burgdorferi. New Engl J Med 319:1441–1446
110. Dawidenkowa EF (1961) Klinische Eigenarten der zweiwelligen Virus-Meningoencephalitis. In „Zeckencephalitis in Europa" von Libiková. Akademie Verlag, Berlin (zitiert nach Bammer und Schenk 1965 [36])
111. Deacon WE, Lucas JB, Price EV (1966) Fluorescent treponemal antibody-absorption (FTA-ABS) test for syphilis. JAMA 198:624–628
112. Degos R, Touraine R, Arouete J (1962) Erythema chronicum migrans: discussion of rickettsial origin. Ann Derm Syph (Paris) 89:247–260
113. Detmar U. Maciejewski W, Link C, Breit R, Sigl H, Robl H, Preac-Mursic V (1989) Ungewöhnliche Erscheinungsformen der Lyme-Borreliose. Hautarzt 40:423–429
114. Diringer MN, Halperin JJ, Dattwyler RJ (1987) Lyme meningoencephalitis: report of a severe, pencillin-resistant case. Arthritis Rheum 30:705–708
115. Dlesk A, Broste SK, Harkins PG, McCarty PA, Mitchell PD (1989) Lyme seropositivity and pregnancy outcome in the absence of symptoms of Lyme disease. Arthritis Rheum 32:S46
116. Dougados M, Kahan A, Vannier A, Amor B (1983) Arthrite de Lyme. Deux nouveaux cas français. Rev Rhum Mal Osteroartic 50:299–302
117. Dryer RF, Goellner PG, Carney AS (1979) Lyme arthritis in Wisconsin. JAMA 241:498–499
118. Eichenfield AH, Goldsmith DP, Loeb FX, Ross AH, Athreya BH (1985) Childhood Lyme arthritis: experience in an endemic area. Arthritis Rheum 28 (Suppl):S35
119. Erbslöh F, Kohlmeyer K (1968) Über polytope Erkrankungen des peripheren Nervensystems bei lymphozytärer Meningitis. Fortschr Neurol Psychiat 35:321–342

120. Fahrer H, Sauvain MJ, v d Linden S, Zhioua E, Gern L, Aeschlimann A (1988) Prävalenz der Lyme-Borreliose in einer schweizerischen Risikopopulation. Schweiz Med Wschr 118:65–69
121. Ferradini I, Bagot M, Roujeau JC, Touraine R (1987) Borrelia burgdorferi and Shulman syndrome. Lancet II:623
122. Frithz A, Lagerholm B (1983) Acrodermatitis chronica atrophicans, erythema chronicum migrans and lymphadenosis benigna cutis – spirochetal diseases? Acta Derm Venereol (Stockh) 63:432–436
123. Gans O (1933) Akrodermatitis atrophicans and Sklerodermie. Zbl Haut Geschl Kr 45:678–679
124. Gans O, Landes E (1952) Akrodermatitis atrophicans arthropathica. Hautarzt 3:151–155
125. Garcia-Monro JC, Coleman JL, Benach JL (1988) Antibodies to myelin basic protein in Lyme disease. J Infect Dis 158:667–668
126. Garin C, Bujadoux (1922) Paralysie par les tiques. J Méd Lyon 71:765–767
127. Gay D, Dick G (1986) Is multiple sclerosis caused by an oral spirochaete? Lancet II:75–77
128. Gelbjerg-Hansen G (1945) Erythema chronicum migrans Afzelius and meningitis after a tick bite. Acta Derm Venereol (Stockh) 25:458–463
129. Gerster JC, Weintraup A, Vischer TL, Fallet GH (977) Secondary syphilis revealed by rheumatic complaints. J Rheumatol 4:197–200
130. Gerster JC, Guggi S, Perroud H, Bovet R (1981) Lyme arthritis appearing outside the United States: a case report from Switzerland. Br Med J 283:951–952
131. Goebel KM, Krause A, Goebel HH (1985) Lyme-Krankheit mit transitorischer Autoimmunität. Inn Med 12:209–214
132. Goellner MH, Agger WA, Burgess JH, Duray PH (1988) Hepatitis due to recurrent Lyme disease. Ann Intern Med 108:707–708
133. Goldings EA, Jericho J (1986) Lyme disease. Clin Rheum Dis 12:343–367
134. Goor W, Ott F (1971) Zirkulationsstörung – Acrodermatitis chronica atrophicans Pick-Herxheimer? Schweiz Med Wochenschr 101:1334–1348
135. Gottron H (1938) Lymphadenosis cutis circumscripta im Bereich der Mamille bei gleichzeitiger Acrodermatitis chronica atrophicans der Extremitäten. Zbl Haut Geschl Kr 59:633
136. Götz H (1954) Die Acrodermatitis chronica atrophicans Herxheimer als Infektionskrankheit. Hautarzt 5:491–504
137. Götz H (1955) Die Acrodermatitis chronica atrophicans Herxheimer als Infektionskrankheit. Ergänzung zur I. Mitteilung. Hautarzt 6:249–252
138. Grellner W, Erbguth F, Brade V (1989), Serodiagnostik bei Lyme-Borreliose: Antikörpertiter und -spezifität im IFT und Western-Blot. Immun Infekt 17:189–194
139. Grodzicki RL, Steere AC (1988) Comparison of immunoblotting and indirect enzyme-linked immunosorbent assay using different antigen preparations for diagnosing early Lyme disease. J Infect Dis 157:790–797
140. Grüneberg T (1952) Zur Frage der Ätiologie der Acrodermatitis chronica atrophicans. Derm Wschr 126:1041–1046
141. Grüneberg T (1954) Auffällige serologische Befunde bei Akrodermatitis chronica atrophicans. Klin Wochenschr 32:935–936
142. Guy EC, Turner AM (1989) Seronegative Neuroborreliosis. Lancet I:441
143. Habicht GS, Beck G, Benach JL, Coleman JL, Leichtling KD (1985) Lyme disease spirochetes induce human and murine interleukin 1 production. J Immunol 134:3147–3154
144. Halperin JJ, Pass HL, Anand AK, Luft BJ, Volkmann DJ, Dattwyler RJ (1988) Nervous System abnormalities in Lyme disease. Ann NY Acad Sci 539:24–34
145. Hammond GW, Noble GR, Smith SJ (1982) Lack of parallelism in antibody responses as measured by enzyme immunoassay after infection due to influenza virus A/USSR/77 (H1N1). J Infect Dis 146:827
146. Hanner P, Rosenhall U, Edström S, Kaijser B (1989) Hearing impairment with antibody production against Borrelia burgdorferi antigen. Lancet I:13–15

147. Hanrahan JP, Benach JL, Coleman JL, Bosler EM, Morse DL, Cameron DJ, Edelman R, Kaslow RA (1984) Incidence and cumulative frequency of endemic Lyme disease in a community. J Infect Dis 150:489–496
148. Hansen K, Madsen JK (1986) Myocarditis associated with tickborne Borrelia burgdorferi infection. Lancet I:1223–1224
149. Hansen K, Rechnitzer C, Pedersen NS, Arpi M, Jessen O (1986) Borrelia meningitis in Denmark. Zbl Bakt Hyg A 263:348–350
150. Hansen K, Serup J, Hoybye S (1987) Antibodies to Borrelia burgdorferi and localised scleroderma. Lancet I:682
151. Hansen K, Hindersson P, Pedersen NS (1988) Measurement of antibodies to the Borrelia burgdorferi flagellum improves serodiagnosis in Lyme disease. J Clin Microbiol 26:338–346
152. Hansen K, Bangsborg JM, Fjordvang H, Pedersen NS, Hindersson P (1988) Immunochemical characterizatiom and isolation of the gene for a Borrelia burgdorferi immunodominant 60-kilodalton antigen commomn to a wide range of bacteria. Infect Immun 56:2047–2053
153. Hård S (1966) Erythema chronicum migrans (Afzelii) associated with mosquito bite. Acta Derm Venereol (Stockh) 46:473–476
154. Hardin JA, Walker LC, Steere AC, Trumble TC, Tung KSK, Williams RC, Ruddy S, Malawista SE (1979) Circulating immune complexes in Lyme arthritis. Detection by the ^{125}I-C1q binding, C1q solid phase, and Raji cell assays. J Clin Invest 63:468–477
155. Hardin JA, Steere AC, Malawista SE (1979) Immune complexes and the evolution of Lyme arthritis. Dissemination and localization of abnormal C1q binding activity. N Engl J Med 301:1358–1363
156. Hardmeier T (1968) Zur Histopathologie der fibroiden Knoten bei Akrodermatitis chronica atrophicans. Arch Klin Exp Derm 232:373–383
157. Hassler D, Zipperle G, Ackermann R, Lembke U, Heinrich F (1987) Kardiale Beteiligung auch bei der europäischen Erythema migrans-Borreliose. Dtsch Med Wochenschr 112:1506–1508
158. Hauser W (1955) Zur Klinik, Ätiologie und Pathogenese der Akrodermatitis chronica atrophicans. Hautarzt 6:77–80
159. Hauser W (1955) Zur Kenntnis der Akrodermatitis chronica atrophicans. (Unter besonderer Berücksichtigung der Veränderungen an den hautnahen Lymphknoten, des Knochenmarkes, der Serumeiweißverhältnisse sowie der Ätiologie und Pathogenese). Arch Derm Syph (Berlin) 199:350–393
160. Hechemy KE, Harris HL, Duerr MJ, Benach JL, Reimer CB (1988) Immunoglobulin G subclass specific to Borrelia burgdorferi in patients with Lyme disease. Ann NY Acad Sci 539:162–169
161. Hedberg CW, Osterholm MT, MacDonald KL, White KE (1987) An interlaboratory study of antibody to Borrelia burgdorferi. J Infect Dis 155:1325–1327
162. Hellerström S (1930) Erythema chronicum migrans Afzelii. Acta Derm Venereol (Stockh) 11:315–321
163. Hellerström S (1951) Erythema chronicum migrans Afzelius with meningitis. Acta Derm Venereol (Stockh) 31:227–234
164. Herxheimer K, Hartmann K (1902) Ueber Acrodermartitis chronica atrophicans. Arch Derm Syph (Berlin) 61:57–76
165. Herzer P, Füeßl HS, Meurer M, Schattenkirchner M (1982) Eosinophile Fasziitis (Shulman-Syndrom). Klin Wochenschr 60:1319–1328
166. Herzer P, Schattenkirchner M, Zöllner N (1983) Lyme-Arthritis – eine zu selten bedachte Diagnose? Verh Dtsch Ges Inn Med 89:299–302
167. Herzer P (1983) Lyme-Krankheit. Eine neue oder neu erkannte klinische Entität. Münch Med Wochenschr 125:737–738
168. Herzer P, Zöllner N (1984) Durch Zecken übertragen: Die Lyme-Krankheit. Epidemiolgoie, Ätiologie, Klinik und Therapie einer „neuen" Infektionskrankheit. Dtsch Ärztebl 81:1859–1866
169. Herzer P, Schattenkirchner N (1986) Schmerzen im Bereich des Bewegungsapparates. In: Zöllner N, Hadorn W (Hrsg) Vom Symptom zur Diagnose. Karger, Basel, München, Paris, London, New York, New Delhi, Singapore, Tokyo, Sydney, S 100–121

170. Herzer P, Wilske B, Preac-Mursic V, Schierz G, Schattenkirchner M, Zöllner N (1986) Lyme arthritis: clinical features, serological, and radiographic findings of cases in Germany. Klin Wochenschr 64:206–215
171. Herzer P, Wilske B, Schattenkirchner M, Zöllner N (1986) Gelenkmanifestationen bei der Lyme-Krankheit. Klin Wochenschr 64(Suppl V):231
172. Herzer P (1986) Die Klinik der Lyme-Arthritis: Unterschiedliche Befallsmuster und Krankheitsverläufe. Z Rheumatol 45:175
173. Herzer P, Wilske B (1986) Lyme arthritis in Germany Zbl Bakt Hyg A 263:268–274
174. Herzer P (1987) Die Lyme-Borreliose unter besonderer Berücksichtigung der Gelenkmanifestationen. Habilitationsschrift, München
175. Herzer P (1987) Lyme borreliosis in Europe: an analysis of joint manifestations. In: Andrianakos A, Kappou I, Mavrikakis M, Moutsopoulos H (eds) Eurorheumtology. Proceedings of the plenary lectures and round table diskussions. XIth European congress of rheumatology (Athens, 28th June–4th July 1987). H Tagas and Son, Athen, pp 242–245
176. Herzer P (1987) Infektbedingte Arthritiden mit Hauterscheinungen. In: Holzmann H, Altmeyer P, Marsch W Ch, Vogel HG (Hrsg) Dermatologie und Rheuma. Springer, Berlin Heidelberg, S 323–330
177. Herzer P (1988) Lyme arthritis in Europe: comparisons with reports from North America. Ann Rheum Dis 47:789–791
178. Herzer P, Wilske B, Schewe S, Preac-Mursic V, Schierz G (1989) Serologische Diagnostik der Lyme-Arthritis. Akt Rheumatol 14:125–129
179. Herzer P (im Druck) Rheumatic manifestations of Lyme borreliosis. In: Weber K, Burgdorfer W (eds) Erythema migrans (Lyme) borreliosis in Europe. Springer, Berlin Heidelberg
180. Hoesly JM, Mertz LE, Winkelmann RK (1987) Localized scleroderma (morphea) and antibody to Borrelia burgdorferi. J Am Acad Dermatol 17:455–458
181. Hollström E (1951) Successful treatment of erythema migrans Afzelius. Acta Derm Venereol (Stockh) 31:235–243
182. Hollström E (1958) Penicillin treatment of erythema chronicum migrans Afzelius. Acta Derm Venereol (Stockh) 38:285–289
183. Hopf HC, Klingmüller G (1966) Acrodermatitis chronica atrophicans mit Gelenkbeteiligung und neurologischen Ausfällen. Nervenarzt 36:364–366
184. Hopf HC (1975) Peripheral neuropathy in acrodermatitis chronica atrophicans (Herxheimer). J Neurol Neurosurg Psych 38:452–458
185. Hörstrup P, Ackermann R (1973) Durch Zecken übertragene Meningopolyneuritis (Garin-Bujadoux, Bannwarth) Fortschr Neurol Psychiat 41:583–606
186. Houwerzyl J, Root JJ, Hoogkamp-Korstanje JAA (1984) A case of Lyme disease with cardiac involvement in the Netherlands. Infection 12:358
187. Hövelborn C (1931) Gelenkveränderungen bei Acrodermatitis chronica atrophicans. Arch Derm Syph (Berlin) 164:349–356
188. Hovind-Hougen K (1984) Ultrastructure of spirochetes isolated from Ixodes ricinus and Ixodes dammini. Yale J Biol Med 57:543–548
189. Hovind-Hougen (1986) Ultrastructural differences among spirochetes isolated from patiens with Lyme disease and related disorders, and from Ixodes ricinus. Zbl Bakt Hyg A 263:103–111
190. Hovmark A, Åsbrink E, Olsson I (1986) Joint and bone involvement in Swedish patients with Ixodes ricinus-borne borrelia infection. Zbl Bakt Hyg A 263:275–284
191. Howe TR, Mayer LW, Barbour AG (1985) A single recombinant plasmid expressing two major outer surface proteins of the Lyme disease spirochete. Science 227:645–646
192. Howe TR, LaQuier FW, Barbour AG (1986) Organization of genes encoding two outer membrane proteins of the Lyme disease agent Borrelia burgdorferi within a single transcriptional unit. Infect Immun 54:207–212
193. Huaux JP, Nagant de Deuxchaisnes C (1987) Lyme arthritis. Lancet I:443
194. Hyde FW, Johnson RC (1984) Genetic relationship of Lyme disease spirochetes to Borrelia, Treponema and Leptospira spp. J Clin Microbiol 20:151–154
195. Hyde FW, Johnson RC (1988) Characterization of a circular plasmid from Borrelia burgdorferi, etiologic agent of Lyme disease. J Clin Microbiol 25:2203–2205

196. Illouz G, Hewitt J (1981) A propos de l'arthrite de Lyme. Polyarthrite inflammatoire après un érythème annulaire migrant. Rev Rhum Mal Osteoartic 48:813–815
197. Jacobs JC, Stevens M, Duray PH (1986) Lyme disease simulating septic arthritis. JAMA 256:1138–1139
198. Jessner M (1922) Weiterer Beitrag zur Kenntnis der Acrodermatitis chronica atrophicans. Arch Derm Syph (Berlin) 139:294–305
199. Jessner M, Loewenstamm A (1924) Bericht über 66 Fälle von Acrodermatitis chronica atrophicans. Derm Wschr 79:1171–1177
200. Johnson RC, Hyde FW, Rumpel CM (1984) Taxonomy of the Lyme disease spirochetes. Yale J Biol Med 57:79–87
201. Johnson RC, Schmid GP, Hyde FW, Steigerwalt AG, Brenner DJ (1984) Borrelia burgdorferi sp. nov.: etiologic agent of Lyme disease. Int J Syst Bacteriol 34:496–497
202. Johnson RC, Kodner C, Russel M (1987) In vitro and in vivo susceptibility of the Lyme disease spirochete, Borrelia burgdorferi to four antimicrobials. Antimicrob Agents Chemother 31:164–167
203. Johnson SE, Klein GC, Schmid GP, Feeley JC (1984) Susceptibility of the Lyme disease spirochete to seven antimicrobial agents. Yale J Biol Med 57:99–103
204. Johnston YE, Duray PH, Steere AC, Kashgarian M, Buza, J, Malawista SE, Askenase PW (1985) Lyme arthritis. Spirochetes found in synovial microangiopathic lesions. Am J Pathol 118:26–34
205. Jordan P, Holtschmidt J (1951) Traumatisches Zeckenbiß-Lymphozytom und Erythema chronicum migrans. Hautarzt 2:397–401
206. Kahle RH (1942) Pallida-Reaktion bei peripheren Durchblutungsstörungen der Haut, insbesondere bei Acrodermatitis atrophicans. Dissertation, Halle
207. Kaslow RA, Samples CL, Simon DG, Lewis JN (1981) Occurrence of erythema chronicum migrans and Lyme disease among children in two noncontiguous Connecticut counties. Arthritis Rheum 24:1512–1516
208. Kirmser R, Umbach, R, Rowett D, Ross A (1977) Complete heart block due to acute nonspecific carditis. Chest 71:682–684
209. Kirsch M, Ruben FL, Steere AC, Duray PH, Norden CW, Winkelstein A (1988) Fatal adult respiratory distress syndrome in a patient with Lyme disease. JAMA 259:2737–2739
210. Klenk W, Heitmann R, Ackermann R (1985) Rezidivierende Erythema-chronicum-migrans-Krankheit des Nervensystems: Querschnittsmyelitis als Rückfall einer Meningopolyneuritis Garin-Bujadoux-Bannwarth. Akt Neurol 12:20–23
211. Kochi SK, Johnson RC (1988) Role of immunoglobulin G in killing of Borrelia burgdorferi by the classical complement pathway. Infect Immun 56:314–321
212. Kohler J, Kasper J, Kern U, Thoden U, Rehse-Küpper B (1986) Borrelia encephalomyelitis. Lancet II:35
213. Koning de J (1986) Significance of spirochetes in lymphadenosis benigna cutis. IXth International Congress of Infections and Parasitic Diseases. Munich, July 20–26: Abstract 1260
214. Koning de J, Hoogkamp-Korstanje JAA (1986) Diagnosis of Lyme disease by demonstration of spirochetes in tissue bipsies. Zbl Bakt Hyg A 263:179–188
215. Koning de J, Bosma RB, Hoogkamp-Korstanje JAA (1987) Demonstration of spirochaetes in patients with Lyme disease with a modified silver stain. J Med Microbiol 23:261–267
216. Kornblatt AN, Urband PH, Steere AC (1985) Arthritis caused by Borrelia burgdorferi in dogs. J Med Vet Assoc 186:960–964
216a. Kornmehl EW, Lesser RL, Jaros P, Rocco E, Steere AC (1989) Bilateral Keratitis in Lyme disease. Ophthamol 96:1194–1197
217. Kramer N, Rickert RR, Brodkin RH, Rosenstein ED (1986) Septal panniculitits as an manifestation of Lyme disease. Am J Med 81:149–152
218. Krampitz HE (1986) In vivo isolation and maintenance of some wild strains of European hard tick spirochetes in mammalian and arthropod hosts. Zbl Bakt Hyg A 263:21–28
219. Krampitz HE, Bark S (1987) Zur Epidemiologie der Ixodes-Borreliose in Süddeutschland. Immun Infekt 15:141–145
220. Kristoferitsch W, Mayr WR (1984) HLA-DR in meningopolyneuritis of Garin-Bujadoux-Bannwarth: contrast to Lyme disease? J Neurol 231:271–272

221. Kristoferitsch W, Mayr WR, Partsch H, Neumann R, Stanek G (1986) HLA-DR in Lyme borreliosis. Lancet II:278
222. Kristoferitsch W (1989) Neuropathien bei Lyme-Borreliose. Springer, Wien New York
223. Kujala GA, Steere AC, Davis IV JS (1987) IgM Rheumatoid factor in Lyme disease: Correlation with disease activity, total serum IgM, and IgM antibody to Borrelia burgdorferi. J Rheumatol 14:772–776
224. Kurtti TJ, Munderloh UG, Johnson RC, Ahlstrand GG (1987) Colony formation and morphology in Borrelia burgdorferi. J Clin Microbiol 25:2054–2058
225. Kushner I, Somerville JA (1971) Permeability of human synovial membrane to plasma proteins. Relationship to molecular size and inflammation. Arthritis Rheum 14:560–570
226. Laemmli UK, Favre (1973) Maturation of the head of bacteriophage T4. 1. DNA packing events. J Mol Biol 80:575–599
227. Lahesmaa-Rantala R, Granfors K, Isomäki H, Toivanen A (1987) Yersinia specific immune complexes in the synovial fluid of patients with yersinia triggered reactive arthritis. Ann Rheum Dis 46:510–514
228. Lawson JP, Steere AC (1985) Lyme arthritis: Radiologic findings. Radiology 154:37–43
229. Lecinsky CG (1951) Case of erythema chronicum migrans with meningitis. Acta Derm Venereol (Stockh) 31:464–467
230. Lecomte F, Borsa Lebas F, Bernet J, Humbert G (1987) Maladie de Lyme. Evolution défavorable après traitement par amoxicilline. Presse Médicale 16:1008–1009
231. LeFebvre RB, Perng GC, Johnson RC (1989) Characterization of Borrelia burgdorferi isolates by restriction endonuclease analysis and DNA-hybridization. J Clin Microbiol 27:636–639
232. Lengersdorf F, Mannheims B (1951) Das kleine Fliegenbuch. Von heimischen Fliegen und Mücken. Dr. E. Reiter, München
233. Lennhoff C (1948) Spirochaetes in aetiologically obscure diseases. Acta Derm Venereol (Stockh) 28:295–324
234. Levick JR (1981) Permeability of rheumatoid and normal human synovium to specific plasma proteins. Arthritis Rheum 24:1550–1560
235. Lipschütz B (1914) Über eine seltene Erythemform (Erythema chronicum migrans) Arch Derm Syph (Berlin) 118:349–356
236. Lissman BA, Bosler EM, Camay H, Ormiston BG, Benach JL (1984) Spirochete-associated arthritis (Lyme disease) in a dog. J Am Vet Med Assoc 185:219–220
237. Liu NY, Dinerman H, Levin RE, Massarotti E, Molloy PJ, Schoen RT, Taylor E, Steere AC (1989) Randomized trial of doxycycline vs. amoxicillin/probenecid for the treatment of Lyme arthritis: treatment of non-responders with iv penicillin or ceftriaxone. Arthritis Rheum 32:S46
238. Ludwig E (1956) Erythema chronicum migrans im Frühstadium der Acrodrematitis chronica atrophicans Herxheimer. Hautarzt 7:41–42
239. Macallan DC, Hughes CA, Bradlow A (1987) Lyme arthritis in southern England. Brit Med J 294:1062–1063
240. Macario AJL, de Macario EC (1975) Antigen-binding properties of antibody molecules: time-course dynamics and biological significance. Curr Top Microbiol Immunol 71:125–170
241. MacDonald AB (1986) Human fetal borreliosis, toxemia of pregnancy, and fetal death. Zbl Bakt Hyg A 263:189–200
242. MacDonald AB (1987) Borrelia in the brain of patients dying with dementia. JAMA 256:2195–2196
243. Mackworth-Young CG, Harris EN, Steere AC, Rizvi F, Malawista SE, Hughes GRV (1988) Anticardiolipin antibodies in Lyme disease. Arthritis Rheum 31:1052–1056
244. Magnarelli LA, Anderson JF, Burgdorfer W, Chappell WA (1984) Parasitism by Ixodes dammini (Acari: Ixodidae) and antibodies to spirochetes in mammals at Lyme disease foci in Connecticut, USA. J Med Entomol 21:52–57
245. Magnarelli LA, Anderson JF, Chappell WA (1984) Antibodies to spirochetes in white-tailed deer and prevalence of infected ticks from foci of Lyme disease in Connecticut. J Wildl Dis 20:21–26

246. Magnarelli LA, Meegan JM, Anderson JF, Chappell WA (1984) Comparison of an indirect fluorescent-antibody test with an enzyme-linked immunosorbent assay fo serological studies of Lyme disease. J Clin Microbiol 20:181–184
247. Magnarelli LA, Anderson JF, Kaufmann AF, Lieberman LL, Whitney GD (1985) Borreliosis in dogs from southern Connecticut. J Am Vet Med Assoc 186:955–959
248. Magnarelli LA, Anderson JF, Apperson CS, Fish D, Johnson RC, Chappell WA (1986) Spirochetes in ticks and antibodies to Borrelia burgdorferi in white-tailed deer from Connecticut, New York State, and North Carolina. J Wildl Dis 22:178–188
249. Magnarelli LA, Anderson JF, Barbour AG (1986) The etiologic agent of Lyme disease in deer flies, horse flies, and mosquitoes. J Infect Dis 154:355–358
250. Magnarelli LA, Anderson JF, Fish F (1987) Transovarial transmission of Borrelia burgdorferi in Ixodes dammini (Acari:Ixodidae). J Infect Dis 156:234–236
251. Magnarelli LA, Anderson JF, Johnson RC (1987) Cross-reactivity in serological tests for Lyme disease and other spirochetal infections. J Infect Dis 156:183–188
252. Magnarelli LA, Anderson JF (1988) Ticks and biting insects infected with the etiologic agent of Lyme disease, Borrelia burgdorferi. J Clin Microbiol 26:1482–1486
253. Mallecourt J, Landureau M, Wirth AM (1982) La maladie de Lyme. Un cas clinique observé en Eure-et-Loire. Presse Med 11:39–41
254. Mandell H, Steere AC, Reinhardt BN, Yoshinari N, Munsat TL (1989) Lack of antibodies to Borrelia burgdorferi in patients with amyotrophic lateral sclerosis. New Engl J Med 320:255–256
255. Marcus LC, Steere AC, Duray PH, Anderson AE, Mahoney EB (1985) Fatal pancarditis in a patient with coexistent Lyme disease and babeseosis. Demonstration of spirochetes in the myocardium. Ann Intern Med 103:374–376
256. Marcus LC, Patterson MM, Gilfillan RE, Urband PH (1985) Antibodies to Borrelia burgdorferi in New England horses: serologic survey. Am J Vet Res 46:2570–2571
257. Markowitz LE, Steere AC, Benach JL, Slade JD, Broome CV (1986) Lyme disease during pregnancy. JAMA 255:3394–3396
258. Martin R, Ortlauf J, Sicht-Groh V, Bogdahn U, Goldmann SF, Mertens HG (1988) Borrelia burgdorferi-specific and autoreactive T-cell lines from cerebrospinal fluid in Lyme radiculomyelitis. Ann Neurol 24:509–516
259. Mast WE, Burroughs W (1976) Erythema chronicum migrans in the United States. JAMA 236:859–860
260. Mazzonelli J, Dufresne Y (1986) Sérodiagnostic en immunofluorescence de la borréliose de Lyme avec la souche française IP. Méd Malad Infect 4:212–214
261. McAlister HF, Klementowicz PT, Andrews C, Fisher JD, Feld M, Furman S. (1989) Lyme carditis: an important cause of reversible heart block. Ann Intern Med 110:339–345
262. McLaughlin TP, Zemel L, Fisher RL, Gossling HR (1986) Chronic arthritis of the knee in Lyme disease. Review of the literature and report of two cases treated by synovectomy. J Bone Joint Surg 68A:1057–1060
263. Meyer-Rienecker HJ, Hitzschke B (1978) Lymphocytic meningoradiculitis (Bannwarth's syndrome) In: Vinken PJ, Bruyn GW (eds) Handbook of clinical neurology, vol. 34. North-Holland Publishing Company, Amsterdam, New York, Oxford, pp 571–586
264. MMWR (1984) Update: Lyme disease – United States. JAMA 251:2916–2919
265. Moffat CM, Sigal LS, Steere AC, Freeman DH, Dwyer JM (1984) Cellular immune findings in Lyme disease: correlation of serum IgM and disease activity. Am J Med 77:625–632
266. Muhlemann MF (1984) Thirteen British cases of erythema chronicum migrans, a spirochetal disease. Br J Dermatol 111:335–339
267. Muhlemann MF, Wright DJM, Black C (1986) Serology of Lyme disease. Lancet I:553–554
268. Muhlemann MF, Markby DP, Wright DJM (1986) Lancet I:1097 (letter)
269. Muhlemann MF, Wright DJM (1987) Emerging pattern of Lyme disease in the United Kingdom and Irish Republic. Lancet I:260–262
270. Müller H (1969) Akrodermatitis atrophicans arthropathica mit Pseudosklerodermie, Sklerodermia circumscripta and muskulärer Beteiligung. Z Haut Geschl Kr 44:1–12
271. Müller F (1982) Der 19S(IgM)-FTA-Abs-Test in der Serodiagnostik der Syphilis. Technik, Fehlermöglichkeiten und diagnostische Aussage. Immun Infekt 10:23–34

272. Müller W (1984) Die Lyme-Arthritis (Erythema-migrans-Arthritis). Schweiz Med Wochenschr 114:265–269
273. Nadal D, Hunziker UA, Bucher HU, Hitzig WH, Duc G (1989) Infants born to mothers with antibodies against Borrelia burgdorferi at delivery. Eur J Pediatr 148:426–427
274. Neubert U (1984) Zur Ätiologie von Erythema-migrans-Krankheit und Lyme-Erkrankung. Übersicht und eigene Untersuchungsergebnisse. Hautarzt 35:563–570
275. Olson LJ, Okafor EC, Clements IP (1986) Cardiac involvement in Lyme disease: manifestations and management. Mayo Clin Proc 61:745–749
276. Oppenheim M (1931) Atrophien. In: Jadassohn J (Hrsg) Handbuch der Haut- und Geschlechtskrankheiten. Band 8/2. Verlag von Julius Springer, Berlin, pp 500–716
277. Orden van AE, Greer PW (1977) Modification of the Dieterle spirochete stain. J Histotech 1:51–53
278. Pachner AR, Steere AC (1985) The triad of neurologic manifestations of Lyme disease: meningitis, cranial neuritis, and radiculoneuritis. Neurology 35:47–53
279. Pachner AR, Steere AC, Sigal LH, Johnson CJ (1985) Antigen-specific proliferation of CSF lymphocytes in Lyme disease. Neurology 35:1642–1644
280. Pachner AR, Steere AC (1986) CNS manifestations of third stage Lyme disease. Zbl Bakt Hyg A 263:301–306
281. Pachner AR, Duray PH, Steere AC (1989) Central nervous system manifestations of Lyme disease. Arch Neurol 46:790–795
282. Paschoud JM (1954) Lymphocytom nach Zeckenbiß. Dermatologica 108:435–437
283. Paschoud JM (1957) Die Lymphadenosis benigna cutis als übertragbare Infektionskrankheit. Neue Gesichtspunkte über Verlauf, Histologie und Therapie. I. Mitteilung. Hautarzt 8:197–211
284. Paschoud JM (1958) Die Lymphadenosis benigna cutis (L.a.b.c.) als übertragbare Infektionskrankheit. II. Mitteilung. Übertragung in die Körperhaut. Hautarzt 9:153–165
285. Paschoud JM (1958) Die Lymphadenosis benigna cutis als übertragbare Infektionskrankheit. III. Mitteilung. Zusätzliche klinische Beobachtungen – Besprechungen der Untersuchungsresultate. Teil A: Zur Klinik und Histologie. Hautarzt 9:263–269
286. Paschoud JM (1958) Die Lymphadenosis benigna cutis als übertragbare Infektionskrankheit. IV. Mitteilung. Besprechung der Untersuchungsresultate. Teil B: Penicillinbehandlung – Lymphadenosis benigna cutis und Erythema chronicum migrans: Zusammenhänge und Ätiologie – Zusammenfassung. Hautarzt 9:311–315
287. Paul H, Gerth HJ, Ackermann R (1986) Infectiousness for humans of Ixodes ricinus containing Borrelia burgdorferi. Zbl Bakt Hyg A 263:473–476
288. Pfister HW, Einhäupl K, Preac-Mursic V, Wilske B, Schierz G (1984) The spirochetal etiology of lymphocytic meningoradiculitis of Bannwarth (Bannwarth's syndrome). J Neurol 231:141–144
289. Pfister HW, Einhäupl K (1986) Lyme-Borreliose – eine durch Borrelia burgdorferi hervorgerufene Systemerkrankung. Internistische Welt 3:76–84
290. Pfister HW, Einhäupl K, Wilske, B, Preac-Mursic V (1986) Bannwarth's snydrome and the enlarged neurological spectrum of arthropod-borne borreliosis. Zbl Bakt Hyg A 263:343–347
291. Pfister HW, Neubert U, Wilske B, Preac-Mursic V, Einhäupl KM, Borasio GD (1986) Reinfection with Borrelia burgdorferi. Lancet II:984–985
292. Pfister HW (1988) Wie wird die neurologisch manifeste Lyme-Borreliose behandelt? Nervenarzt 59:687–689
293. Pfister HW, Einhäupl KM, Franz P, Garner C (1988) Corticosteroids for radicular pain in Bannwarth's syndrome. A double-blind, randomized, placebo-controlled trial. Ann NY Acad Sci 539:485–487
294. Pflüger KH, Reimers CD, Neubert U, Meisel C, Trapp B, Leititis J, Völker B, Münchhoff P, Litzenberger J, Holthausen H, Pongratz E (1989) Lyme-Borreliosis and possible association with HLA-antigens. Tissue Antigens 33:375–381
295. Pick FJ (1895) über eine neue Krankheit „Erythromelie". Verh Ges Dtsch Naturf. 66. Versammlung, Wien 1894, II. Teil. Leipzig, S 336
296. Piesman J, Mather TN, Sinsky RJ, Spielman A (1987) Duration of tick attachment and Borrelia burgdorferi transmission. J Clin Microbiol 25:557–558

297. Pikelj F, Strle F, Mozina M (1989) Seronegative Lyme disease and transitory atrioventricular block. Ann Intern Med 111:90
298. Preac-Mursic V (1984) Zeckenspirochätosen. Labordiagnostik von Erythema migrans und verwandten Krankheitsbildern. Münch Med Wochenschr 126:1415–1416
299. Preac-Mursic V, Schierz G, Pfister HW, Einhäupl K, Wilske B, Weber K (1984) Isolierung einer Spirochäte aus Liquor cerebrospinalis bei Meningoradiculitis Bannwarth. Münch Med Wochenschr 126:275–276
300. Preac-Mursic V, Schierz G, Pfister HW, Einhäupl K (1984) Repeated isolation of spirochetes from the cerebrospinal fluid of a patient with meningoradiculitis Bannwarth. Europ J Clin Microbiol 3:564–565
301. Preac-Mursic V, Wilske B, Herzer P, Schierz G, Bauer M (1985) Acrodermatitis chronica atrophicans – eine Borreliose! Hautarzt 36:691–693
302. Preac-Mursic V, Wilske B, Schierz G (1986) European Borrelia burgdorferi isolated from humans and ticks. Culture conditions and antibiotic susceptibility. Zbl Bakt Hyg A 263:112–118
303. Preac-Mursic V, Wilske B, Schierz G, Holmburger M, Süß E (1987) In vitro and in vivo susceptibility of Borrelia burgdorferi. Eur J Clin Microbiol 6:424–426
304. Preac-Mursic V, Weber K, Pfister HW, Wilske B, Gross B, Baumann A, Prokop J (1989) Survival of Borrelia burgdorferi in antibiotically treated patients with Lyme borreliosis. Infection 17:355–359
305. Raucher HS, Kaufmann DM, Goldfarb J, Jacobson RI, Roseman B, Wolff RR (1985) Pseudotumor cerebri and Lyme disease: a new association, J Pediatr 107:931–933
306. Rawlings JA (1986) Lyme disease in Texas. Zbl Bakt Hyg A 263:483–487
307. Rawlings JA, Fournier PV, Teltow GJ (1987) Isolation of Borrelia spirochetes from patiens in Texas. J Clin Microbiol 25:1148–1150
308. Reginato AJ, Schumacher HR, Jiminez S, Maurer K (1979) Synovitis in secondary syphilis. Clinical, light, and electron microscopic studies. Arthritis Rheum 22:170–176
309. Reiber H (1980) The discrimination between different blood-CSF barrier dysfunctions and inflammatory reactions of the CNS by a recent evaluation graph for the protein profile of cerebrospinal fluid. J Neurol 224:89–99
310. Reik L, Steere AC, Barthenhagen NH, Shope RE, Malawista SE (1979) Neurologic abnormalities of Lyme disease. Medicine (Baltimore) 58:281–294
311. Reik L, Smith L, Khan A, Nelson W (1985) Demyelinating encephalopathy in Lyme disease. Neurology 35:267–269
312. Reik L, Burgdorfer W, Donaldson JO (1986) Neurologic abnormalities in Lyme disease without erythema chronicum migrans. Am J Med 81:73–78
313. Reimers CD, Pongratz DE, Neubert U, Pilz A, Hübner G, Naegele M, Wilske B, Duray PH, de Koning J (1989) Myositis caused by Borrelia burgdorferi: report of four cases, J Neurol Sci 91:215–226
314. Reiter H (1916) Ueber eine bisher unerkannte Spirochäteninfektion (Spirochaetosis arthritica). Dtsch Med Wochenschr 42:1535–1536
315. Reznick JW, Braunstein DB, Walsh RL, Smith CR, Wolfson PM, Gierke LW, Gorelkin L, Chandler FW (1986) Lyme carditis. Electrophysiologic and histopathologic study. Am J Med 81:923–927
316. Ribeiro JMC, Mather TN, Piesman J, Spielman A (1987) Dissemination and salivary delivery of Lyme disease spirochetes in vector ticks (Acari: Ixodidae). J Med Entomol 24:201–205
317. Roelli H, Angehrn W, Reutter FW (1989) Atrio-ventrikuläre Blockierung bei Lyme-Karditis. Schweiz Med Wochenschr 119:81–83
318. Roemer GB (1984) Die Familie der Spirochaetaceae – Spirochätosen. In: Brandis H, Otte HJ (Hrsg) Lehrbuch der Medizinischen Mikrobiologie. Gustav Fischer, Stuttgart, New York, S 460–483
319. Rood van JJ, Leeuwen van A, Keuning JJ, Bussé van Oud Alblas A (1975) The serologic recognition of the human MLC determinants using a modified cytotoxicity technique. Tissue Antigens 5:73–79
320. Rosa PA, Schwan TG (1989) A specific and sensitive assay for the Lyme disease spirochete Borrelia burgdorferi using the polymerase chain reaction. J Infect Dis 160:1018–1029

321. Rosenhall U, Hanner P, Kaijser B (1988) Borrelia infection and vertigo. Acta Otolaryngol (Stockh) 106:111–116
322. Ross AH, Benach JL (1986) Lyme disease: a leading cause of juvenile arthritis in an endemic area. Rev Int Rhumatol 16:13–18
323. Roth W (1883) Ein Fall von Arthritis durch Zeckenbiß (Lyme-Arthritis). Hautarzt 34:346–347
324. Roulet F (1948) Methoden der pathologischen Histologie. Springer, Wien
325. Ruebush TK (1985) Babesia. In: Mandell GL, Douglas RG, Bennett JE (eds) Principles and practice of infectious diseases, 2nd edition. John Wiley & Sons, New York, Chichester, Brisbane, Toronto, Singapore, pp 1559–1560
326. Rufli T, Lehner S, Aeschlimann A, Chamot E, Gigon F, Jeanneret J-P (1987) Zum erweiterten Spektrum zeckenübertragener Spirochätosen. Hautarzt 37:597–602
327. Russel H, Sampson JS, Schmid GP, Wilkinson HW, Plikaytis B (1984) Enzyme-linked immunosorbent assay and indirect immunofluorescence assay for Lyme disease. J Infect Dis 149:465–470
328. Ryberg B, Nilsson B, Hindfelt B, Jeppsson PG, Olsson JE, Sörnäs R (1984) Lymphocytic meningoradiculitis (Bannwarth's syndrome) – a Lyme disease variety? Acta Neurol Scand 69 (Suppl 98)343–344
329. Satz N, Ott A, Zogg F, Knoblauch M (1986) Die Erythema-migrans-Krankheit. Das klinische Spektrum der Infektion mit Borrelia burgdorferi. Schweiz Med Wochenschr 116:763–769
330. Schaad UB, Flüeler U, Schaub H, Suter H, Vischer D, Caflisch U, Tschumi A, Wick H, Vest M, Durrer D (1986) Durch Ixodes-ricinus-Spirochäten (Borrelia burgdorferi) verursachte Krankheitsbilder (Lyme-Krankheit) bei pädiatrischen Patienten in der Schweiz. Schweiz Med Wochenschr 116:1426–1430
331. Schaltenbrand G (1949) Chronische aseptische Meningitis. Nervenarzt 20:433–442
332. Schaltenbrand G (1962) Radikulomyelomeningitis nach Zeckenbiß. Münch Med Wochenschr 104:829–834
333. Schaltenbrand G (1966) Durch Arthropoden übertragene Infektion der Haut und des Nervensystems. Münch Med Wochenschr 108:1557–1562
334. Schaltenbrand G (1967) Durch Arthropoden übertragene Erkrankungen der Haut und des Nervensystems. Ver Dtsch Ges Inn Med 72:975–1005
335. Schechter SL (1986) Lyme disease associated with optic neuropathy. Am J Med 81:143–145
336. Schilling F (1970) Die symptomatischen Arthritiden. Heilkunst 83:1–6
337. Schirren CG (1954) Deutung der Spirochätenbefunde von Lennhoff. Hautarzt 5:457–460
338. Schlesinger PA, Duray PH, Burke BA, Steere AC, Stillman MT (1985) Maternal-fetal transmission of the Lyme disease spirochete, Borrelia burgorferi. Ann Intern Med 103:67–68
339. Schlotfeldt D, Fahrenkrug H (1988) Schoenlein-Henoch-Purpura bei Infektion mit Borrelia burgdorferi. Immun Infekt 16:15–17
340. Schmid GP, Steigerwalt AG, Johnson SE, Barbour AG, Steere AC, Robinson IM, Brenner DJ (1984) DNA characterization of the spirochete that causes Lyme disease. J Clin Microbiol 20:155–158
341. Schmidli J, Hunziker T, Moesli P, Schaad UE (1988) Cultivation of Borrelia burgdorferi from joint fluid three months after treatment of facial palsy due to Lyme borreliosis. J Infect Dis 158:905–906
342. Schmidt R, Ackermann R (1985) Durch Zecken übertragene Meningo-Polyneuritis (Garin-Bujadoux, Bannwarth). Erythema-chronicum-migrans-Krankheit des Nervensystems. Fortschr Neurol Psychiat 53:145–153
343. Schmidt R, Kabatzki J, Hartung S, Ackermann R (1985) Erythema-migrans-Borreliose in der Bundesrepublik Deutschland. Epidemiologie und klinisches Bild. Dtsch Med Wochenschr 110:1803–1807
344. Schmidt R, Gollmer E, Zunser R, Krüger J, Ackermann R (1989) Prevalence of erythema migrans borreliosis in blood donors. Infusionstherapie 16:248–251
345. Schmutzhard E, Willeit J, Gerstenbrand F (1986) Meningopolyneuritis Bannwarth with focal nodular myositis. Klin Wochenschr 64:1204–1208

346. Schmutzhard E, Pohl P, Stanek G (1987) Lyme borreliosis and mulitple sclerosis. Lancet I:1987
347. Schned ES (1984) Lyme disease as an etiology of „unexplained" recurrent monoarthritis. Minn Med 67:325–328
348. Schrock CG (1982) Lyme disease: additional evidence of widespread distribution. Recognition of a tick-borne dermatitis-encephalitis-arthritis syndrome in an area of known Ixodes tick distribution. Am J Med 72:700–702
349. Schroeter V, Belz GG, Blenk H (1988) Paralysis of recurrent lyryngeal nerve in Lyme disease. Lancet II:1245
350. Schulz LC, Schaening U, Peña M, Hermanns W (1985) Borderline-tissues as sites of antigen deposition and persistence – a unifying concept of rheumatoid inflammation. Rheumatol Int 5:221–227
351. Schulze TL, Bowen GS, Bosler EM, Lakat MF, Parkin WE, Altman R, Ormiston BG, Shisler JK (1984) Amblyomma americanum: a potential vector of Lyme disease in New Yersey. Science 224:601–603
352. Schwan TG, Burgdorfer W (1987) Antigenic changes of Borrelia burgdorferi as a result of in vitro cultivation. J Infect Dis 156:852–853
353. Schwan TG, Burgdorfer W, Garon CF (1988) Changes in infectivity and plasmid profile of the Lyme disease spirochete, Borrelia burgdorferi, as a result of in vitro cultivation. Infect Immun 56:1831–1836
354. Scrimenti RJ (1970) Erythema chronicum migrans. Arch Dermatol 102:104–105
354a. Sepp N, Schmutzhard E, Fritsch P (1988) Shulman syndrome associated with Borrelia burgdorferi and complicated by carpal tunnel syndrome. J Am Acad Dermatol 18:1361–1362.
355. Sigal LH, Steere AC, Niederman JC (1983) Symmetric polyarthritis associated with heterophile-negative infectious mononucleosis. Arthritis Rheum 26:553–556
356. Sigal LH, Steere AC, Freeman DH, Dywer JM (1986) Proliferative responses of mononuclear cells in Lyme disease. Reactivity to Borrelia burgdorferi antigens is greater in joint fluid than in blood. Arthritis Rheum 29:761–769
357. Sigal LH, Tatum AH (1988) Lyme disease patients's serum contain IgM antibodies to Borrelia burgdorferi that cross-react with neuronal antigens. Neurology 38:1439–1442
358. Sköldenberg B, Stiernstedt G, Gårde A, Kolmodin G, Carlström A, Nord CE (1983) Chronic meningitis caused by a penicillin-sensitive microorganism? Lancet II:75–78
359. Sköldenberg B, Stiernstedt G, Karlsson M, Wretlind E, Svenungsson B (1988) Treatment of Lyme borreliosis with emphasis on neurological disease. Ann NY Acad Sci 539:317–323
360. Snydman DR, Schenkein DP, Berardi VP, Lastavica CC, Pariser KM (1986) Borrelia burgdorferi in joint fluid in chronic Lyme arthritis. Ann Intern Med 104:798–800
361. Sonck CE (1970) Griseofulvin: unwirksam bei Erythema chronicum migrans. Hautarzt 21:514–516
362. Spielman A, Clifford CM, Piesman J, Corwin MD (1979) Human babesiosis on Nantucket Island, USA: description of the vector, Ixodes (Ixodes) dammini, N sp (Acarina: Ixodidae). J Med Entomol 15:218–234
363. Stadelmann R (1934) Ein Beitrag zum Krankheitsbild des Erythema chronicum migrans Lipschütz. Inauguraldissertaion, Marburg.
364. Stanek G, Wewelka G, Groh V, Neumann R, Kristoferitsch W (1985) Differences between Lyme disease and European arthropod-borne Borrelia infections. Lancet I:401
365. Stanek G, Wewelka G, Groh V, Neumann R (1985) Isolation of spirochetes from the skin of patients with erythema chronicum migrans in Austria. Zbl Bakt Hyg A 260:88–90
366. Stanek G (1986) Lyme Borreliosis Newsletter 1:3–4
367. Stanek G, Burger I, Hirschl A, Wewalka G, Radda A (1986) Borrelia transfer by ticks during their life cycle. Studies on laboratory animals. Zbl Bakt Hyg A 263:29–33
368. Stanek G, Flamm H, Groh V, Hirschl A, Kristoferitsch W, Neumann R, Schmutzhard E, Wewalka G (1986) Epidemiology of Borrelia infections in Austria. Zbl Bakt Hyg A 263:442–449
369. Stanek G, Flamm H, Barbour AG, Burgdorfer W (1987) Lyme borreliosis. Proceedings of the second international symposium on Lyme disease and related disorders, Vienna 1985. Gustav Fischer, Stuttgart, New York

370. Stanek G, Konrad K, Jung M, Ehringer H (1987) Shulman syndrome, a scleroderma subtype caused by Borrelia burgdorferi. Lancet I:1490
371. Steere AC, Malawista SE, Snydam DR, Andiman WA (1976) A cluster of arthritis in children and adults in Lyme, Connecticut. Arthritis Rheum 19:824
372. Steere AC, Malawista SE, Snydman DR, Shope RE, Andiman WA, Ross MR, Steele FM (1977) Lyme arthritis. An epidemic of oligoarticular arthritis in children and adults in three Connecticut communities. Arthritis Rheum 20:7–17
373. Steere AC, Malawista SE, Hardin JA, Ruddy S, Askenase PW, Andiman WA (1977) Erythema chronicum migrans and Lyme arthritis. The enlarging clinical spectrum. Ann Intern Med 86:685–698
374. Steere AC, Broderick TF, Malawista SE (1978) Erythema chronicum migrans and Lyme arthritis: epidemiologic evidence for a tick vector. Am J Epidemiol 108:312–321
375. Steere AC, Malawista SE (1979) Cases of Lyme disease in the United States: locations correlated with distribution of Ixodes dammini. Ann Intern Med 91:730–733
376. Steere AC, Gibofsky A, Patarroyo ME, Winchester RJ, Hardin JA, Malawista SE (1979) Chronic Lyme arthritis. Clinical and immunogenetic differentiation from rheumatoid arthritis. Ann Intern Med 90:896–901
377. Steere AC, Hardin JA, Ruddy S, Mummaw JG, Malawista SE (1979) Lyme arthritis. Correlation of serum and cryoglobulin IgM with activity, and serum IgG with remission. Arthritis Rheum 22:471–483
378. Steere AC, Gibofsky A, Hardin JA, Winchester RJ, Malawista SE (1979) Lyme arthritis: immunologic and immunogenetic markers. Arthritis Rheum 22:662–663
379. Steere AC, Batsford WP, Weinberg M, Alexander J, Berger HJ, Wolfson S, Malawista SE (1980) Lyme carditis: cardiac abnormalities of Lyme disease. Ann Intern Med 93:8–16
380. Steere AC, Brinckerhoff CE, Miller DJ, Drinker H, Harris ED, Malawista SE (1980) Elevated levels of collagenase and prostaglandin E2 from synovium associated with erosion of cartilage and bone in a patient with chronic Lyme arthritis. Arthritis Rheum 23:591–599
381. Steere AC, Malawista SE, Newman JH, Spieler PN, Bartenhagen NH (1980) Antibiotic therapy in Lyme disease. Ann Intern Med 93:1–8
382. Steere AC, Grodzicki RL, Kornblatt AN, Craft JE, Barbour AG, Burgdorfer W, Schmid GP, Johnson E, Malawista SE (1983) The spirochetal etiology of Lyme disease. N Engl J Med 308:733–740
383. Steere AC, Hutchinson GJ, Rahn DW, Sigal LH, Craft JE, DeSanna ET, Malawista SE (1983) Treatment of the early manifestations of Lyme disease. Ann Intern Med 99:22–26
384. Steere AC, Bartenhagen NH, Craft JE, Hutchinson GJ, Newman JH, Rahn DW, Sigal LH, Spieler PN, Stenn KS, Malawista SE (1983) The early clinical manifestations of Lyme disease. Ann Intern Med 99:76–82
385. Steere AC, Pachner AR, Malawista SE (1983) Neurologic abnormalities of Lyme disease: successful treatment with high-dose intravenous penicilin. Ann Intern Med 99:767–772
386. Steere AC, Malawista SE, Bartenhagen NH, Spieler PN, Newman JH, Rahn DW, Hutchinson GJ, Green J, Snydman DR, Taylor E (1984) The clinical spectrum of Lyme disease. Yale J Biol Med 57:3–10
387. Steere AC, Grodzicki RL, Craft JE, Shrestha M, Kornblatt AN, Malawista SE (1984) Recovery of Lyme disease spirochetes from patiens. Yale J Biol Med 57:107–110
388. Steere AC, Malawista SE (1985) Lyme disease. In: Kelley WN, Harris ED, Ruddy S, Sledgge CB (eds) Textbook of Rheumatology, 2nd edition. WB Saunders, Philadelphia, London, Toronto, Mexico City, Rio de Janeiro, Sydney, Tokyo, pp 1557–1563
389. Steere AC, Green J, Schoen RT, Taylor E, Hutchinson GJ, Rahn DW, Malawista SE (1985) Successful parenteral penicillin therapy of established Lyme arthritis. N Engl J Med 312:869–874
390. Steere AC, Duray PH, Kauffmann DJH, Wormser GP (1985) Unilateral blindness caused by infection with the Lyme disease spirochete, Borrelia burgdorferi. Ann Intern Med 103:382–384
391. Steere AC, Bartenhagen NH, Craft JE, Hutchinson GJ, Newman JH, Pachner AR, Rahn DW, Sigal LH, Taylor E, Malawista SE (1986) Clinical manifestations of Lyme disease. Zbl Bakt Hyg A 263:201–205

392. Steere AC, Taylor E, Wilson ML, Levine MF, Spielman A (1986) Longituidnal assessment of the clinical and epidemiological features of Lyme disease in a defined population. J Infect Dis 154:295–300
393. Steere AC, Schoen RT, Taylor E (1987) The clinical evolution of Lyme arthritis. Ann Intern Med 107:725–731
394. Steere AC, Feld J, Winchester R (1988) Association of chronic Lyme arthritis with increased frequencies of DR4 and DR3. Arthritis Rheum 31:S98
395. Steere AC (1989) Lyme disease. N Engl J Med 321:586–596
396. Steiner G (1950) Modified silver stain of microorganisms in tissues. Am J Clin Path 20:489–490
397. Steiner (1952) Acute plaques in mulitple sclerosis, their significance and the role of spirochaetes as etiological factor. J Neuropathol 11:343–372
398. Sterry W, Steigleder GK, Gutzeit M (1984) Elektronenmikroskopischer Nachweis von Spirochaeten-artigen Strukturen bei Acrodermatitis athropicans Herxheimer. Z Hautkr 59:1244–1246
399. Stewart A, Glass J, Patel A, Watt G, Cripps A, Clancy R (1982) Lyme arthritis in the Hunter Valley. Med J Aust 1:139
400. Stiernstedt GT (1985) Tick borne Borrelia infection in Sweden. Scand J Infect Dis (suppl 45):1–70
401. Stiernstedt GT, Granström M (1985) Ixodes ricinus spirochete infection as the cause of postinfections arthritis in Sweden. Scand J Rheumatol 14:336–342
402. Stiernstedt GT, Granström M, Hederstedt B, Sköldenberg B (1985) Diagnosis of spirochetal meningitis by enzyme-linked immunosorbent assay and indirect immunofluorescence assay in serum and cerebrospinal fluid. J Clin Microbiol 21:819–825
403. Stiernstedt GT, Sköldenberg B, Gårde A, Kolmodin G, Jörbeck H, Svenungsson B, Carlström A (1986) Clinical manifestations of borrelia infections of the nervous system. Zbl Bakt Hyg A 263:289–296
404. Stoenner HG, Dodd T, Larsen C (1982) Antigenic variation of Borrelia hermsii. J Exp Med 156:1297–1311
405. Strandberg J (1920) Regarding an unusual form of migratory erythema caused by tick bites. Acta Derm Venereol (Stockh) 1:422–427
406. Strandberg J (1928) An investigation of the red cell sedimentation reaction in different skin diseases. Acta Derm Venereol (Stockh) 8:447–465
407. Svartz N (1946) Penicillinbehandling vid dermatitis atrophicans Herxheimer. Nord Med 32:2783
408. Sweitzer SE, Laymon CW (1935) Acrodermatitis chronica atrophicans. Arch Derm Syph (Chicago) 35:196–212
409. Takayama K, Rothenber RJ, Barbour AG (1987) Absence of lipopolysaccharide in the Lyme disease spirochete, Borrelia burgdorferi. Infect Immun 55:2311–2313
410. Terasaki P, McClelland (1964) Microdroplet assay of human serum cytotoxins. Nature 204:998–1000
411. Thyresson N (1949) The penicillin treatment of acrodermatitis chronica atrophicans. Acta Derm Venereol (Stockh) 29:572–621
412. Tuffanelli D (1987) Do some patients with morphea and lichen sclerosus et atrophicans have a Borrelia infection. Am J Dermatopathol 9:371–373
413. Uldry P-A, Regli F, Bogousslavsky J (1987) Cerebral angiopathy and recurrent strokes following Borrelia burgdorferi infection. J Neurol Neurosurg Psychiatry 50:1703–1704
414. Vaith P, Röther E, Vogt A, Peter HH (1988) Polymyalgia rheumatica nach Borrelieninfektion. Immun Infect 16:71–73
415. Vlay SC (1986) Complete heart block dues to Lyme disease. N Engl J Med 315:1418
416. Wallis RC, Brown SE, Kloter KO, Main AJ (1978) Erythema chronicum migrans and Lyme arthritis: field study of ticks. Am J Epidemiol 108:322–327
417. Weber K (1974) Erythema-chronicum-migrans-Meningitis – eine bakterielle Infektionskrankheit? Münch Med Wochenschr 116:1993–1998
418. Weber K (1981) Serological study with rickettsial antigens in erythema chronicum migrans. Dermatologica 163:460–467
419. Weber K (1981) Erkrankungen nach Zeckenbiß. Z Allg Med 57:1158–1163

420. Weber K, Puzik A, Becker T (1983) Erythema-migrans-Krankheit. Beitrag zur Klinik und Beziehung zur Lyme-Krankheit. Dtsch Med Wochenschr 108:1182–1190
421. Weber K, Schierz G, Wilske B, Preac-Mursic V (1984) European erythema migrans disease and related disorders. Yale J Biol Med 57:463–471
422. Weber K, Schierz G, Wilske B, Preac-Mursic V (1984) Zur Klinik und Ätiologie der Acrodermatitis chronica atrophicans. Hautarzt 35:571–577
423. Weber K (1984) Jarisch-Herxheimer-Reaktion bei Erythema-migrans-Krankheit. Hautarzt 35:588–590
424. Weber K, Schierz G, Wilske B, Preac-Mursic V (1985) Das Lymphozytom – eine Borreliose? Z Hautkr 60:1585–1598
425. Weber K (1986) Die Lyme-Borreliose. Hautarzt 37:;583–586
426. Weber K, Neubert U (1986) Clinical features of early erythema migrans disease and related disorders. Zbl Bakt Hyg A 263:209–228
427. Weber K, Schierz G, Wilske B, Neubert U, Krampitz HE, Barbour AG, Burgdorfer W (1986) Reinfection in erythema migrans disease. Infection 14:32–35
428. Weber K, Bratzke HJ, Neubert U, Wilske B, Duray PH (1988) Borrelia burgdorferi in a newborn despite oral penicillin for Lyme borreliosis during pregnancy. Pediatr Infect Dis J 7:286–289
429. Weber K, Preac-Mursic V, Neubert U, Thurmayr R, Herzer P, Wilske B, Schierz G, Marget W (1988) Antibiotic therapy of early Eurpoean Lyme borreliosis and acrodermatitis chronica atrophicans. Ann Acad NY Sci 539:324–345
430. Weyand CM, Goronzy JJ (1989) Immune responses to Borrelia burgdorferi in patients with reactive arthritis. Arthritis Rheum 32:1057–1064
431. Williams CL, Benach JL, Curran AS, Spierling P, Medici F (1988) Lyme disease during pregnancy: a cord blood serosurvey. Ann NY Acad Sci 539:504–506
432. Wilske B, Schierz G, Preac-Mursic V, Weber K, Pfister HW, Einhäupl K (1984) Serological diagnosis of erythema migrans disease and related disorders. Infection 12:331–337
433. Wilske B, Münchhoff P, Schierz G, Preac-Mursic V, Roggendorf M, Zoulek G (1985) Zur Epidemiologie der Borrelia burgdorferi-Infektion. Nachweis von Antikörpern gegen Borrelia burgdorferi bei Waldarbeitern aus Oberbayern. Münch Med Wochenschr 127:171–172
434. Wilske B, Preac-Mursic V, Schierz G (1985) Antigenic heterogeneity of European Borrelia burgdorferi strains isolated from patients and ticks. Lancet I:1099
435. Wilske B, Schierz G, Preac-Mursic V, von Busch K, Kühbeck R, Pfister HW, Einhäupl K (1986) Intrathecal production of specific antibodies against Borrelia burgdorferi in patients with lymphocytic meningoradiculitis (Bannwarth's syndrome). J Infect Dis 153:304–314
436. Wilske B, Preac-Mursic V, Schierz G, von Busch K (1986) Immunochemical and immunological analysis of European Borrelia burgdorferi strains. Zbl Bakt Hyg A 263:92–102
437. Wilske B, Preac-Mursic V, Schierz G, Gueye W, Herzer P, Weber K (1986) Immunochemische Analyse der Immunantwort bei Spätmanifestationen der Lyme-Borreliose. Vortrag anläßlich der 20. Jahrestagung der österreichischen Gesellschaft für Hygiene, Mikrobiologie und Präventivmedizin (14.–16. Mai 1986)
438. Wilske B, Steinhuber R, Bergmeister H, Fingerle V, Schierz G, Preac-Mursic V, Vanek E, Lorbeer B (1987) Lyme-Borreliose in Süddeutschland. Epidemiologische Daten zum Auftreten von Erkrankungsfällen sowie zur Durchseuchung von Zecken (Ixodes ricinus) mit Borrelia burgdorferi. Dtsch Med Wochenschr 112:1730–1736
439. Wilske B, Preac-Mursic V, Schierz G, Kühbeck R, Barbour AG, Kramer M (1988) Antigenic variability of Borrelia burgdorferi. Ann NY Acad Sci 539:126–143
440. Wörth WD (1986) Die Erythema-migrans-Krankheit (Lyme-Krankheit, Erythema-migrans-Borreliose). Med Klin 81:464–469
441. Wu G, Lincoff H, Ellswoth RM, Haik BG (1986) Optic disc edema and Lyme disease. Ann Ophthalmol 18:252–253
442. Zoschke D, Kolstoe J, Skemp A (1989) Positive lymphocyte proliferation to borrelia in Lyme disease – a cautionary note. Arthritis Rheum 32:S45

Sachverzeichnis

Abduzensparesen 24
Acrodermatitis chronica atrophicans 2, 65, 66, 159
–, Gelenk- und Knochenmanifestationen 29-30, 100, 149, 158-159
–, Geschichte 17
–, Klinik 17-20, 92-95, 120
–, Sekundärerkrankungen 20
–, Therapie 17, 34-38, 103-104
Adaption, kommensale 4
Akrodermatitis atrophicans arthropatica 29
Allgemeinsymptome 11-12, 70-72, 84-86, 90-92, 117-118, 146
Amblyomma americanum 4
Angiopathie 159
Antigendrift (Antigenvariabilität) 131, 143
Antikörper, autochthone 32, 63, 117-118, 141
Aphasie 25
Arteriitis
–, septische (infektiöse) 90, 144, 155
–, undifferenzierte 55-61, 83-90, 116-117
–, reaktive 157
Arthrodermatitis 17
Arthropoden 2, 23, 126
Ataxie 25
Atemnotsyndrom 11
Augenmanifestationen 13, 21-22
Ausschlußdiagnostik 88-90, 146, 155-157

Babesia microti 20
Baker-Zyste 78, 83, 85, 109, 119, 152
Bannwarth-Syndrom 2, 25, 66-67, 71, 95, 120, 158-159
Blasenentleerungsstörungen 25
Blutkulturen 43, 128
Bluttransfusion 128
Borderline-tissues 154
Borrelia burgdorferi
–, Entdeckung 2
–, Heterogenität 8, 45, 115, 129-131
–, Isolate 3-4, 43-44, 115, 128-133
–, Proteinchemische Analyse 44-45, 115, 129-131
–, Taxonomie 8
Borrelienuntersuchungen 125-126
Bremsen 13, 126

Cardiolipin-Antikörper 31
Chorea 25
Chorioiditis 22
Cutis laxa 158-159

Daktylitis 75, 76, 85, 89, 92, 118, 119, 152, 156
Dermatomyositis 13
Diagnostik, bakteriologische 128-129
Durchseuchungstiter 136
Demenz 4, 25-26
Dermacentor 4

East Haddam 2, 26
Enthesopathie 78
Enzephalitis 23, 24
Enzephalomyelitis, chronische 25-26
Epidemiologie 2-9, 26-27, 98-99, 113-114, 121-128
Erregerreservoir 4
Erythema chronicum migrans 1, 64-65, 71, 157-158
–, Geschichte 13-16
–, Klinik 16, 90-92, 120-121
–, Therapie 16, 35, 103
Erythema-(chronicum)-migrans-Krankheit 2, 41
Erythema-chronicum-migrans-Meningitis 2
Erythema migrans 1
Erythema-migrans-Borreliose 2
Erythromelie 17

Faszitis, eosinophile 10, 48, 136
Fazialisparese 24, 64, 91, 95, 96
Fersenschmerz 74, 118, 150
Fersenschwellung 76-78, 85, 119, 120-121, 152, 156, 158-159
Flagellen 7
Flagellin 129
Fliegen 4, 70, 114, 126, 156
Flöhe 4
Frühsommer-Meningoenzephalitis 71, 96, 157-158

Gelenkpunktate
–, Kulturen 4, 43, 129
–, Serodiagnostik 63, 117, 141

–, Synoviaanalysen 32, 79-80, 87, 119, 154
Generationszeit 7
Gicht 88, 155
Giemsafärbung 6
Gonokokken-Arthritis 144, 155
Granuloma anulare 10

Haemaphysalis leporispalustris 4
Heat-shock-Proteine 129
Haustiere 4
Hautbiopsien 3, 10, 13, 91, 94
Henle-Koch-Postulat 3
Hepatitis 11
Herztod, plötzlicher 20
HLA-Antigene 29, 79, 86, 110-113, 121, 165-166
HLA-B27 79, 86, 109, 111, 152, 157
Hörsturz 24
Hydrops intermittens 155

Iliosakralarthritis 119, 157, 166
Imago 4
Immunantwort
–, humorale 131-132
–, zelluläre 33, 132-133
Immunkomplexe 31
Infektion
–, subklinische 10, 136
–, konnatal 11, 108, 162
Infektionsorte 98, 125
Inkubationszeiten 9-10, 71, 74, 83, 90, 92, 118, 148, 151, 153
Interleukin 1, 133
Interruptio 110
Intervall, symptomfreies 9, 73, 75, 85, 118
Inzidenz 3, 114, 123-125
Iritis 21
Ixodes dammini 3
Ixodes pacificus 3, 4
Ixodes ricinus 3-5
–, Borreliendurchseuchung 125, 126
–, Entwicklungszyklus 4
Ixodes scapularis 3

Jaccoud-Arthropatie 149, 159
Jahreszeitliche Erkrankungsgipfel 4, 70, 84, 126, 128, 144
Jarisch-Herxheimer(-ähnliche) Reaktionen 35, 120, 162

Kardiale Manifestationen 20-21, 71, 147
Kelly-Medium 3, 43
Knoten, fibroide 17, 19, 94, 158
Konjunktivitis 11-12, 21
Kryoglobuline 31

Laborbefunde, unspezifische 31-32, 78, 86, 91, 118, 154
Larve 4
Latenzzeiten 9-10, 71, 74, 83, 90, 92, 120, 148, 151, 153
Lateralsklerose, amyotrophe 11
Leptospiren 6-8
Lichen sclerosus et atrophicus 10, 17
Lipopolysaccharid 7
Liquor cerebrospinalis 3, 24, 32
Liquorkulturen 128
Löfgren-Syndrom 54, 155
Lues 136
Lumbalgien 11
Lupus erythematodes 89
Lyme 1, 2, 27
Lyme-Arthritis
–, Anamnese 68-73, 83, 121, 146-147
–, chronische 28, 75, 76, 85, 118, 153
–, Differentialdiagnostik 88-90, 155-157
–, Geschichte 1, 26-27
–, Klassifikation 157
–, Klinik 27-28, 68-88, 117-119, 150-154
–, Therapie 37, 99-102, 119-120
Lyme-Karditis 20
Lyme-Krankheit 1, 41
Lymphadenosis benigna cutis 2, 16, 17
–, Geschichte 16
–, Klinik 16-17
–, Therapie 17
Lymphozytom 16

Meningoenzephaloradikulomvelitis 23
Meningopolyneuritis 2, 23
Meningoradikulitis 2
Metamorphose 4
Mimikry 132
Mononukleose, infektiöse 34, 136
Morbus Whipple 155
Morphaea 10, 17, 30, 158
Moskitostich 13
Mücken 4
Multiple Sklerose 11, 26
Myalgien 11, 149
Myelinproteine 132
Myokardbiopsie 20
Myoperikarditis 20
Myositis 2, 10, 25

Okulomotoriusparesen 24
Old Lyme 1, 2, 26
Optikusatrophie 22
Osp-Proteine 7, 129
Osteopathie, neurogene 97, 121, 158

Paresen 25
Pallindromer Rheumatismus 155

Pallidareaktion 17
Pannikulitis 10, 13
Papillenatrophie 22
Papillenödem 22
Perivaskulitis 25
Phagozytose 132
Plasmide 7, 8, 131
Podagra 152, 155
Polyarthritis, chronische 68, 89, 144, 148
Polymyalgie rheumatica 10, 159
Polymyositis 48, 49
Polyneuropathie 17, 97, 158
Prävalenz 2
Pseudogicht 155
Psychose 25
Psychosyndrom 25
Pseudotumor cerebri 22
Purpura Schönlein-Henoch 10

Radikulomyelomeningitis 2, 23
Reinfektion 142, 148, 151
Reiter-Spirochäte 33
Reiter-Syndrom 68, 144, 156
Rekurrensparese 24
Remission 9, 73, 75, 85, 118
Resistenzbestimmungen 37-38
Retinablutungen 22
Rheumafaktoren 32
Rheumatisches Fieber 144, 155
Rhipicephalus sanguineus 4
Röntgenbefunde 27-28, 80-81, 82, 87-88, 97, 119, 154
Rückfallfieber 9, 131

Sakroiliitis 119, 157, 166
Sarkoidose 54, 155
Schildzecken 4
Schwangerschaftskomplikationen 10, 108-110, 121, 162-165
Serodiagnostik 32-34, 45-68, 115-117, 133-144
–, Absorption mit Tr. phagedenis 34, 45-46, 136, 138-139, 140
–, Affinität 144
–, Antigen 45, 67-68, 117, 142-143
–, Durchseuchungstiter 136
–, Gelenkpunktate 62-64, 117, 141
–, IgG-Fällung 34, 46, 140
–, IgM-Antikörper, falsch positive 34, 136
–, IgM-Antikörper bei Lyme-Arthritis 140, 144
–, Kontrollpersonen 46-47, 136
–, Kreuzreaktionen 34, 135-136
–, Liquor/Serum-Index 32
–, Methodenvergleich 139
–, Sensitivität 32, 47-55, 116, 133
–, Serokonversion 48, 56-57, 142-143, 144

–, Spezifität 34, 47-55, 115, 133-134
–, Synovia/Serum-Index 63, 117, 141
–, Titer, grenzwertige 139-140
–, Verlaufskontrollen 57, 104-108, 117, 143-144
Shulman-Syndrom 10, 48, 136
Silberfärbung 20, 91, 95, 102, 121
Sklerodermie
–, zirkumskripte 10, 20, 30, 159
–, systemische 48, 95, 159
Spiegler-Fendt-Sarkoid 16
Spirochäten, Klassifikation 9
Spirochätosen 9
Spondylasrthritiden, seronegative 156, 157
Stadieneinteilung 9
Stauungspapille 22
Stechfliegen 4, 70, 114, 126, 156
Still-Syndrom 47, 54
Stomoxys calcitrans 70, 114, 126, 156
Sulfasalazin 162
Synovektomie 102, 106, 107, 120, 162
Synoviaanalyse 32, 79-80, 87, 119, 154
Synovialis
–, Histologie 102, 132
–, Kultur 43, 129
Syphilide 12
Syphilis 135

Taxonomie 6-8
Therapie, medikamentöse 34-40, 99-104, 119-120, 160-162
–, Acetylsalicylsäure 21, 35
–, Aminoglykoside 36
–, Amoxicillin 36
–, Antiphlogistika, nichtsteroidale 102
–, Cefotaxim 36
–, Ceftriaxon 36, 102, 120, 161
–, Cephazolin 21, 36
–, Chloramphenicol 22, 36
–, Chloroquin 36, 102, 120, 161
–, Co-Trimoxazol 36
–, Erythromycin 17, 35-36
–, Gentamycin 22, 35
–, Gyrasehemmer 36
–, Imipenem 36
–, Kortikosteroide 22, 35ff, 102
–, Lincomycin 36
–, Methicillin 22, 35
–, Oxacillin 36
–, Penicillin 16, 17, 18, 34-36, 99-103, 119-120, 160-161
–, Tetracyclin 16, 22, 35-36, 99-100, 103, 120, 161
Therapiekomplikationen 101, 103, 120, 162
Tibiastreifen 17
Tiere 4
TPHA-Test 47, 55, 136

Treponemen 7
Treponema phagedenis 34, 45, 138, 140
Treponema pallidum 7-8, 135-136

Übertragung, transovariell und transstadial 4
Urin, infektiöser 128
Ulnarstreifen 17, 18, 92, 95
Uveitis 22

Vaskulitis 26, 96
Vektoren 3, 4, 70, 114, 126-127
Verlaufskontrollen, serologische 57, 104-108, 117, 143-144

Vestibularissyndrom 24

Warthin-Starry-Färbung 6
Wassermann-Reaktion 22
Western-Blot-Technik 32
Wirtsspektrum 4
Wohnorte 98, 134

Zeckenparalyse 22
Zeckenstichanamnese 2-3, 47, 54, 56, 58, 69, 70, 83, 114, 128, 136
Zellkernantikörper 32

Zeitschrift für Rheumatologie

Organ der Deutschen Gesellschaft für Rheumatologie, der Österreichischen Rheumaliga, der Schweizerischen Gesellschaft für Rheumatologie und des Berufsverbandes Deutscher Rheumatologen – 1938 begründet von P. Köhler · 1939 – 1979 fortgeführt von R. Schoen

Schriftleitung **W. Müller, Basel**
M. Schattenkirchner, München
K. L. Schmidt, Gießen/Bad Nauheim

Als Organ von vier deutschsprachigen wissenschaftlichen Rheumagesellschaften setzt sich die Zeitschrift für Rheumatologie für die Probleme und Anliegen der deutschen Rheumatologie ein. Ihr Schwerpunkt liegt in der Vermittlung aktuellen Wissens und neuer Erkenntnisse aus den verschiedenen Bereichen der Rheumaforschung sowie aus der klinischen Rheumatologie.

Die Zeitschrift für Rheumatologie informiert den Leser über aktuelle Entwicklungen in der Rheumatologie und ihr verwandter Disziplinen: Innere Medizin, Immunologie, Rheumaorthopädie, Pathologie, Radiologie und Physikalische Medizin. Im Hinblick auf die Thematik sorgfältig ausgewählte, von kompetenter Seite erstellte Übersichten und Originalarbeiten zeigen enzyklopädisch den neuesten Wissensstand in dem betreffenden Gebiet auf – für widersprüchliche Auffassungen zu wissenschaftlichen Problemen ist die Zeitschrift ein lebendiges Diskussionsforum.

Die Zeitschrift für Rheumatologie erscheint zweimonatlich.

Der Jahresabonnementspreis beträgt DM 278,– plus Porto. Mitglieder der obengenannten Gesellschaften erhalten einen Nachlaß von 20 %.

Bestellungen nehmen jede Buchhandlung und der Verlag entgegen.

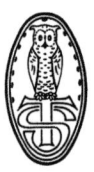

Steinkopff Dr. Dietrich Steinkopff Verlag
Postfach 11 14 42, 6100 Darmstadt

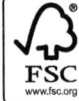

If you have any concerns about our products,
you can contact us on
ProductSafety@springernature.com

In case Publisher is established outside the EU,
the EU authorized representative is:
**Springer Nature Customer Service Center GmbH
Europaplatz 3, 69115 Heidelberg, Germany**

Printed by Libri Plureos GmbH
in Hamburg, Germany